DENVER II
予備判定票
9～24か月用

JN116201

編著 公益社団法人 日本小児保健協会
原著　W.K. Frankenburg

[732270]

9〜24か月用

DENVER II 予備判定票

氏　　　名 ____________

記録者 氏　名 ____________
続　柄 ____________

記　録　日 ____年____月____日
生 年 月 日 ____年____月____日
年 月 日 齢 ____年____月____日
修正年月日齢 ____年____月____日

以下の質問に順番にお答え下さい。「はい」「いいえ」のどちらかに○をつけて下さい。「いいえ」が3つ以上になったら，それ以降の質問にお答えになる必要はありません。

26. 椅子や机につかまらせると，しばらくの間（5秒間以上）一人で立っていることができますか。　はい　いいえ　10.5-9.2　GM

27. 一人で遊んでいる時に，声を出したり，まるで誰かと話しているような独り言を言っていますか。訳の分からないおしゃべりで結構です。　はい　いいえ　10.5-8.8　L

28. 仰向けやうつ伏せの状態，あるいはハイハイしている状態から，自分一人で座れますか。　はい　いいえ　10.6-9.4　GM

29. 下の図のように，レーズンやボタンなどの小さい物を，親指と他の指とでつまめますか。　はい　いいえ　10.6-9.1　FMA

30. 座っている状態から，自分一人でたんすやテーブルにつかまって立ち上がれますか。　はい　いいえ　11.1-9.7　GM

31. 「が」「ば」「だ」などを「ががが」「ばばば」「だだだ」のように3つ以上続けて言いますか。　はい　いいえ　11.6-9.7　L

32. 「ママ」「パパ」などのことばを言いますか。
どちらかが言えれば結構です。またはそれを意味する他の言葉でも結構です。また，ママやパパの本当の意味で言ってなくても構いません。　はい　いいえ　12.0-10.0　L

33. 手をたたいたり拍手をするとまねをしますか。　はい　いいえ　12.0-10.2　PS

34. 欲しい物がある時，泣かずに，それを指さしたり，あなたをひっぱったりして，欲しいという意思表示をすることができますか。　はい　いいえ　12.8-10.7　PS

35. あなたか他の大人が「バイバイ」と言って手を振ったら，そのまねをして手を振りますか。　はい　いいえ　12.9-11.1　PS

36. お子さんを立たせて，あなたが手を離しても，テーブルやたんすにつかまらずに，2秒間以上自分一人で立っていることができますか。　はい　いいえ　14.0-12.2　GM

37. 小さな物（小さなおもちゃや食べ物など）を手で持って，コップの中に入れて，しばらくもっていることができますか。　はい　いいえ　14.4-12.8　FMA

38. 10秒間以上，支えなしで，自分一人で立っていることができますか。　はい　いいえ　15.5-13.6　GM

39. あなたがお子さんの方にボールを転がしたり投げたりすると，お子さんはボールを転がしたり投げたりして，あなたに返しますか。今までしたことがない場合，あるいは手でもってきて直接あなたに手渡すようであれば「いいえ」に○をつけて下さい。　はい　いいえ　15.8-13.6　PS

40. テーブルや椅子につかまったり，床に手をついたりせずに，一人で身をかがめて物を拾って，もとの姿勢にもどることができますか。
はい　いいえ　16.4-14.5　GM

41. お子さんの前に紙を置いて，鉛筆を手に持たせたら，自分でなぐり書きをしますか。（あなたが手をそえたり，見本に書いてみせたりしてはいけません。）鉛筆をなめたり，鉛筆で机や紙をたたいたりするようであれば「いいえ」に○をつけて下さい。
はい　いいえ　16.6-14.8　FMA

42. 飲み口やフタのついていない普通のコップを一人で持って，あまりこぼさずに飲めますか。
はい　いいえ　16.7-14.3　PS

43. 転んだり左右によろけたりしないで，部屋を横切って自分一人で歩けますか。
はい　いいえ　17.4-15.4　GM

44. お母さんあるいはお父さんをちゃんと分かって「ママ」「かあさん」「パパ」「とうさん」などと言いますか。その他意味がわかっている言葉があれば結構です。
はい　いいえ　17.6-14.8　L

45. 簡単なお手伝い（おもちゃを片づけたり，言われた物を持ってきたりなど）ができますか。
はい　いいえ　18.5-16.4　PS

46. レーズンや小さなお菓子などがはいっている入れ物（ビンやコップなど）から傾けて出すことができますか。できない場合や今までにしたことがなければ「いいえ」に○をつけて下さい。
はい　いいえ　18.6-16.5　FMA

47. 「パパ」「ママ」や家族やペットの名前以外の言葉を２語以上言いますか。
はい　いいえ　19.0-16.7　L

48. つまずいたり，転んだりせずに，一人で部屋を横切って走ることができますか。
はい　いいえ　20.0-18.1　GM

49. 「パパ」「ママ」や家族やペットの名前以外の言葉を３語以上言いますか。
はい　いいえ　20.4-18.0　L

50. 自分一人でスプーンやフォークを使って，あまりこぼさずに食べることができますか。
はい　いいえ　20.4-18.0　PS

51. 「パパ」「ママ」や家族やペットの名前以外の言葉を６語以上言いますか。
はい　いいえ　22.2-20.0　L

52. 積み木やブロックを４つ以上積み重ねて塔をつくることができますか。できない場合やいままでしたことがない場合は「いいえ」に○をつけて下さい。
はい　いいえ　22.5-20.5　FMA

53. 物につかまったりせずに，小さなボール（テニスボールなど）を前に蹴ることができますか。大きいボール（ビーチボールなど）ならできるという場合には「いいえ」に○をつけて下さい。
はい　いいえ　24.0-21.4　GM

54. パジャマ（上着でもズボンでも）やパンツを自分一人で脱げますか。オムツや帽子，靴下，靴の場合は「いいえ」に○をつけて下さい。
はい　いいえ　27.6-24.0　PS

DENVER Ⅱ予備判定票

9〜24か月用

氏　名		記録日	年　月　日
記録者　氏　名		生年月日	年　月　日
続　柄		年月日齢	年　月　日
		修正年月日齢	年　月　日

以下の質問に順番にお答え下さい。「はい」「いいえ」のどちらかに○をつけて下さい。「いいえ」が3つ以上になったら，それ以降の質問にお答えになる必要はありません。

26. 椅子や机につかまらせると，しばらくの間（5秒間以上）一人で立っていることができますか。　はい　いいえ　10.5-9.2　GM

27. 一人で遊んでいる時に，声を出したり，まるで誰かと話しているような独り言を言っていますか。訳の分からないおしゃべりで結構です。　はい　いいえ　10.5-8.8　L

28. 仰向けやうつ伏せの状態，あるいはハイハイしている状態から，自分一人で座れますか。　はい　いいえ　10.6-9.4　GM

29. 下の図のように，レーズンやボタンなどの小さい物を，親指と他の指とでつまめますか。　はい　いいえ　10.6-9.1　FMA

30. 座っている状態から，自分一人でたんすやテーブルにつかまって立ち上がれますか。　はい　いいえ　11.1-9.7　GM

31. 「が」「ば」「だ」などを「ががが」「ばばば」「だだだ」のように3つ以上続けて言いますか。　はい　いいえ　11.6-9.7　L

32. 「ママ」「パパ」などのことばを言いますか。
どちらかが言えれば結構です。またはそれを意味する他の言葉でも結構です。また，ママやパパの本当の意味で言ってなくても構いません。　はい　いいえ　12.0-10.0　L

33. 手をたたいたり拍手をするとまねをしますか。　はい　いいえ　12.0-10.2　PS

34. 欲しい物がある時，泣かずに，それを指さしたり，あなたをひっぱったりして，欲しいという意思表示をすることができますか。　はい　いいえ　12.8-10.7　PS

35. あなたか他の大人が「バイバイ」と言って手を振ったら，そのまねをして手を振りますか。　はい　いいえ　12.9-11.1　PS

36. お子さんを立たせて，あなたが手を離しても，テーブルやたんすにつかまらずに，2秒間以上自分一人で立っていることができますか。　はい　いいえ　14.0-12.2　GM

37. 小さな物（小さなおもちゃや食べ物など）を手で持って，コップの中に入れて，しばらくもっていることができますか。　はい　いいえ　14.4-12.8　FMA

38. 10秒間以上，支えなしで，自分一人で立っていることができますか。　はい　いいえ　15.5-13.6　GM

39. あなたがお子さんの方にボールを転がしたり投げたりすると，お子さんはボールを転がしたり投げたりして，あなたに返しますか。今までしたことがない場合，あるいは手でもってきて直接あなたに手渡すようであれば「いいえ」に○をつけて下さい。　はい　いいえ　15.8-13.6　PS

40. テーブルや椅子につかまったり，床に手をついたりせずに，一人で身をかがめて物を拾って，もとの姿勢にもどることができますか。
はい　いいえ　16.4-14.5　GM

41. お子さんの前に紙を置いて，鉛筆を手に持たせたら，自分でなぐり書きをしますか。（あなたが手をそえたり，見本に書いてみせたりしてはいけません。）鉛筆をなめたり，鉛筆で机や紙をたたいたりするようであれば「いいえ」に○をつけて下さい。
はい　いいえ　16.6-14.8　FMA

42. 飲み口やフタのついていない普通のコップを一人で持って，あまりこぼさずに飲めますか。
はい　いいえ　16.7-14.3　PS

43. 転んだり左右によろけたりしないで，部屋を横切って自分一人で歩けますか。
はい　いいえ　17.4-15.4　GM

44. お母さんあるいはお父さんをちゃんと分かって「ママ」「かあさん」「パパ」「とうさん」などと言いますか。その他意味がわかっている言葉があれば結構です。
はい　いいえ　17.6-14.8　L

45. 簡単なお手伝い（おもちゃを片づけたり，言われた物を持ってきたりなど）ができますか。
はい　いいえ　18.5-16.4　PS

46. レーズンや小さなお菓子などがはいっている入れ物（ビンやコップなど）から傾けて出すことができますか。できない場合や今までにしたことがなければ「いいえ」に○をつけて下さい。
はい　いいえ　18.6-16.5　FMA

47. 「パパ」「ママ」や家族やペットの名前以外の言葉を２語以上言いますか。
はい　いいえ　19.0-16.7　L

48. つまずいたり，転んだりせずに，一人で部屋を横切って走ることができますか。
はい　いいえ　20.0-18.1　GM

49. 「パパ」「ママ」や家族やペットの名前以外の言葉を３語以上言いますか。
はい　いいえ　20.4-18.0　L

50. 自分一人でスプーンやフォークを使って，あまりこぼさずに食べることができますか。
はい　いいえ　20.4-18.0　PS

51. 「パパ」「ママ」や家族やペットの名前以外の言葉を６語以上言いますか。
はい　いいえ　22.2-20.0　L

52. 積み木やブロックを４つ以上積み重ねて塔をつくることができますか。できない場合やいままでしたことがない場合は「いいえ」に○をつけて下さい。
はい　いいえ　22.5-20.5　FMA

53. 物につかまったりせずに，小さなボール（テニスボールなど）を前に蹴ることができますか。大きいボール（ビーチボールなど）ならできるという場合には「いいえ」に○をつけて下さい。
はい　いいえ　24.0-21.4　GM

54. パジャマ（上着でもズボンでも）やパンツを自分一人で脱げますか。オムツや帽子，靴下，靴の場合は「いいえ」に○をつけて下さい。
はい　いいえ　27.6-24.0　PS

DENVERⅡ予備判定票

9～24か月用

氏　　名 ＿＿＿＿＿＿＿＿

記録者　氏　　名 ＿＿＿＿＿＿＿＿
　　　　続　　柄 ＿＿＿＿＿＿＿＿

記　録　日　　年　　月　　日
生年月日　　年　　月　　日
年月日齢　　年　　月　　日
修正年月日齢　　年　　月　　日

以下の質問に順番にお答え下さい。「はい」「いいえ」のどちらかに○をつけて下さい。「いいえ」が３つ以上になったら，それ以降の質問にお答えになる必要はありません。

26. 椅子や机につかまらせると，しばらくの間（５秒間以上）一人で立っていることができますか。　はい　いいえ　10.5-9.2　GM

27. 一人で遊んでいる時に，声を出したり，まるで誰かと話しているような独り言を言っていますか。訳の分からないおしゃべりで結構です。　はい　いいえ　10.5-8.8　L

28. 仰向けやうつ伏せの状態，あるいはハイハイしている状態から，自分一人で座れますか。　はい　いいえ　10.6-9.4　GM

29. 下の図のように，レーズンやボタンなどの小さい物を，親指と他の指とでつまめますか。　はい　いいえ　10.6-9.1　FMA

30. 座っている状態から，自分一人でたんすやテーブルにつかまって立ち上がれますか。　はい　いいえ　11.1-9.7　GM

31. 「が」「ば」「だ」などを「ががが」「ばばば」「だだだ」のように３つ以上続けて言いますか。　はい　いいえ　11.6-9.7　L

32. 「ママ」「パパ」などのことばを言いますか。
どちらかが言えれば結構です。またはそれを意味する他の言葉でも結構です。また，ママやパパの本当の意味で言ってなくても構いません。　はい　いいえ　12.0-10.0　L

33. 手をたたいたり拍手をするとまねをしますか。　はい　いいえ　12.0-10.2　PS

34. 欲しい物がある時，泣かずに，それを指さしたり，あなたをひっぱったりして，欲しいという意思表示をすることができますか。　はい　いいえ　12.8-10.7　PS

35. あなたか他の大人が「バイバイ」と言って手を振ったら，そのまねをして手を振りますか。　はい　いいえ　12.9-11.1　PS

36. お子さんを立たせて，あなたが手を離しても，テーブルやたんすにつかまらずに，２秒間以上自分一人で立っていることができますか。　はい　いいえ　14.0-12.2　GM

37. 小さな物（小さなおもちゃや食べ物など）を手で持って，コップの中に入れて，しばらくもっていることができますか。　はい　いいえ　14.4-12.8　FMA

38. 10秒間以上，支えなしで，自分一人で立っていることができますか。　はい　いいえ　15.5-13.6　GM

39. あなたがお子さんの方にボールを転がしたり投げたりすると，お子さんはボールを転がしたり投げたりして，あなたに返しますか。今までしたことがない場合，あるいは手でもってきて直接あなたに手渡すようであれば「いいえ」に○をつけて下さい。　はい　いいえ　15.8-13.6　PS

40. テーブルや椅子につかまったり，床に手をついたりせずに，一人で身をかがめて物を拾って，もとの姿勢にもどることができますか。
はい　いいえ　16.4-14.5　GM

41. お子さんの前に紙を置いて，鉛筆を手に持たせたら，自分でなぐり書きをしますか。（あなたが手をそえたり，見本に書いてみせたりしてはいけません。）鉛筆をなめたり，鉛筆で机や紙をたたいたりするようであれば「いいえ」に○をつけて下さい。
はい　いいえ　16.6-14.8　FMA

42. 飲み口やフタのついていない普通のコップを一人で持って，あまりこぼさずに飲めますか。
はい　いいえ　16.7-14.3　PS

43. 転んだり左右によろけたりしないで，部屋を横切って自分一人で歩けますか。
はい　いいえ　17.4-15.4　GM

44. お母さんあるいはお父さんをちゃんと分かって「ママ」「かあさん」「パパ」「とうさん」などと言いますか。その他意味がわかっている言葉があれば結構です。
はい　いいえ　17.6-14.8　L

45. 簡単なお手伝い（おもちゃを片づけたり，言われた物を持ってきたりなど）ができますか。
はい　いいえ　18.5-16.4　PS

46. レーズンや小さなお菓子などがはいっている入れ物（ビンやコップなど）から傾けて出すことができますか。できない場合や今までにしたことがなければ「いいえ」に○をつけて下さい。
はい　いいえ　18.6-16.5　FMA

47. 「パパ」「ママ」や家族やペットの名前以外の言葉を2語以上言いますか。
はい　いいえ　19.0-16.7　L

48. つまずいたり，転んだりせずに，一人で部屋を横切って走ることができますか。
はい　いいえ　20.0-18.1　GM

49. 「パパ」「ママ」や家族やペットの名前以外の言葉を3語以上言いますか。
はい　いいえ　20.4-18.0　L

50. 自分一人でスプーンやフォークを使って，あまりこぼさずに食べることができますか。
はい　いいえ　20.4-18.0　PS

51. 「パパ」「ママ」や家族やペットの名前以外の言葉を6語以上言いますか。
はい　いいえ　22.2-20.0　L

52. 積み木やブロックを4つ以上積み重ねて塔をつくることができますか。できない場合やいままでしたことがない場合は「いいえ」に○をつけて下さい。
はい　いいえ　22.5-20.5　FMA

53. 物につかまったりせずに，小さなボール（テニスボールなど）を前に蹴ることができますか。大きいボール（ビーチボールなど）ならできるという場合には「いいえ」に○をつけて下さい。
はい　いいえ　24.0-21.4　GM

54. パジャマ（上着でもズボンでも）やパンツを自分一人で脱げますか。オムツや帽子，靴下，靴の場合は「いいえ」に○をつけて下さい。
はい　いいえ　27.6-24.0　PS

9～24か月用

DENVER Ⅱ 予備判定票

氏　　名 ____________

記録者 氏　　名 ____________
続　　柄 ____________

記　録　日 ____ 年 ____ 月 ____ 日
生 年 月 日 ____ 年 ____ 月 ____ 日
年 月 日 齢 ____ 年 ____ 月 ____ 日
修正年月日齢 ____ 年 ____ 月 ____ 日

以下の質問に順番にお答え下さい。「はい」「いいえ」のどちらかに○をつけて下さい。「いいえ」が３つ以上になったら，それ以降の質問にお答えになる必要はありません。

26. 椅子や机につかまらせると，しばらくの間（5秒間以上）一人で立っていることができますか。　はい　いいえ　10.5-9.2　GM

27. 一人で遊んでいる時に，声を出したり，まるで誰かと話しているような独り言を言っていますか。訳の分からないおしゃべりで結構です。　はい　いいえ　10.5-8.8　L

28. 仰向けやうつ伏せの状態，あるいはハイハイしている状態から，自分一人で座れますか。　はい　いいえ　10.6-9.4　GM

29. 下の図のように，レーズンやボタンなどの小さい物を，親指と他の指とでつまめますか。　はい　いいえ　10.6-9.1　FMA

30. 座っている状態から，自分一人でたんすやテーブルにつかまって立ち上がれますか。　はい　いいえ　11.1-9.7　GM

31. 「が」「ば」「だ」などを「がが が」「ばばば」「だだだ」のように３つ以上続けて言いますか。　はい　いいえ　11.6-9.7　L

32. 「ママ」「パパ」などのことばを言いますか。
どちらかが言えれば結構です。またはそれを意味する他の言葉でも結構です。また，ママやパパの本当の意味で言ってなくても構いません。　はい　いいえ　12.0-10.0　L

33. 手をたたいたり拍手をするとまねをしますか。　はい　いいえ　12.0-10.2　PS

34. 欲しい物がある時，泣かずに，それを指さしたり，あなたをひっぱったりして，欲しいという意思表示をすることができますか。　はい　いいえ　12.8-10.7　PS

35. あなたか他の大人が「バイバイ」と言って手を振ったら，そのまねをして手を振りますか。　はい　いいえ　12.9-11.1　PS

36. お子さんを立たせて，あなたが手を離しても，テーブルやたんすにつかまらずに，２秒間以上自分一人で立っていることができますか。　はい　いいえ　14.0-12.2　GM

37. 小さな物（小さなおもちゃや食べ物など）を手で持って，コップの中に入れて，しばらくもっていることができますか。　はい　いいえ　14.4-12.8　FMA

38. 10秒間以上，支えなしで，自分一人で立っていることができますか。　はい　いいえ　15.5-13.6　GM

39. あなたがお子さんの方にボールを転がしたり投げたりすると，お子さんはボールを転がしたり投げたりして，あなたに返しますか。今までしたことがない場合，あるいは手でもってきて直接あなたに手渡すようであれば「いいえ」に○をつけて下さい。　はい　いいえ　15.8-13.6　PS

40. テーブルや椅子につかまったり，床に手をついたりせずに，一人で身をかがめて物を拾って，もとの姿勢にもどることができますか。
はい　いいえ　16.4-14.5　GM

41. お子さんの前に紙を置いて，鉛筆を手に持たせたら，自分でなぐり書きをしますか。（あなたが手をそえたり，見本に書いてみせたりしてはいけません。）鉛筆をなめたり，鉛筆で机や紙をたたいたりするようであれば「いいえ」に○をつけて下さい。
はい　いいえ　16.6-14.8　FMA

42. 飲み口やフタのついていない普通のコップを一人で持って，あまりこぼさずに飲めますか。
はい　いいえ　16.7-14.3　PS

43. 転んだり左右によろけたりしないで，部屋を横切って自分一人で歩けますか。
はい　いいえ　17.4-15.4　GM

44. お母さんあるいはお父さんをちゃんと分かって「ママ」「かあさん」「パパ」「とうさん」などと言いますか。その他意味がわかっている言葉があれば結構です。
はい　いいえ　17.6-14.8　L

45. 簡単なお手伝い（おもちゃを片づけたり，言われた物を持ってきたりなど）ができますか。
はい　いいえ　18.5-16.4　PS

46. レーズンや小さなお菓子などがはいっている入れ物（ビンやコップなど）から傾けて出すことができますか。できない場合や今までにしたことがなければ「いいえ」に○をつけて下さい。
はい　いいえ　18.6-16.5　FMA

47. 「パパ」「ママ」や家族やペットの名前以外の言葉を２語以上言いますか。
はい　いいえ　19.0-16.7　L

48. つまずいたり，転んだりせずに，一人で部屋を横切って走ることができますか。
はい　いいえ　20.0-18.1　GM

49. 「パパ」「ママ」や家族やペットの名前以外の言葉を３語以上言いますか。
はい　いいえ　20.4-18.0　L

50. 自分一人でスプーンやフォークを使って，あまりこぼさずに食べることができますか。
はい　いいえ　20.4-18.0　PS

51. 「パパ」「ママ」や家族やペットの名前以外の言葉を６語以上言いますか。
はい　いいえ　22.2-20.0　L

52. 積み木やブロックを４つ以上積み重ねて塔をつくることができますか。できない場合やいままでしたことがない場合は「いいえ」に○をつけて下さい。
はい　いいえ　22.5-20.5　FMA

53. 物につかまったりせずに，小さなボール（テニスボールなど）を前に蹴ることができますか。大きいボール（ビーチボールなど）ならできるという場合には「いいえ」に○をつけて下さい。
はい　いいえ　24.0-21.4　GM

54. パジャマ（上着でもズボンでも）やパンツを自分一人で脱げますか。オムツや帽子，靴下，靴の場合は「いいえ」に○をつけて下さい。
はい　いいえ　27.6-24.0　PS

DENVERⅡ予備判定票

9～24か月用

氏　名 ____________

記録者　氏　名 ____________
　　　　続　柄 ____________

記録日　　年　月　日
生年月日　　年　月　日
年月日齢　　年　月　日
修正年月日齢　　年　月　日

以下の質問に順番にお答え下さい。「はい」「いいえ」のどちらかに○をつけて下さい。「いいえ」が３つ以上になったら，それ以降の質問にお答えになる必要はありません。

26. 椅子や机につかまらせると，しばらくの間（５秒間以上）一人で立っていることができますか。　はい　いいえ　10.5-9.2　GM

27. 一人で遊んでいる時に，声を出したり，まるで誰かと話しているような独り言を言っていますか。訳の分からないおしゃべりで結構です。　はい　いいえ　10.5-8.8　L

28. 仰向けやうつ伏せの状態，あるいはハイハイしている状態から，自分一人で座れますか。　はい　いいえ　10.6-9.4　GM

29. 下の図のように，レーズンやボタンなどの小さい物を，親指と他の指とでつまめますか。　はい　いいえ　10.6-9.1　FMA

30. 座っている状態から，自分一人でたんすやテーブルにつかまって立ち上がれますか。　はい　いいえ　11.1-9.7　GM

31. 「が」「ば」「だ」などを「ががが」「ばばば」「だだだ」のように３つ以上続けて言いますか。　はい　いいえ　11.6-9.7　L

32. 「ママ」「パパ」などのことばを言いますか。
どちらかが言えれば結構です。またはそれを意味する他の言葉でも結構です。また，ママやパパの本当の意味で言ってなくても構いません。　はい　いいえ　12.0-10.0　L

33. 手をたたいたり拍手をするとまねをしますか。　はい　いいえ　12.0-10.2　PS

34. 欲しい物がある時，泣かずに，それを指さしたり，あなたをひっぱったりして，欲しいという意思表示をすることができますか。　はい　いいえ　12.8-10.7　PS

35. あなたか他の大人が「バイバイ」と言って手を振ったら，そのまねをして手を振りますか。　はい　いいえ　12.9-11.1　PS

36. お子さんを立たせて，あなたが手を離しても，テーブルやたんすにつかまらずに，２秒間以上自分一人で立っていることができますか。　はい　いいえ　14.0-12.2　GM

37. 小さな物（小さなおもちゃや食べ物など）を手で持って，コップの中に入れて，しばらくもっていることができますか。　はい　いいえ　14.4-12.8　FMA

38. 10秒間以上，支えなしで，自分一人で立っていることができますか。　はい　いいえ　15.5-13.6　GM

39. あなたがお子さんの方にボールを転がしたり投げたりすると，お子さんはボールを転がしたり投げたりして，あなたに返しますか。今までしたことがない場合，あるいは手でもってきて直接あなたに手渡すようであれば「いいえ」に○をつけて下さい。　はい　いいえ　15.8-13.6　PS

40. テーブルや椅子につかまったり，床に手をついたりせずに，一人で身をかがめて物を拾って，もとの姿勢にもどることができますか。
はい　いいえ　16.4-14.5　GM

41. お子さんの前に紙を置いて，鉛筆を手に持たせたら，自分でなぐり書きをしますか。（あなたが手をそえたり，見本に書いてみせたりしてはいけません。）鉛筆をなめたり，鉛筆で机や紙をたたいたりするようであれば「いいえ」に○をつけて下さい。
はい　いいえ　16.6-14.8　FMA

42. 飲み口やフタのついていない普通のコップを一人で持って，あまりこぼさずに飲めますか。
はい　いいえ　16.7-14.3　PS

43. 転んだり左右によろけたりしないで，部屋を横切って自分一人で歩けますか。
はい　いいえ　17.4-15.4　GM

44. お母さんあるいはお父さんをちゃんと分かって「ママ」「かあさん」「パパ」「とうさん」などと言いますか。その他意味がわかっている言葉があれば結構です。
はい　いいえ　17.6-14.8　L

45. 簡単なお手伝い（おもちゃを片づけたり，言われた物を持ってきたりなど）ができますか。
はい　いいえ　18.5-16.4　PS

46. レーズンや小さなお菓子などがはいっている入れ物（ビンやコップなど）から傾けて出すことができますか。できない場合や今までにしたことがなければ「いいえ」に○をつけて下さい。
はい　いいえ　18.6-16.5　FMA

47. 「パパ」「ママ」や家族やペットの名前以外の言葉を 2 語以上言いますか。
はい　いいえ　19.0-16.7　L

48. つまずいたり，転んだりせずに，一人で部屋を横切って走ることができますか。
はい　いいえ　20.0-18.1　GM

49. 「パパ」「ママ」や家族やペットの名前以外の言葉を 3 語以上言いますか。
はい　いいえ　20.4-18.0　L

50. 自分一人でスプーンやフォークを使って，あまりこぼさずに食べることができますか。
はい　いいえ　20.4-18.0　PS

51. 「パパ」「ママ」や家族やペットの名前以外の言葉を 6 語以上言いますか。
はい　いいえ　22.2-20.0　L

52. 積み木やブロックを 4 つ以上積み重ねて塔をつくることができますか。できない場合やいままでしたことがない場合は「いいえ」に○をつけて下さい。
はい　いいえ　22.5-20.5　FMA

53. 物につかまったりせずに，小さなボール（テニスボールなど）を前に蹴ることができますか。大きいボール（ビーチボールなど）ならできるという場合には「いいえ」に○をつけて下さい。
はい　いいえ　24.0-21.4　GM

54. パジャマ（上着でもズボンでも）やパンツを自分一人で脱げますか。オムツや帽子，靴下，靴の場合は「いいえ」に○をつけて下さい。
はい　いいえ　27.6-24.0　PS

9〜24か月用

DENVER II 予備判定票

氏　名		記録日	年　月　日
		生年月日	年　月　日
記録者　氏　名		年月日齢	年　月　日
続　柄		修正年月日齢	年　月　日

以下の質問に順番にお答え下さい。「はい」「いいえ」のどちらかに○をつけて下さい。「いいえ」が3つ以上になったら，それ以降の質問にお答えになる必要はありません。

26. 椅子や机につかまらせると，しばらくの間（5秒間以上）一人で立っていることができますか。　はい　いいえ　10.5-9.2　GM

27. 一人で遊んでいる時に，声を出したり，まるで誰かと話しているような独り言を言っていますか。訳の分からないおしゃべりで結構です。　はい　いいえ　10.5-8.8　L

28. 仰向けやうつ伏せの状態，あるいはハイハイしている状態から，自分一人で座れますか。　はい　いいえ　10.6-9.4　GM

29. 下の図のように，レーズンやボタンなどの小さい物を，親指と他の指とでつまめますか。　はい　いいえ　10.6-9.1　FMA

30. 座っている状態から，自分一人でたんすやテーブルにつかまって立ち上がれますか。　はい　いいえ　11.1-9.7　GM

31. 「が」「ば」「だ」などを「ががが」「ばばば」「だだだ」のように3つ以上続けて言いますか。　はい　いいえ　11.6-9.7　L

32. 「ママ」「パパ」などのことばを言いますか。
どちらかが言えれば結構です。またはそれを意味する他の言葉でも結構です。また，ママやパパの本当の意味で言ってなくても構いません。　はい　いいえ　12.0-10.0　L

33. 手をたたいたり拍手をするとまねをしますか。　はい　いいえ　12.0-10.2　PS

34. 欲しい物がある時，泣かずに，それを指さしたり，あなたをひっぱったりして，欲しいという意思表示をすることができますか。　はい　いいえ　12.8-10.7　PS

35. あなたか他の大人が「バイバイ」と言って手を振ったら，そのまねをして手を振りますか。　はい　いいえ　12.9-11.1　PS

36. お子さんを立たせて，あなたが手を離しても，テーブルやたんすにつかまらずに，2秒間以上自分一人で立っていることができますか。　はい　いいえ　14.0-12.2　GM

37. 小さな物（小さなおもちゃや食べ物など）を手で持って，コップの中に入れて，しばらくもっていることができますか。　はい　いいえ　14.4-12.8　FMA

38. 10秒間以上，支えなしで，自分一人で立っていることができますか。　はい　いいえ　15.5-13.6　GM

39. あなたがお子さんの方にボールを転がしたり投げたりすると，お子さんはボールを転がしたり投げたりして，あなたに返しますか。今までしたことがない場合，あるいは手でもってきて直接あなたに手渡すようであれば「いいえ」に○をつけて下さい。　はい　いいえ　15.8-13.6　PS

40. テーブルや椅子につかまったり，床に手をついたりせずに，一人で身をかがめて物を拾って，もとの姿勢にもどることができますか。
はい　いいえ　16.4-14.5　GM

41. お子さんの前に紙を置いて，鉛筆を手に持たせたら，自分でなぐり書きをしますか。（あなたが手をそえたり，見本に書いてみせたりしてはいけません。）鉛筆をなめたり，鉛筆で机や紙をたたいたりするようであれば「いいえ」に○をつけて下さい。
はい　いいえ　16.6-14.8　FMA

42. 飲み口やフタのついていない普通のコップを一人で持って，あまりこぼさずに飲めますか。
はい　いいえ　16.7-14.3　PS

43. 転んだり左右によろけたりしないで，部屋を横切って自分一人で歩けますか。
はい　いいえ　17.4-15.4　GM

44. お母さんあるいはお父さんをちゃんと分かって「ママ」「かあさん」「パパ」「とうさん」などと言いますか。その他意味がわかっていう言葉があれば結構です。
はい　いいえ　17.6-14.8　L

45. 簡単なお手伝い（おもちゃを片づけたり，言われた物を持ってきたりなど）ができますか。
はい　いいえ　18.5-16.4　PS

46. レーズンや小さなお菓子などがはいっている入れ物（ビンやコップなど）から傾けて出すことができますか。できない場合や今までにしたことがなければ「いいえ」に○をつけて下さい。
はい　いいえ　18.6-16.5　FMA

47. 「パパ」「ママ」や家族やペットの名前以外の言葉を２語以上言いますか。
はい　いいえ　19.0-16.7　L

48. つまずいたり，転んだりせずに，一人で部屋を横切って走ることができますか。
はい　いいえ　20.0-18.1　GM

49. 「パパ」「ママ」や家族やペットの名前以外の言葉を３語以上言いますか。
はい　いいえ　20.4-18.0　L

50. 自分一人でスプーンやフォークを使って，あまりこぼさずに食べることができますか。
はい　いいえ　20.4-18.0　PS

51. 「パパ」「ママ」や家族やペットの名前以外の言葉を６語以上言いますか。
はい　いいえ　22.2-20.0　L

52. 積み木やブロックを４つ以上積み重ねて塔をつくることができますか。できない場合やいままでしたことがない場合は「いいえ」に○をつけて下さい。
はい　いいえ　22.5-20.5　FMA

53. 物につかまったりせずに，小さなボール（テニスボールなど）を前に蹴ることができますか。大きいボール（ビーチボールなど）ならできるという場合には「いいえ」に○をつけて下さい。
はい　いいえ　24.0-21.4　GM

54. パジャマ（上着でもズボンでも）やパンツを自分一人で脱げますか。オムツや帽子，靴下，靴の場合は「いいえ」に○をつけて下さい。
はい　いいえ　27.6-24.0　PS

DENVERⅡ予備判定票

9～24か月用

氏　名 ＿＿＿＿＿＿

記録者　氏　名 ＿＿＿＿＿＿
　　　　続　柄 ＿＿＿＿＿＿

記　録　日　　年　　月　　日
生年月日　　年　　月　　日
年月日齢　　年　　月　　日
修正年月日齢　　年　　月　　日

以下の質問に順番にお答え下さい。「はい」「いいえ」のどちらかに○をつけて下さい。「いいえ」が３つ以上になったら，それ以降の質問にお答えになる必要はありません。

26. 椅子や机につかまらせると，しばらくの間（５秒間以上）一人で立っていることができますか。　はい　いいえ　10.5-9.2　GM

27. 一人で遊んでいる時に，声を出したり，まるで誰かと話しているような独り言を言っていますか。訳の分からないおしゃべりで結構です。　はい　いいえ　10.5-8.8　L

28. 仰向けやうつ伏せの状態，あるいはハイハイしている状態から，自分一人で座れますか。　はい　いいえ　10.6-9.4　GM

29. 下の図のように，レーズンやボタンなどの小さい物を，親指と他の指とでつまめますか。　はい　いいえ　10.6-9.1　FMA

30. 座っている状態から，自分一人でたんすやテーブルにつかまって立ち上がれますか。　はい　いいえ　11.1-9.7　GM

31. 「が」「ば」「だ」などを「ががが」「ばばば」「だだだ」のように３つ以上続けて言いますか。　はい　いいえ　11.6-9.7　L

32. 「ママ」「パパ」などのことばを言いますか。
どちらかが言えれば結構です。またはそれを意味する他の言葉でも結構です。また，ママやパパの本当の意味で言ってなくても構いません。　はい　いいえ　12.0-10.0　L

33. 手をたたいたり拍手をするとまねをしますか。　はい　いいえ　12.0-10.2　PS

34. 欲しい物がある時，泣かずに，それを指さしたり，あなたをひっぱったりして，欲しいという意思表示をすることができますか。　はい　いいえ　12.8-10.7　PS

35. あなたか他の大人が「バイバイ」と言って手を振ったら，そのまねをして手を振りますか。　はい　いいえ　12.9-11.1　PS

36. お子さんを立たせて，あなたが手を離しても，テーブルやたんすにつかまらずに，２秒間以上自分一人で立っていることができますか。　はい　いいえ　14.0-12.2　GM

37. 小さな物（小さなおもちゃや食べ物など）を手で持って，コップの中に入れて，しばらくもっていることができますか。　はい　いいえ　14.4-12.8　FMA

38. 10秒間以上，支えなしで，自分一人で立っていることができますか。　はい　いいえ　15.5-13.6　GM

39. あなたがお子さんの方にボールを転がしたり投げたりすると，お子さんはボールを転がしたり投げたりして，あなたに返しますか。今までしたことがない場合，あるいは手でもってきて直接あなたに手渡すようであれば「いいえ」に○をつけて下さい。　はい　いいえ　15.8-13.6　PS

40. テーブルや椅子につかまったり，床に手をついたりせずに，一人で身をかがめて物を拾って，もとの姿勢にもどることができますか。
はい　いいえ　16.4-14.5　GM

41. お子さんの前に紙を置いて，鉛筆を手に持たせたら，自分でなぐり書きをしますか。（あなたが手をそえたり，見本に書いてみせたりしてはいけません。）鉛筆をなめたり，鉛筆で机や紙をたたいたりするようであれば「いいえ」に○をつけて下さい。
はい　いいえ　16.6-14.8　FMA

42. 飲み口やフタのついていない普通のコップを一人で持って，あまりこぼさずに飲めますか。
はい　いいえ　16.7-14.3　PS

43. 転んだり左右によろけたりしないで，部屋を横切って自分一人で歩けますか。
はい　いいえ　17.4-15.4　GM

44. お母さんあるいはお父さんをちゃんと分かって「ママ」「かあさん」「パパ」「とうさん」などと言いますか。その他意味がわかっている言葉があれば結構です。
はい　いいえ　17.6-14.8　L

45. 簡単なお手伝い（おもちゃを片づけたり，言われた物を持ってきたりなど）ができますか。
はい　いいえ　18.5-16.4　PS

46. レーズンや小さなお菓子などがはいっている入れ物（ビンやコップなど）から傾けて出すことができますか。できない場合や今までにしたことがなければ「いいえ」に○をつけて下さい。
はい　いいえ　18.6-16.5　FMA

47. 「パパ」「ママ」や家族やペットの名前以外の言葉を2語以上言いますか。
はい　いいえ　19.0-16.7　L

48. つまずいたり，転んだりせずに，一人で部屋を横切って走ることができますか。
はい　いいえ　20.0-18.1　GM

49. 「パパ」「ママ」や家族やペットの名前以外の言葉を3語以上言いますか。
はい　いいえ　20.4-18.0　L

50. 自分一人でスプーンやフォークを使って，あまりこぼさずに食べることができますか。
はい　いいえ　20.4-18.0　PS

51. 「パパ」「ママ」や家族やペットの名前以外の言葉を6語以上言いますか。
はい　いいえ　22.2-20.0　L

52. 積み木やブロックを4つ以上積み重ねて塔をつくることができますか。できない場合やいままでしたことがない場合は「いいえ」に○をつけて下さい。
はい　いいえ　22.5-20.5　FMA

53. 物につかまったりせずに，小さなボール（テニスボールなど）を前に蹴ることができますか。大きいボール（ビーチボールなど）ならできるという場合には「いいえ」に○をつけて下さい。
はい　いいえ　24.0-21.4　GM

54. パジャマ（上着でもズボンでも）やパンツを自分一人で脱げますか。オムツや帽子，靴下，靴の場合は「いいえ」に○をつけて下さい。
はい　いいえ　27.6-24.0　PS

DENVERⅡ予備判定票

9〜24か月用

氏　名 ＿＿＿＿＿＿＿＿

記録者　氏　名 ＿＿＿＿＿＿＿＿
続　柄 ＿＿＿＿＿＿＿＿

記録日　　年　月　日
生年月日　　年　月　日
年月日齢　　年　月　日
修正年月日齢　　年　月　日

以下の質問に順番にお答え下さい。「はい」「いいえ」のどちらかに○をつけて下さい。「いいえ」が３つ以上になったら，それ以降の質問にお答えになる必要はありません。

26. 椅子や机につかまらせると，しばらくの間（5秒間以上）一人で立っていることができますか。　はい　いいえ　10.5-9.2　GM

27. 一人で遊んでいる時に，声を出したり，まるで誰かと話しているような独り言を言っていますか。訳の分からないおしゃべりで結構です。　はい　いいえ　10.5-8.8　L

28. 仰向けやうつ伏せの状態，あるいはハイハイしている状態から，自分一人で座れますか。　はい　いいえ　10.6-9.4　GM

29. 下の図のように，レーズンやボタンなどの小さい物を，親指と他の指とでつまめますか。　はい　いいえ　10.6-9.1　FMA

30. 座っている状態から，自分一人でたんすやテーブルにつかまって立ち上がれますか。　はい　いいえ　11.1-9.7　GM

31. 「が」「ば」「だ」などを「ががが」「ばばば」「だだだ」のように３つ以上続けて言いますか。　はい　いいえ　11.6-9.7　L

32. 「ママ」「パパ」などのことばを言いますか。
どちらかが言えれば結構です。またはそれを意味する他の言葉でも結構です。また，ママやパパの本当の意味で言ってなくても構いません。　はい　いいえ　12.0-10.0　L

33. 手をたたいたり拍手をするとまねをしますか。　はい　いいえ　12.0-10.2　PS

34. 欲しい物がある時，泣かずに，それを指さしたり，あなたをひっぱったりして，欲しいという意思表示をすることができますか。　はい　いいえ　12.8-10.7　PS

35. あなたか他の大人が「バイバイ」と言って手を振ったら，そのまねをして手を振りますか。　はい　いいえ　12.9-11.1　PS

36. お子さんを立たせて，あなたが手を離しても，テーブルやたんすにつかまらずに，2秒間以上自分一人で立っていることができますか。　はい　いいえ　14.0-12.2　GM

37. 小さな物（小さなおもちゃや食べ物など）を手で持って，コップの中に入れて，しばらくもっていることができますか。　はい　いいえ　14.4-12.8　FMA

38. 10秒間以上，支えなしで，自分一人で立っていることができますか。　はい　いいえ　15.5-13.6　GM

39. あなたがお子さんの方にボールを転がしたり投げたりすると，お子さんはボールを転がしたり投げたりして，あなたに返しますか。今までしたことがない場合，あるいは手でもってきて直接あなたに手渡すようであれば「いいえ」に○をつけて下さい。　はい　いいえ　15.8-13.6　PS

40. テーブルや椅子につかまったり，床に手をついたりせずに，一人で身をかがめて物を拾って，もとの姿勢にもどることができますか。
はい　いいえ　16.4-14.5　GM

41. お子さんの前に紙を置いて，鉛筆を手に持たせたら，自分でなぐり書きをしますか。（あなたが手をそえたり，見本に書いてみせたりしてはいけません。）鉛筆をなめたり，鉛筆で机や紙をたたいたりするようであれば「いいえ」に○をつけて下さい。
はい　いいえ　16.6-14.8　FMA

42. 飲み口やフタのついていない普通のコップを一人で持って，あまりこぼさずに飲めますか。
はい　いいえ　16.7-14.3　PS

43. 転んだり左右によろけたりしないで，部屋を横切って自分一人で歩けますか。
はい　いいえ　17.4-15.4　GM

44. お母さんあるいはお父さんをちゃんと分かって「ママ」「かあさん」「パパ」「とうさん」などと言いますか。その他意味がわかっている言葉があれば結構です。
はい　いいえ　17.6-14.8　L

45. 簡単なお手伝い（おもちゃを片づけたり，言われた物を持ってきたりなど）ができますか。
はい　いいえ　18.5-16.4　PS

46. レーズンや小さなお菓子などがはいっている入れ物（ビンやコップなど）から傾けて出すことができますか。できない場合や今までにしたことがなければ「いいえ」に○をつけて下さい。
はい　いいえ　18.6-16.5　FMA

47. 「パパ」「ママ」や家族やペットの名前以外の言葉を２語以上言いますか。
はい　いいえ　19.0-16.7　L

48. つまずいたり，転んだりせずに，一人で部屋を横切って走ることができますか。
はい　いいえ　20.0-18.1　GM

49. 「パパ」「ママ」や家族やペットの名前以外の言葉を３語以上言いますか。
はい　いいえ　20.4-18.0　L

50. 自分一人でスプーンやフォークを使って，あまりこぼさずに食べることができますか。
はい　いいえ　20.4-18.0　PS

51. 「パパ」「ママ」や家族やペットの名前以外の言葉を６語以上言いますか。
はい　いいえ　22.2-20.0　L

52. 積み木やブロックを４つ以上積み重ねて塔をつくることができますか。できない場合やいままでしたことがない場合は「いいえ」に○をつけて下さい。
はい　いいえ　22.5-20.5　FMA

53. 物につかまったりせずに，小さなボール（テニスボールなど）を前に蹴ることができますか。大きいボール（ビーチボールなど）ならできるという場合には「いいえ」に○をつけて下さい。
はい　いいえ　24.0-21.4　GM

54. パジャマ（上着でもズボンでも）やパンツを自分一人で脱げますか。オムツや帽子，靴下，靴の場合は「いいえ」に○をつけて下さい。
はい　いいえ　27.6-24.0　PS

DENVER II 予備判定票

9〜24か月用

氏　　　名 ＿＿＿＿＿＿

記録者　氏　　名 ＿＿＿＿＿＿
　　　　続　　柄 ＿＿＿＿＿＿

記　録　日　　年　　月　　日
生 年 月 日　　年　　月　　日
年 月 日 齢　　年　　月　　日
修正年月日齢　　年　　月　　日

以下の質問に順番にお答え下さい。「はい」「いいえ」のどちらかに○をつけて下さい。「いいえ」が３つ以上になったら，それ以降の質問にお答えになる必要はありません。

26. 椅子や机につかまらせると，しばらくの間（５秒間以上）一人で立っていることができますか。　はい　いいえ　10.5-9.2　GM

27. 一人で遊んでいる時に，声を出したり，まるで誰かと話しているような独り言を言っていますか。訳の分からないおしゃべりで結構です。　はい　いいえ　10.5-8.8　L

28. 仰向けやうつ伏せの状態，あるいはハイハイしている状態から，自分一人で座れますか。　はい　いいえ　10.6-9.4　GM

29. 下の図のように，レーズンやボタンなどの小さい物を，親指と他の指とでつまめますか。　はい　いいえ　10.6-9.1　FMA

30. 座っている状態から，自分一人でたんすやテーブルにつかまって立ち上がれますか。　はい　いいえ　11.1-9.7　GM

31. 「が」「ば」「だ」などを「ががが」「ばばば」「だだだ」のように３つ以上続けて言いますか。　はい　いいえ　11.6-9.7　L

32. 「ママ」「パパ」などのことばを言いますか。
どちらかが言えれば結構です。またはそれを意味する他の言葉でも結構です。また，ママやパパの本当の意味で言ってなくても構いません。　はい　いいえ　12.0-10.0　L

33. 手をたたいたり拍手をするとまねをしますか。　はい　いいえ　12.0-10.2　PS

34. 欲しい物がある時，泣かずに，それを指さしたり，あなたをひっぱったりして，欲しいという意思表示をすることができますか。　はい　いいえ　12.8-10.7　PS

35. あなたか他の大人が「バイバイ」と言って手を振ったら，そのまねをして手を振りますか。　はい　いいえ　12.9-11.1　PS

36. お子さんを立たせて，あなたが手を離しても，テーブルやたんすにつかまらずに，２秒間以上自分一人で立っていることができますか。　はい　いいえ　14.0-12.2　GM

37. 小さな物（小さなおもちゃや食べ物など）を手で持って，コップの中に入れて，しばらくもっていることができますか。　はい　いいえ　14.4-12.8　FMA

38. 10秒間以上，支えなしで，自分一人で立っていることができますか。　はい　いいえ　15.5-13.6　GM

39. あなたがお子さんの方にボールを転がしたり投げたりすると，お子さんはボールを転がしたり投げたりして，あなたに返しますか。今までしたことがない場合，あるいは手でもってきて直接あなたに手渡すようであれば「いいえ」に○をつけて下さい。　はい　いいえ　15.8-13.6　PS

40. テーブルや椅子につかまったり，床に手をついたりせずに，一人で身をかがめて物を拾って，もとの姿勢にもどることができますか。
はい　いいえ　16.4-14.5　GM

41. お子さんの前に紙を置いて，鉛筆を手に持たせたら，自分でなぐり書きをしますか。（あなたが手をそえたり，見本に書いてみせたりしてはいけません。）鉛筆をなめたり，鉛筆で机や紙をたたいたりするようであれば「いいえ」に○をつけて下さい。
はい　いいえ　16.6-14.8　FMA

42. 飲み口やフタのついていない普通のコップを一人で持って，あまりこぼさずに飲めますか。
はい　いいえ　16.7-14.3　PS

43. 転んだり左右によろけたりしないで，部屋を横切って自分一人で歩けますか。
はい　いいえ　17.4-15.4　GM

44. お母さんあるいはお父さんをちゃんと分かって「ママ」「かあさん」「パパ」「とうさん」などと言いますか。その他意味がわかっている言葉があれば結構です。
はい　いいえ　17.6-14.8　L

45. 簡単なお手伝い（おもちゃを片づけたり，言われた物を持ってきたりなど）ができますか。
はい　いいえ　18.5-16.4　PS

46. レーズンや小さなお菓子などがはいっている入れ物（ビンやコップなど）から傾けて出すことができますか。できない場合や今までにしたことがなければ「いいえ」に○をつけて下さい。
はい　いいえ　18.6-16.5　FMA

47. 「パパ」「ママ」や家族やペットの名前以外の言葉を２語以上言いますか。
はい　いいえ　19.0-16.7　L

48. つまずいたり，転んだりせずに，一人で部屋を横切って走ることができますか。
はい　いいえ　20.0-18.1　GM

49. 「パパ」「ママ」や家族やペットの名前以外の言葉を３語以上言いますか。
はい　いいえ　20.4-18.0　L

50. 自分一人でスプーンやフォークを使って，あまりこぼさずに食べることができますか。
はい　いいえ　20.4-18.0　PS

51. 「パパ」「ママ」や家族やペットの名前以外の言葉を６語以上言いますか。
はい　いいえ　22.2-20.0　L

52. 積み木やブロックを４つ以上積み重ねて塔をつくることができますか。できない場合やいままでしたことがない場合は「いいえ」に○をつけて下さい。
はい　いいえ　22.5-20.5　FMA

53. 物につかまったりせずに，小さなボール（テニスボールなど）を前に蹴ることができますか。大きいボール（ビーチボールなど）ならできるという場合には「いいえ」に○をつけて下さい。
はい　いいえ　24.0-21.4　GM

54. パジャマ（上着でもズボンでも）やパンツを自分一人で脱げますか。オムツや帽子，靴下，靴の場合は「いいえ」に○をつけて下さい。
はい　いいえ　27.6-24.0　PS

DENVER II 予備判定票

9～24か月用

氏　名 ＿＿＿＿＿＿

記録者　氏　名 ＿＿＿＿＿＿
　　　　続　柄 ＿＿＿＿＿＿

記録日　　年　月　日
生年月日　　年　月　日
年月日齢　　年　月　日
修正年月日齢　　年　月　日

以下の質問に順番にお答え下さい。「はい」「いいえ」のどちらかに○をつけて下さい。「いいえ」が3つ以上になったら，それ以降の質問にお答えになる必要はありません。

26. 椅子や机につかまらせると，しばらくの間（5秒間以上）一人で立っていることができますか。　はい　いいえ　10.5-9.2　GM

27. 一人で遊んでいる時に，声を出したり，まるで誰かと話しているような独り言を言っていますか。訳の分からないおしゃべりで結構です。　はい　いいえ　10.5-8.8　L

28. 仰向けやうつ伏せの状態，あるいはハイハイしている状態から，自分一人で座れますか。　はい　いいえ　10.6-9.4　GM

29. 下の図のように，レーズンやボタンなどの小さい物を，親指と他の指とでつまめますか。　はい　いいえ　10.6-9.1　FMA

30. 座っている状態から，自分一人でたんすやテーブルにつかまって立ち上がれますか。　はい　いいえ　11.1-9.7　GM

31. 「が」「ば」「だ」などを「ががが」「ばばば」「だだだ」のように3つ以上続けて言いますか。　はい　いいえ　11.6-9.7　L

32. 「ママ」「パパ」などのことばを言いますか。
どちらかが言えれば結構です。またはそれを意味する他の言葉でも結構です。また，ママやパパの本当の意味で言ってなくても構いません。　はい　いいえ　12.0-10.0　L

33. 手をたたいたり拍手をするとまねをしますか。　はい　いいえ　12.0-10.2　PS

34. 欲しい物がある時，泣かずに，それを指さしたり，あなたをひっぱったりして，欲しいという意思表示をすることができますか。　はい　いいえ　12.8-10.7　PS

35. あなたか他の大人が「バイバイ」と言って手を振ったら，そのまねをして手を振りますか。　はい　いいえ　12.9-11.1　PS

36. お子さんを立たせて，あなたが手を離しても，テーブルやたんすにつかまらずに，2秒間以上自分一人で立っていることができますか。　はい　いいえ　14.0-12.2　GM

37. 小さな物（小さなおもちゃや食べ物など）を手で持って，コップの中に入れて，しばらくもっていることができますか。　はい　いいえ　14.4-12.8　FMA

38. 10秒間以上，支えなしで，自分一人で立っていることができますか。　はい　いいえ　15.5-13.6　GM

39. あなたがお子さんの方にボールを転がしたり投げたりすると，お子さんはボールを転がしたり投げたりして，あなたに返しますか。今までしたことがない場合，あるいは手でもってきて直接あなたに手渡すようであれば「いいえ」に○をつけて下さい。　はい　いいえ　15.8-13.6　PS

40. テーブルや椅子につかまったり，床に手をついたりせずに，一人で身をかがめて物を拾って，もとの姿勢にもどることができますか。
はい　いいえ　16.4-14.5　GM

41. お子さんの前に紙を置いて，鉛筆を手に持たせたら，自分でなぐり書きをしますか。（あなたが手をそえたり，見本に書いてみせたりしてはいけません。）鉛筆をなめたり，鉛筆で机や紙をたたいたりするようであれば「いいえ」に○をつけて下さい。
はい　いいえ　16.6-14.8　FMA

42. 飲み口やフタのついていない普通のコップを一人で持って，あまりこぼさずに飲めますか。
はい　いいえ　16.7-14.3　PS

43. 転んだり左右によろけたりしないで，部屋を横切って自分一人で歩けますか。
はい　いいえ　17.4-15.4　GM

44. お母さんあるいはお父さんをちゃんと分かって「ママ」「かあさん」「パパ」「とうさん」などと言いますか。その他意味がわかっている言葉があれば結構です。
はい　いいえ　17.6-14.8　L

45. 簡単なお手伝い（おもちゃを片づけたり，言われた物を持ってきたりなど）ができますか。
はい　いいえ　18.5-16.4　PS

46. レーズンや小さなお菓子などがはいっている入れ物（ビンやコップなど）から傾けて出すことができますか。できない場合や今までにしたことがなければ「いいえ」に○をつけて下さい。
はい　いいえ　18.6-16.5　FMA

47. 「パパ」「ママ」や家族やペットの名前以外の言葉を２語以上言いますか。
はい　いいえ　19.0-16.7　L

48. つまずいたり，転んだりせずに，一人で部屋を横切って走ることができますか。
はい　いいえ　20.0-18.1　GM

49. 「パパ」「ママ」や家族やペットの名前以外の言葉を３語以上言いますか。
はい　いいえ　20.4-18.0　L

50. 自分一人でスプーンやフォークを使って，あまりこぼさずに食べることができますか。
はい　いいえ　20.4-18.0　PS

51. 「パパ」「ママ」や家族やペットの名前以外の言葉を６語以上言いますか。
はい　いいえ　22.2-20.0　L

52. 積み木やブロックを４つ以上積み重ねて塔をつくることができますか。できない場合やいままでしたことがない場合は「いいえ」に○をつけて下さい。
はい　いいえ　22.5-20.5　FMA

53. 物につかまったりせずに，小さなボール（テニスボールなど）を前に蹴ることができますか。大きいボール（ビーチボールなど）ならできるという場合には「いいえ」に○をつけて下さい。
はい　いいえ　24.0-21.4　GM

54. パジャマ（上着でもズボンでも）やパンツを自分一人で脱げますか。オムツや帽子，靴下，靴の場合は「いいえ」に○をつけて下さい。
はい　いいえ　27.6-24.0　PS

9〜24か月用

DENVER Ⅱ 予備判定票

氏　　名 ＿＿＿＿＿＿

記録者　氏　　名 ＿＿＿＿＿＿

　　　　続　　柄 ＿＿＿＿＿＿

記　録　日 ＿＿年＿＿月＿＿日

生 年 月 日 ＿＿年＿＿月＿＿日

年 月 日 齢 ＿＿年＿＿月＿＿日

修正年月日齢 ＿＿年＿＿月＿＿日

以下の質問に順番にお答え下さい。「はい」「いいえ」のどちらかに○をつけて下さい。「いいえ」が３つ以上になったら，それ以降の質問にお答えになる必要はありません。

26. 椅子や机につかまらせると，しばらくの間（５秒間以上）一人で立っていることができますか。　はい　いいえ　10.5-9.2　GM

27. 一人で遊んでいる時に，声を出したり，まるで誰かと話しているような独り言を言っていますか。訳の分からないおしゃべりで結構です。　はい　いいえ　10.5-8.8　L

28. 仰向けやうつ伏せの状態，あるいはハイハイしている状態から，自分一人で座れますか。　はい　いいえ　10.6-9.4　GM

29. 下の図のように，レーズンやボタンなどの小さい物を，親指と他の指とでつまめますか。　はい　いいえ　10.6-9.1　FMA

30. 座っている状態から，自分一人でたんすやテーブルにつかまって立ち上がれますか。　はい　いいえ　11.1-9.7　GM

31. 「が」「ば」「だ」などを「ががが」「ばばば」「だだだ」のように３つ以上続けて言いますか。　はい　いいえ　11.6-9.7　L

32. 「ママ」「パパ」などのことばを言いますか。
どちらかが言えれば結構です。またはそれを意味する他の言葉でも結構です。また，ママやパパの本当の意味で言ってなくても構いません。　はい　いいえ　12.0-10.0　L

33. 手をたたいたり拍手をするとまねをしますか。　はい　いいえ　12.0-10.2　PS

34. 欲しい物がある時，泣かずに，それを指さしたり，あなたをひっぱったりして，欲しいという意思表示をすることができますか。　はい　いいえ　12.8-10.7　PS

35. あなたか他の大人が「バイバイ」と言って手を振ったら，そのまねをして手を振りますか。　はい　いいえ　12.9-11.1　PS

36. お子さんを立たせて，あなたが手を離しても，テーブルやたんすにつかまらずに，２秒間以上自分一人で立っていることができますか。　はい　いいえ　14.0-12.2　GM

37. 小さな物（小さなおもちゃや食べ物など）を手で持って，コップの中に入れて，しばらくもっていることができますか。　はい　いいえ　14.4-12.8　FMA

38. 10秒間以上，支えなしで，自分一人で立っていることができますか。　はい　いいえ　15.5-13.6　GM

39. あなたがお子さんの方にボールを転がしたり投げたりすると，お子さんはボールを転がしたり投げたりして，あなたに返しますか。今までしたことがない場合，あるいは手でもってきて直接あなたに手渡すようであれば「いいえ」に○をつけて下さい。　はい　いいえ　15.8-13.6　PS

40. テーブルや椅子につかまったり，床に手をついたりせずに，一人で身をかがめて物を拾って，もとの姿勢にもどることができますか。
はい　いいえ　16.4-14.5　GM

41. お子さんの前に紙を置いて，鉛筆を手に持たせたら，自分でなぐり書きをしますか。（あなたが手をそえたり，見本に書いてみせたりしてはいけません。）鉛筆をなめたり，鉛筆で机や紙をたたいたりするようであれば「いいえ」に○をつけて下さい。
はい　いいえ　16.6-14.8　FMA

42. 飲み口やフタのついていない普通のコップを一人で持って，あまりこぼさずに飲めますか。
はい　いいえ　16.7-14.3　PS

43. 転んだり左右によろけたりしないで，部屋を横切って自分一人で歩けますか。
はい　いいえ　17.4-15.4　GM

44. お母さんあるいはお父さんをちゃんと分かって「ママ」「かあさん」「パパ」「とうさん」などと言いますか。その他意味がわかっている言葉があれば結構です。
はい　いいえ　17.6-14.8　L

45. 簡単なお手伝い（おもちゃを片づけたり，言われた物を持ってきたりなど）ができますか。
はい　いいえ　18.5-16.4　PS

46. レーズンや小さなお菓子などがはいっている入れ物（ビンやコップなど）から傾けて出すことができますか。できない場合や今までにしたことがなければ「いいえ」に○をつけて下さい。
はい　いいえ　18.6-16.5　FMA

47. 「パパ」「ママ」や家族やペットの名前以外の言葉を 2 語以上言いますか。
はい　いいえ　19.0-16.7　L

48. つまずいたり，転んだりせずに，一人で部屋を横切って走ることができますか。
はい　いいえ　20.0-18.1　GM

49. 「パパ」「ママ」や家族やペットの名前以外の言葉を 3 語以上言いますか。
はい　いいえ　20.4-18.0　L

50. 自分一人でスプーンやフォークを使って，あまりこぼさずに食べることができますか。
はい　いいえ　20.4-18.0　PS

51. 「パパ」「ママ」や家族やペットの名前以外の言葉を 6 語以上言いますか。
はい　いいえ　22.2-20.0　L

52. 積み木やブロックを 4 つ以上積み重ねて塔をつくることができますか。できない場合やいままでしたことがない場合は「いいえ」に○をつけて下さい。
はい　いいえ　22.5-20.5　FMA

53. 物につかまったりせずに，小さなボール（テニスボールなど）を前に蹴ることができますか。大きいボール（ビーチボールなど）ならできるという場合には「いいえ」に○をつけて下さい。
はい　いいえ　24.0-21.4　GM

54. パジャマ（上着でもズボンでも）やパンツを自分一人で脱げますか。オムツや帽子，靴下，靴の場合は「いいえ」に○をつけて下さい。
はい　いいえ　27.6-24.0　PS

DENVERⅡ予備判定票

9〜24か月用

氏　名 ________________

記録者　氏　名 ________________
　　　　続　柄 ________________

記　録　日 ____年____月____日
生　年　月　日 ____年____月____日
年　月　日　齢 ____年____月____日
修正年月日齢 ____年____月____日

以下の質問に順番にお答え下さい。「はい」「いいえ」のどちらかに○をつけて下さい。「いいえ」が３つ以上になったら，それ以降の質問にお答えになる必要はありません。

26. 椅子や机につかまらせると，しばらくの間（５秒間以上）一人で立っていることができますか。　はい　いいえ　10.5-9.2　GM

27. 一人で遊んでいる時に，声を出したり，まるで誰かと話しているような独り言を言っていますか。訳の分からないおしゃべりで結構です。　はい　いいえ　10.5-8.8　L

28. 仰向けやうつ伏せの状態，あるいはハイハイしている状態から，自分一人で座れますか。　はい　いいえ　10.6-9.4　GM

29. 下の図のように，レーズンやボタンなどの小さい物を，親指と他の指とでつまめますか。　はい　いいえ　10.6-9.1　FMA

30. 座っている状態から，自分一人でたんすやテーブルにつかまって立ち上がれますか。　はい　いいえ　11.1-9.7　GM

31. 「が」「ば」「だ」などを「ががが」「ばばば」「だだだ」のように３つ以上続けて言いますか。　はい　いいえ　11.6-9.7　L

32. 「ママ」「パパ」などのことばを言いますか。
どちらかが言えれば結構です。またはそれを意味する他の言葉でも結構です。また，ママやパパの本当の意味で言ってなくても構いません。　はい　いいえ　12.0-10.0　L

33. 手をたたいたり拍手をするとまねをしますか。　はい　いいえ　12.0-10.2　PS

34. 欲しい物がある時，泣かずに，それを指さしたり，あなたをひっぱったりして，欲しいという意思表示をすることができますか。　はい　いいえ　12.8-10.7　PS

35. あなたか他の大人が「バイバイ」と言って手を振ったら，そのまねをして手を振りますか。　はい　いいえ　12.9-11.1　PS

36. お子さんを立たせて，あなたが手を離しても，テーブルやたんすにつかまらずに，２秒間以上自分一人で立っていることができますか。　はい　いいえ　14.0-12.2　GM

37. 小さな物（小さなおもちゃや食べ物など）を手で持って，コップの中に入れて，しばらくもっていることができますか。　はい　いいえ　14.4-12.8　FMA

38. 10秒間以上，支えなしで，自分一人で立っていることができますか。　はい　いいえ　15.5-13.6　GM

39. あなたがお子さんの方にボールを転がしたり投げたりすると，お子さんはボールを転がしたり投げたりして，あなたに返しますか。今までしたことがない場合，あるいは手でもってきて直接あなたに手渡すようであれば「いいえ」に○をつけて下さい。　はい　いいえ　15.8-13.6　PS

40. テーブルや椅子につかまったり，床に手をついたりせずに，一人で身をかがめて物を拾って，もとの姿勢にもどることができますか。
はい　いいえ　16.4-14.5　GM

41. お子さんの前に紙を置いて，鉛筆を手に持たせたら，自分でなぐり書きをしますか。（あなたが手をそえたり，見本に書いてみせたりしてはいけません。）鉛筆をなめたり，鉛筆で机や紙をたたいたりするようであれば「いいえ」に○をつけて下さい。
はい　いいえ　16.6-14.8　FMA

42. 飲み口やフタのついていない普通のコップを一人で持って，あまりこぼさずに飲めますか。
はい　いいえ　16.7-14.3　PS

43. 転んだり左右によろけたりしないで，部屋を横切って自分一人で歩けますか。
はい　いいえ　17.4-15.4　GM

44. お母さんあるいはお父さんをちゃんと分かって「ママ」「かあさん」「パパ」「とうさん」などと言いますか。その他意味がわかっている言葉があれば結構です。
はい　いいえ　17.6-14.8　L

45. 簡単なお手伝い（おもちゃを片づけたり，言われた物を持ってきたりなど）ができますか。
はい　いいえ　18.5-16.4　PS

46. レーズンや小さなお菓子などがはいっている入れ物（ビンやコップなど）から傾けて出すことができますか。できない場合や今までにしたことがなければ「いいえ」に○をつけて下さい。
はい　いいえ　18.6-16.5　FMA

47. 「パパ」「ママ」や家族やペットの名前以外の言葉を２語以上言いますか。
はい　いいえ　19.0-16.7　L

48. つまずいたり，転んだりせずに，一人で部屋を横切って走ることができますか。
はい　いいえ　20.0-18.1　GM

49. 「パパ」「ママ」や家族やペットの名前以外の言葉を３語以上言いますか。
はい　いいえ　20.4-18.0　L

50. 自分一人でスプーンやフォークを使って，あまりこぼさずに食べることができますか。
はい　いいえ　20.4-18.0　PS

51. 「パパ」「ママ」や家族やペットの名前以外の言葉を６語以上言いますか。
はい　いいえ　22.2-20.0　L

52. 積み木やブロックを４つ以上積み重ねて塔をつくることができますか。できない場合やいままでしたことがない場合は「いいえ」に○をつけて下さい。
はい　いいえ　22.5-20.5　FMA

53. 物につかまったりせずに，小さなボール（テニスボールなど）を前に蹴ることができますか。大きいボール（ビーチボールなど）ならできるという場合には「いいえ」に○をつけて下さい。
はい　いいえ　24.0-21.4　GM

54. パジャマ（上着でもズボンでも）やパンツを自分一人で脱げますか。オムツや帽子，靴下，靴の場合は「いいえ」に○をつけて下さい。
はい　いいえ　27.6-24.0　PS

DENVER II 予備判定票

9〜24か月用

氏　　名 ＿＿＿＿＿＿

記録者　氏　　名 ＿＿＿＿＿＿
　　　　続　　柄 ＿＿＿＿＿＿

記　録　日 ＿＿年＿＿月＿＿日
生 年 月 日 ＿＿年＿＿月＿＿日
年 月 日 齢 ＿＿年＿＿月＿＿日
修正年月日齢 ＿＿年＿＿月＿＿日

以下の質問に順番にお答え下さい。「はい」「いいえ」のどちらかに○をつけて下さい。「いいえ」が３つ以上になったら，それ以降の質問にお答えになる必要はありません。

26. 椅子や机につかまらせると，しばらくの間（５秒間以上）一人で立っていることができますか。　はい　いいえ　10.5-9.2　GM

27. 一人で遊んでいる時に，声を出したり，まるで誰かと話しているような独り言を言っていますか。訳の分からないおしゃべりで結構です。　はい　いいえ　10.5-8.8　L

28. 仰向けやうつ伏せの状態，あるいはハイハイしている状態から，自分一人で座れますか。　はい　いいえ　10.6-9.4　GM

29. 下の図のように，レーズンやボタンなどの小さい物を，親指と他の指とでつまめますか。　はい　いいえ　10.6-9.1　FMA

30. 座っている状態から，自分一人でたんすやテーブルにつかまって立ち上がれますか。　はい　いいえ　11.1-9.7　GM

31. 「が」「ば」「だ」などを「ががが」「ばばば」「だだだ」のように３つ以上続けて言いますか。　はい　いいえ　11.6-9.7　L

32. 「ママ」「パパ」などのことばを言いますか。
どちらかが言えれば結構です。またはそれを意味する他の言葉でも結構です。また，ママやパパの本当の意味で言ってなくても構いません。　はい　いいえ　12.0-10.0　L

33. 手をたたいたり拍手をするとまねをしますか。　はい　いいえ　12.0-10.2　PS

34. 欲しい物がある時，泣かずに，それを指さしたり，あなたをひっぱったりして，欲しいという意思表示をすることができますか。　はい　いいえ　12.8-10.7　PS

35. あなたか他の大人が「バイバイ」と言って手を振ったら，そのまねをして手を振りますか。　はい　いいえ　12.9-11.1　PS

36. お子さんを立たせて，あなたが手を離しても，テーブルやたんすにつかまらずに，２秒間以上自分一人で立っていることができますか。　はい　いいえ　14.0-12.2　GM

37. 小さな物（小さなおもちゃや食べ物など）を手で持って，コップの中に入れて，しばらくもっていることができますか。　はい　いいえ　14.4-12.8　FMA

38. 10秒間以上，支えなしで，自分一人で立っていることができますか。　はい　いいえ　15.5-13.6　GM

39. あなたがお子さんの方にボールを転がしたり投げたりすると，お子さんはボールを転がしたり投げたりして，あなたに返しますか。今までしたことがない場合，あるいは手でもってきて直接あなたに手渡すようであれば「いいえ」に○をつけて下さい。　はい　いいえ　15.8-13.6　PS

40. テーブルや椅子につかまったり，床に手をついたりせずに，一人で身をかがめて物を拾って，もとの姿勢にもどることができますか。
はい　いいえ　16.4-14.5　GM

41. お子さんの前に紙を置いて，鉛筆を手に持たせたら，自分でなぐり書きをしますか。（あなたが手をそえたり，見本に書いてみせたりしてはいけません。）鉛筆をなめたり，鉛筆で机や紙をたたいたりするようであれば「いいえ」に○をつけて下さい。
はい　いいえ　16.6-14.8　FMA

42. 飲み口やフタのついていない普通のコップを一人で持って，あまりこぼさずに飲めますか。
はい　いいえ　16.7-14.3　PS

43. 転んだり左右によろけたりしないで，部屋を横切って自分一人で歩けますか。
はい　いいえ　17.4-15.4　GM

44. お母さんあるいはお父さんをちゃんと分かって「ママ」「かあさん」「パパ」「とうさん」などと言いますか。その他意味がわかっている言葉があれば結構です。
はい　いいえ　17.6-14.8　L

45. 簡単なお手伝い（おもちゃを片づけたり，言われた物を持ってきたりなど）ができますか。
はい　いいえ　18.5-16.4　PS

46. レーズンや小さなお菓子などがはいっている入れ物（ビンやコップなど）から傾けて出すことができますか。できない場合や今までにしたことがなければ「いいえ」に○をつけて下さい。
はい　いいえ　18.6-16.5　FMA

47. 「パパ」「ママ」や家族やペットの名前以外の言葉を２語以上言いますか。
はい　いいえ　19.0-16.7　L

48. つまずいたり，転んだりせずに，一人で部屋を横切って走ることができますか。
はい　いいえ　20.0-18.1　GM

49. 「パパ」「ママ」や家族やペットの名前以外の言葉を３語以上言いますか。
はい　いいえ　20.4-18.0　L

50. 自分一人でスプーンやフォークを使って，あまりこぼさずに食べることができますか。
はい　いいえ　20.4-18.0　PS

51. 「パパ」「ママ」や家族やペットの名前以外の言葉を６語以上言いますか。
はい　いいえ　22.2-20.0　L

52. 積み木やブロックを４つ以上積み重ねて塔をつくることができますか。できない場合やいままでしたことがない場合は「いいえ」に○をつけて下さい。
はい　いいえ　22.5-20.5　FMA

53. 物につかまったりせずに，小さなボール（テニスボールなど）を前に蹴ることができますか。大きいボール（ビーチボールなど）ならできるという場合には「いいえ」に○をつけて下さい。
はい　いいえ　24.0-21.4　GM

54. パジャマ（上着でもズボンでも）やパンツを自分一人で脱げますか。オムツや帽子，靴下，靴の場合は「いいえ」に○をつけて下さい。
はい　いいえ　27.6-24.0　PS

DENVER II 予備判定票

9～24か月用

氏　名 ＿＿＿＿＿＿＿＿

記録者　氏　名 ＿＿＿＿＿＿＿＿
　　　　続　柄 ＿＿＿＿＿＿＿＿

記　録　日　　年　　月　　日
生 年 月 日　　年　　月　　日
年 月 日 齢　　年　　月　　日
修正年月日齢　　年　　月　　日

以下の質問に順番にお答え下さい。「はい」「いいえ」のどちらかに○をつけて下さい。「いいえ」が３つ以上になったら，それ以降の質問にお答えになる必要はありません。

26. 椅子や机につかまらせると，しばらくの間（５秒間以上）一人で立っていることができますか。　はい　いいえ　10.5-9.2　GM

27. 一人で遊んでいる時に，声を出したり，まるで誰かと話しているような独り言を言っていますか。訳の分からないおしゃべりで結構です。　はい　いいえ　10.5-8.8　L

28. 仰向けやうつ伏せの状態，あるいはハイハイしている状態から，自分一人で座れますか。　はい　いいえ　10.6-9.4　GM

29. 下の図のように，レーズンやボタンなどの小さい物を，親指と他の指とでつまめますか。　はい　いいえ　10.6-9.1　FMA

30. 座っている状態から，自分一人でたんすやテーブルにつかまって立ち上がれますか。　はい　いいえ　11.1-9.7　GM

31. 「が」「ば」「だ」などを「ががが」「ばばば」「だだだ」のように３つ以上続けて言いますか。　はい　いいえ　11.6-9.7　L

32. 「ママ」「パパ」などのことばを言いますか。
どちらかが言えれば結構です。またはそれを意味する他の言葉でも結構です。また，ママやパパの本当の意味で言ってなくても構いません。　はい　いいえ　12.0-10.0　L

33. 手をたたいたり拍手をするとまねをしますか。　はい　いいえ　12.0-10.2　PS

34. 欲しい物がある時，泣かずに，それを指さしたり，あなたをひっぱったりして，欲しいという意思表示をすることができますか。　はい　いいえ　12.8-10.7　PS

35. あなたか他の大人が「バイバイ」と言って手を振ったら，そのまねをして手を振りますか。　はい　いいえ　12.9-11.1　PS

36. お子さんを立たせて，あなたが手を離しても，テーブルやたんすにつかまらずに，２秒間以上自分一人で立っていることができますか。　はい　いいえ　14.0-12.2　GM

37. 小さな物（小さなおもちゃや食べ物など）を手で持って，コップの中に入れて，しばらくもっていることができますか。　はい　いいえ　14.4-12.8　FMA

38. 10秒間以上，支えなしで，自分一人で立っていることができますか。　はい　いいえ　15.5-13.6　GM

39. あなたがお子さんの方にボールを転がしたり投げたりすると，お子さんはボールを転がしたり投げたりして，あなたに返しますか。今までしたことがない場合，あるいは手でもってきて直接あなたに手渡すようであれば「いいえ」に○をつけて下さい。　はい　いいえ　15.8-13.6　PS

40. テーブルや椅子につかまったり，床に手をついたりせずに，一人で身をかがめて物を拾って，もとの姿勢にもどることができますか。
はい　いいえ　16.4-14.5　GM

41. お子さんの前に紙を置いて，鉛筆を手に持たせたら，自分でなぐり書きをしますか。（あなたが手をそえたり，見本に書いてみせたりしてはいけません。）鉛筆をなめたり，鉛筆で机や紙をたたいたりするようであれば「いいえ」に○をつけて下さい。
はい　いいえ　16.6-14.8　FMA

42. 飲み口やフタのついていない普通のコップを一人で持って，あまりこぼさずに飲めますか。
はい　いいえ　16.7-14.3　PS

43. 転んだり左右によろけたりしないで，部屋を横切って自分一人で歩けますか。
はい　いいえ　17.4-15.4　GM

44. お母さんあるいはお父さんをちゃんと分かって「ママ」「かあさん」「パパ」「とうさん」などと言いますか。その他意味がわかっていう言葉があれば結構です。
はい　いいえ　17.6-14.8　L

45. 簡単なお手伝い（おもちゃを片づけたり，言われた物を持ってきたりなど）ができますか。
はい　いいえ　18.5-16.4　PS

46. レーズンや小さなお菓子などがはいっている入れ物（ビンやコップなど）から傾けて出すことができますか。できない場合や今までにしたことがなければ「いいえ」に○をつけて下さい。
はい　いいえ　18.6-16.5　FMA

47. 「パパ」「ママ」や家族やペットの名前以外の言葉を２語以上言いますか。
はい　いいえ　19.0-16.7　L

48. つまずいたり，転んだりせずに，一人で部屋を横切って走ることができますか。
はい　いいえ　20.0-18.1　GM

49. 「パパ」「ママ」や家族やペットの名前以外の言葉を３語以上言いますか。
はい　いいえ　20.4-18.0　L

50. 自分一人でスプーンやフォークを使って，あまりこぼさずに食べることができますか。
はい　いいえ　20.4-18.0　PS

51. 「パパ」「ママ」や家族やペットの名前以外の言葉を６語以上言いますか。
はい　いいえ　22.2-20.0　L

52. 積み木やブロックを４つ以上積み重ねて塔をつくることができますか。できない場合やいままでしたことがない場合は「いいえ」に○をつけて下さい。
はい　いいえ　22.5-20.5　FMA

53. 物につかまったりせずに，小さなボール（テニスボールなど）を前に蹴ることができますか。大きいボール（ビーチボールなど）ならできるという場合には「いいえ」に○をつけて下さい。
はい　いいえ　24.0-21.4　GM

54. パジャマ（上着でもズボンでも）やパンツを自分一人で脱げますか。オムツや帽子，靴下，靴の場合は「いいえ」に○をつけて下さい。
はい　いいえ　27.6-24.0　PS

DENVER II 予備判定票

9～24か月用

氏　名		記録日	年　月　日
記録者　氏　名		生年月日	年　月　日
記録者　続　柄		年月日齢	年　月　日
		修正年月日齢	年　月　日

以下の質問に順番にお答え下さい。「はい」「いいえ」のどちらかに○をつけて下さい。「いいえ」が３つ以上になったら，それ以降の質問にお答えになる必要はありません。

26. 椅子や机につかまらせると，しばらくの間（5秒間以上）一人で立っていることができますか。　はい　いいえ　10.5-9.2　GM

27. 一人で遊んでいる時に，声を出したり，まるで誰かと話しているような独り言を言っていますか。訳の分からないおしゃべりで結構です。　はい　いいえ　10.5-8.8　L

28. 仰向けやうつ伏せの状態，あるいはハイハイしている状態から，自分一人で座れますか。　はい　いいえ　10.6-9.4　GM

29. 下の図のように，レーズンやボタンなどの小さい物を，親指と他の指とでつまめますか。　はい　いいえ　10.6-9.1　FMA

30. 座っている状態から，自分一人でたんすやテーブルにつかまって立ち上がれますか。　はい　いいえ　11.1-9.7　GM

31. 「が」「ば」「だ」などを「ががが」「ばばば」「だだだ」のように３つ以上続けて言いますか。　はい　いいえ　11.6-9.7　L

32. 「ママ」「パパ」などのことばを言いますか。どちらかが言えれば結構です。またはそれを意味する他の言葉でも結構です。また，ママやパパの本当の意味で言ってなくても構いません。　はい　いいえ　12.0-10.0　L

33. 手をたたいたり拍手をするとまねをしますか。　はい　いいえ　12.0-10.2　PS

34. 欲しい物がある時，泣かずに，それを指さしたり，あなたをひっぱったりして，欲しいという意思表示をすることができますか。　はい　いいえ　12.8-10.7　PS

35. あなたか他の大人が「バイバイ」と言って手を振ったら，そのまねをして手を振りますか。　はい　いいえ　12.9-11.1　PS

36. お子さんを立たせて，あなたが手を離しても，テーブルやたんすにつかまらずに，２秒間以上自分一人で立っていることができますか。　はい　いいえ　14.0-12.2　GM

37. 小さな物（小さなおもちゃや食べ物など）を手で持って，コップの中に入れて，しばらくもっていることができますか。　はい　いいえ　14.4-12.8　FMA

38. 10秒間以上，支えなしで，自分一人で立っていることができますか。　はい　いいえ　15.5-13.6　GM

39. あなたがお子さんの方にボールを転がしたり投げたりすると，お子さんはボールを転がしたり投げたりして，あなたに返しますか。今までしたことがない場合，あるいは手でもってきて直接あなたに手渡すようであれば「いいえ」に○をつけて下さい。　はい　いいえ　15.8-13.6　PS

40. テーブルや椅子につかまったり，床に手をついたりせずに，一人で身をかがめて物を拾って，もとの姿勢にもどることができますか。
はい　いいえ　16.4-14.5　GM

41. お子さんの前に紙を置いて，鉛筆を手に持たせたら，自分でなぐり書きをしますか。（あなたが手をそえたり，見本に書いてみせたりしてはいけません。）鉛筆をなめたり，鉛筆で机や紙をたたいたりするようであれば「いいえ」に○をつけて下さい。
はい　いいえ　16.6-14.8　FMA

42. 飲み口やフタのついていない普通のコップを一人で持って，あまりこぼさずに飲めますか。
はい　いいえ　16.7-14.3　PS

43. 転んだり左右によろけたりしないで，部屋を横切って自分一人で歩けますか。
はい　いいえ　17.4-15.4　GM

44. お母さんあるいはお父さんをちゃんと分かって「ママ」「かあさん」「パパ」「とうさん」などと言いますか。その他意味がわかっている言葉があれば結構です。
はい　いいえ　17.6-14.8　L

45. 簡単なお手伝い（おもちゃを片づけたり，言われた物を持ってきたりなど）ができますか。
はい　いいえ　18.5-16.4　PS

46. レーズンや小さなお菓子などがはいっている入れ物（ビンやコップなど）から傾けて出すことができますか。できない場合や今までにしたことがなければ「いいえ」に○をつけて下さい。
はい　いいえ　18.6-16.5　FMA

47. 「パパ」「ママ」や家族やペットの名前以外の言葉を２語以上言いますか。
はい　いいえ　19.0-16.7　L

48. つまずいたり，転んだりせずに，一人で部屋を横切って走ることができますか。
はい　いいえ　20.0-18.1　GM

49. 「パパ」「ママ」や家族やペットの名前以外の言葉を３語以上言いますか。
はい　いいえ　20.4-18.0　L

50. 自分一人でスプーンやフォークを使って，あまりこぼさずに食べることができますか。
はい　いいえ　20.4-18.0　PS

51. 「パパ」「ママ」や家族やペットの名前以外の言葉を６語以上言いますか。
はい　いいえ　22.2-20.0　L

52. 積み木やブロックを４つ以上積み重ねて塔をつくることができますか。できない場合やいままでしたことがない場合は「いいえ」に○をつけて下さい。
はい　いいえ　22.5-20.5　FMA

53. 物につかまったりせずに，小さなボール（テニスボールなど）を前に蹴ることができますか。大きいボール（ビーチボールなど）ならできるという場合には「いいえ」に○をつけて下さい。
はい　いいえ　24.0-21.4　GM

54. パジャマ（上着でもズボンでも）やパンツを自分一人で脱げますか。オムツや帽子，靴下，靴の場合は「いいえ」に○をつけて下さい。
はい　いいえ　27.6-24.0　PS

9〜24か月用

DENVERⅡ予備判定票

氏　名		記録日	年　月　日
記録者　氏　名		生年月日	年　月　日
続　柄		年月日齢	年　月　日
		修正年月日齢	年　月　日

以下の質問に順番にお答え下さい。「はい」「いいえ」のどちらかに○をつけて下さい。「いいえ」が3つ以上になったら，それ以降の質問にお答えになる必要はありません。

26. 椅子や机につかまらせると，しばらくの間（5秒間以上）一人で立っていることができますか。　はい　いいえ　10.5-9.2　GM

27. 一人で遊んでいる時に，声を出したり，まるで誰かと話しているような独り言を言っていますか。訳の分からないおしゃべりで結構です。　はい　いいえ　10.5-8.8　L

28. 仰向けやうつ伏せの状態，あるいはハイハイしている状態から，自分一人で座れますか。　はい　いいえ　10.6-9.4　GM

29. 下の図のように，レーズンやボタンなどの小さい物を，親指と他の指とでつまめますか。　はい　いいえ　10.6-9.1　FMA

30. 座っている状態から，自分一人でたんすやテーブルにつかまって立ち上がれますか。　はい　いいえ　11.1-9.7　GM

31. 「が」「ば」「だ」などを「ががが」「ばばば」「だだだ」のように3つ以上続けて言いますか。　はい　いいえ　11.6-9.7　L

32. 「ママ」「パパ」などのことばを言いますか。
どちらかが言えれば結構です。またはそれを意味する他の言葉でも結構です。また，ママやパパの本当の意味で言ってなくても構いません。　はい　いいえ　12.0-10.0　L

33. 手をたたいたり拍手をするとまねをしますか。　はい　いいえ　12.0-10.2　PS

34. 欲しい物がある時，泣かずに，それを指さしたり，あなたをひっぱったりして，欲しいという意思表示をすることができますか。　はい　いいえ　12.8-10.7　PS

35. あなたか他の大人が「バイバイ」と言って手を振ったら，そのまねをして手を振りますか。　はい　いいえ　12.9-11.1　PS

36. お子さんを立たせて，あなたが手を離しても，テーブルやたんすにつかまらずに，2秒間以上自分一人で立っていることができますか。　はい　いいえ　14.0-12.2　GM

37. 小さな物（小さなおもちゃや食べ物など）を手で持って，コップの中に入れて，しばらくもっていることができますか。　はい　いいえ　14.4-12.8　FMA

38. 10秒間以上，支えなしで，自分一人で立っていることができますか。　はい　いいえ　15.5-13.6　GM

39. あなたがお子さんの方にボールを転がしたり投げたりすると，お子さんはボールを転がしたり投げたりして，あなたに返しますか。今までしたことがない場合，あるいは手でもってきて直接あなたに手渡すようであれば「いいえ」に○をつけて下さい。　はい　いいえ　15.8-13.6　PS

40. テーブルや椅子につかまったり，床に手をついたりせずに，一人で身をかがめて物を拾って，もとの姿勢にもどることができますか。
はい　いいえ　16.4-14.5　GM

41. お子さんの前に紙を置いて，鉛筆を手に持たせたら，自分でなぐり書きをしますか。（あなたが手をそえたり，見本に書いてみせたりしてはいけません。）鉛筆をなめたり，鉛筆で机や紙をたたいたりするようであれば「いいえ」に○をつけて下さい。
はい　いいえ　16.6-14.8　FMA

42. 飲み口やフタのついていない普通のコップを一人で持って，あまりこぼさずに飲めますか。
はい　いいえ　16.7-14.3　PS

43. 転んだり左右によろけたりしないで，部屋を横切って自分一人で歩けますか。
はい　いいえ　17.4-15.4　GM

44. お母さんあるいはお父さんをちゃんと分かって「ママ」「かあさん」「パパ」「とうさん」などと言いますか。その他意味がわかっている言葉があれば結構です。
はい　いいえ　17.6-14.8　L

45. 簡単なお手伝い（おもちゃを片づけたり，言われた物を持ってきたりなど）ができますか。
はい　いいえ　18.5-16.4　PS

46. レーズンや小さなお菓子などがはいっている入れ物（ビンやコップなど）から傾けて出すことができますか。できない場合や今までにしたことがなければ「いいえ」に○をつけて下さい。
はい　いいえ　18.6-16.5　FMA

47. 「パパ」「ママ」や家族やペットの名前以外の言葉を２語以上言いますか。
はい　いいえ　19.0-16.7　L

48. つまずいたり，転んだりせずに，一人で部屋を横切って走ることができますか。
はい　いいえ　20.0-18.1　GM

49. 「パパ」「ママ」や家族やペットの名前以外の言葉を３語以上言いますか。
はい　いいえ　20.4-18.0　L

50. 自分一人でスプーンやフォークを使って，あまりこぼさずに食べることができますか。
はい　いいえ　20.4-18.0　PS

51. 「パパ」「ママ」や家族やペットの名前以外の言葉を６語以上言いますか。
はい　いいえ　22.2-20.0　L

52. 積み木やブロックを４つ以上積み重ねて塔をつくることができますか。できない場合やいままでしたことがない場合は「いいえ」に○をつけて下さい。
はい　いいえ　22.5-20.5　FMA

53. 物につかまったりせずに，小さなボール（テニスボールなど）を前に蹴ることができますか。大きいボール（ビーチボールなど）ならできるという場合には「いいえ」に○をつけて下さい。
はい　いいえ　24.0-21.4　GM

54. パジャマ（上着でもズボンでも）やパンツを自分一人で脱げますか。オムツや帽子，靴下，靴の場合は「いいえ」に○をつけて下さい。
はい　いいえ　27.6-24.0　PS

9〜24か月用

DENVER II 予備判定票

氏　名 ＿＿＿＿＿＿

記録者　氏　名 ＿＿＿＿＿＿
　　　　続　柄 ＿＿＿＿＿＿

記録日　　年　月　日
生年月日　　年　月　日
年月日齢　　年　月　日
修正年月日齢　　年　月　日

以下の質問に順番にお答え下さい。「はい」「いいえ」のどちらかに○をつけて下さい。「いいえ」が３つ以上になったら，それ以降の質問にお答えになる必要はありません。

26. 椅子や机につかまらせると，しばらくの間（５秒間以上）一人で立っていることができますか。　はい　いいえ　10.5-9.2　GM

27. 一人で遊んでいる時に，声を出したり，まるで誰かと話しているような独り言を言っていますか。訳の分からないおしゃべりで結構です。　はい　いいえ　10.5-8.8　L

28. 仰向けやうつ伏せの状態，あるいはハイハイしている状態から，自分一人で座れますか。　はい　いいえ　10.6-9.4　GM

29. 下の図のように，レーズンやボタンなどの小さい物を，親指と他の指とでつまめますか。　はい　いいえ　10.6-9.1　FMA

30. 座っている状態から，自分一人でたんすやテーブルにつかまって立ち上がれますか。　はい　いいえ　11.1-9.7　GM

31. 「が」「ば」「だ」などを「ががが」「ばばば」「だだだ」のように３つ以上続けて言いますか。　はい　いいえ　11.6-9.7　L

32. 「ママ」「パパ」などのことばを言いますか。
どちらかが言えれば結構です。またはそれを意味する他の言葉でも結構です。また，ママやパパの本当の意味で言ってなくても構いません。　はい　いいえ　12.0-10.0　L

33. 手をたたいたり拍手をするとまねをしますか。　はい　いいえ　12.0-10.2　PS

34. 欲しい物がある時，泣かずに，それを指さしたり，あなたをひっぱったりして，欲しいという意思表示をすることができますか。　はい　いいえ　12.8-10.7　PS

35. あなたか他の大人が「バイバイ」と言って手を振ったら，そのまねをして手を振りますか。　はい　いいえ　12.9-11.1　PS

36. お子さんを立たせて，あなたが手を離しても，テーブルやたんすにつかまらずに，２秒間以上自分一人で立っていることができますか。　はい　いいえ　14.0-12.2　GM

37. 小さな物（小さなおもちゃや食べ物など）を手で持って，コップの中に入れて，しばらくもっていることができますか。　はい　いいえ　14.4-12.8　FMA

38. 10秒間以上，支えなしで，自分一人で立っていることができますか。　はい　いいえ　15.5-13.6　GM

39. あなたがお子さんの方にボールを転がしたり投げたりすると，お子さんはボールを転がしたり投げたりして，あなたに返しますか。今までしたことがない場合，あるいは手でもってきて直接あなたに手渡すようであれば「いいえ」に○をつけて下さい。　はい　いいえ　15.8-13.6　PS

40. テーブルや椅子につかまったり，床に手をついたりせずに，一人で身をかがめて物を拾って，もとの姿勢にもどることができますか。
はい　いいえ　16.4-14.5　GM

41. お子さんの前に紙を置いて，鉛筆を手に持たせたら，自分でなぐり書きをしますか。（あなたが手をそえたり，見本に書いてみせたりしてはいけません。）鉛筆をなめたり，鉛筆で机や紙をたたいたりするようであれば「いいえ」に○をつけて下さい。
はい　いいえ　16.6-14.8　FMA

42. 飲み口やフタのついていない普通のコップを一人で持って，あまりこぼさずに飲めますか。
はい　いいえ　16.7-14.3　PS

43. 転んだり左右によろけたりしないで，部屋を横切って自分一人で歩けますか。
はい　いいえ　17.4-15.4　GM

44. お母さんあるいはお父さんをちゃんと分かって「ママ」「かあさん」「パパ」「とうさん」などと言いますか。その他意味がわかっている言葉があれば結構です。
はい　いいえ　17.6-14.8　L

45. 簡単なお手伝い（おもちゃを片づけたり，言われた物を持ってきたりなど）ができますか。
はい　いいえ　18.5-16.4　PS

46. レーズンや小さなお菓子などがはいっている入れ物（ビンやコップなど）から傾けて出すことができますか。できない場合や今までにしたことがなければ「いいえ」に○をつけて下さい。
はい　いいえ　18.6-16.5　FMA

47. 「パパ」「ママ」や家族やペットの名前以外の言葉を２語以上言いますか。
はい　いいえ　19.0-16.7　L

48. つまずいたり，転んだりせずに，一人で部屋を横切って走ることができますか。
はい　いいえ　20.0-18.1　GM

49. 「パパ」「ママ」や家族やペットの名前以外の言葉を３語以上言いますか。
はい　いいえ　20.4-18.0　L

50. 自分一人でスプーンやフォークを使って，あまりこぼさずに食べることができますか。
はい　いいえ　20.4-18.0　PS

51. 「パパ」「ママ」や家族やペットの名前以外の言葉を６語以上言いますか。
はい　いいえ　22.2-20.0　L

52. 積み木やブロックを４つ以上積み重ねて塔をつくることができますか。できない場合やいままでしたことがない場合は「いいえ」に○をつけて下さい。
はい　いいえ　22.5-20.5　FMA

53. 物につかまったりせずに，小さなボール（テニスボールなど）を前に蹴ることができますか。大きいボール（ビーチボールなど）ならできるという場合には「いいえ」に○をつけて下さい。
はい　いいえ　24.0-21.4　GM

54. パジャマ（上着でもズボンでも）やパンツを自分一人で脱げますか。オムツや帽子，靴下，靴の場合は「いいえ」に○をつけて下さい。
はい　いいえ　27.6-24.0　PS

DENVERⅡ予備判定票

9～24か月用

氏　名 ________

記録者　氏　名 ________
　　　　続　柄 ________

記録日　　年　月　日
生年月日　年　月　日
年月日齢　年　月　日
修正年月日齢　年　月　日

以下の質問に順番にお答え下さい。「はい」「いいえ」のどちらかに○をつけて下さい。「いいえ」が３つ以上になったら，それ以降の質問にお答えになる必要はありません。

26. 椅子や机につかまらせると，しばらくの間（５秒間以上）一人で立っていることができますか。　はい　いいえ　10.5-9.2　GM

27. 一人で遊んでいる時に，声を出したり，まるで誰かと話しているような独り言を言っていますか。訳の分からないおしゃべりで結構です。　はい　いいえ　10.5-8.8　L

28. 仰向けやうつ伏せの状態，あるいはハイハイしている状態から，自分一人で座れますか。　はい　いいえ　10.6-9.4　GM

29. 下の図のように，レーズンやボタンなどの小さい物を，親指と他の指とでつまめますか。　はい　いいえ　10.6-9.1　FMA

30. 座っている状態から，自分一人でたんすやテーブルにつかまって立ち上がれますか。　はい　いいえ　11.1-9.7　GM

31. 「が」「ば」「だ」などを「ががが」「ばばば」「だだだ」のように３つ以上続けて言いますか。　はい　いいえ　11.6-9.7　L

32. 「ママ」「パパ」などのことばを言いますか。
どちらかが言えれば結構です。またはそれを意味する他の言葉でも結構です。また，ママやパパの本当の意味で言ってなくても構いません。　はい　いいえ　12.0-10.0　L

33. 手をたたいたり拍手をするとまねをしますか。　はい　いいえ　12.0-10.2　PS

34. 欲しい物がある時，泣かずに，それを指さしたり，あなたをひっぱったりして，欲しいという意思表示をすることができますか。　はい　いいえ　12.8-10.7　PS

35. あなたか他の大人が「バイバイ」と言って手を振ったら，そのまねをして手を振りますか。　はい　いいえ　12.9-11.1　PS

36. お子さんを立たせて，あなたが手を離しても，テーブルやたんすにつかまらずに，２秒間以上自分一人で立っていることができますか。　はい　いいえ　14.0-12.2　GM

37. 小さな物（小さなおもちゃや食べ物など）を手で持って，コップの中に入れて，しばらくもっていることができますか。　はい　いいえ　14.4-12.8　FMA

38. 10秒間以上，支えなしで，自分一人で立っていることができますか。　はい　いいえ　15.5-13.6　GM

39. あなたがお子さんの方にボールを転がしたり投げたりすると，お子さんはボールを転がしたり投げたりして，あなたに返しますか。今までしたことがない場合，あるいは手でもってきて直接あなたに手渡すようであれば「いいえ」に○をつけて下さい。　はい　いいえ　15.8-13.6　PS

40. テーブルや椅子につかまったり，床に手をついたりせずに，一人で身をかがめて物を拾って，もとの姿勢にもどることができますか。
はい　いいえ　16.4-14.5　GM

41. お子さんの前に紙を置いて，鉛筆を手に持たせたら，自分でなぐり書きをしますか。（あなたが手をそえたり，見本に書いてみせたりしてはいけません。）鉛筆をなめたり，鉛筆で机や紙をたたいたりするようであれば「いいえ」に○をつけて下さい。
はい　いいえ　16.6-14.8　FMA

42. 飲み口やフタのついていない普通のコップを一人で持って，あまりこぼさずに飲めますか。
はい　いいえ　16.7-14.3　PS

43. 転んだり左右によろけたりしないで，部屋を横切って自分一人で歩けますか。
はい　いいえ　17.4-15.4　GM

44. お母さんあるいはお父さんをちゃんと分かって「ママ」「かあさん」「パパ」「とうさん」などと言いますか。その他意味がわかっていう言葉があれば結構です。
はい　いいえ　17.6-14.8　L

45. 簡単なお手伝い（おもちゃを片づけたり，言われた物を持ってきたりなど）ができますか。
はい　いいえ　18.5-16.4　PS

46. レーズンや小さなお菓子などがはいっている入れ物（ビンやコップなど）から傾けて出すことができますか。できない場合や今までにしたことがなければ「いいえ」に○をつけて下さい。
はい　いいえ　18.6-16.5　FMA

47. 「パパ」「ママ」や家族やペットの名前以外の言葉を 2 語以上言いますか。
はい　いいえ　19.0-16.7　L

48. つまずいたり，転んだりせずに，一人で部屋を横切って走ることができますか。
はい　いいえ　20.0-18.1　GM

49. 「パパ」「ママ」や家族やペットの名前以外の言葉を 3 語以上言いますか。
はい　いいえ　20.4-18.0　L

50. 自分一人でスプーンやフォークを使って，あまりこぼさずに食べることができますか。
はい　いいえ　20.4-18.0　PS

51. 「パパ」「ママ」や家族やペットの名前以外の言葉を 6 語以上言いますか。
はい　いいえ　22.2-20.0　L

52. 積み木やブロックを 4 つ以上積み重ねて塔をつくることができますか。できない場合やいままでしたことがない場合は「いいえ」に○をつけて下さい。
はい　いいえ　22.5-20.5　FMA

53. 物につかまったりせずに，小さなボール（テニスボールなど）を前に蹴ることができますか。大きいボール（ビーチボールなど）ならできるという場合には「いいえ」に○をつけて下さい。
はい　いいえ　24.0-21.4　GM

54. パジャマ（上着でもズボンでも）やパンツを自分一人で脱げますか。オムツや帽子，靴下，靴の場合は「いいえ」に○をつけて下さい。
はい　いいえ　27.6-24.0　PS

9～24か月用

DENVERⅡ予備判定票

氏　名 ＿＿＿＿＿＿

記録者　氏　名 ＿＿＿＿＿＿
　　　　続　柄 ＿＿＿＿＿＿

記録日　　年　月　日
生年月日　年　月　日
年月日齢　年　月　日
修正年月日齢　年　月　日

以下の質問に順番にお答え下さい。「はい」「いいえ」のどちらかに○をつけて下さい。「いいえ」が３つ以上になったら，それ以降の質問にお答えになる必要はありません。

26. 椅子や机につかまらせると，しばらくの間（５秒間以上）一人で立っていることができますか。　はい　いいえ　10.5-9.2　GM

27. 一人で遊んでいる時に，声を出したり，まるで誰かと話しているような独り言を言っていますか。訳の分からないおしゃべりで結構です。　はい　いいえ　10.5-8.8　L

28. 仰向けやうつ伏せの状態，あるいはハイハイしている状態から，自分一人で座れますか。　はい　いいえ　10.6-9.4　GM

29. 下の図のように，レーズンやボタンなどの小さい物を，親指と他の指とでつまめますか。　はい　いいえ　10.6-9.1　FMA

30. 座っている状態から，自分一人でたんすやテーブルにつかまって立ち上がれますか。　はい　いいえ　11.1-9.7　GM

31. 「が」「ば」「だ」などを「ががが」「ばばば」「だだだ」のように３つ以上続けて言いますか。　はい　いいえ　11.6-9.7　L

32. 「ママ」「パパ」などのことばを言いますか。
どちらかが言えれば結構です。またはそれを意味する他の言葉でも結構です。また，ママやパパの本当の意味で言ってなくても構いません。　はい　いいえ　12.0-10.0　L

33. 手をたたいたり拍手をするとまねをしますか。　はい　いいえ　12.0-10.2　PS

34. 欲しい物がある時，泣かずに，それを指さしたり，あなたをひっぱったりして，欲しいという意思表示をすることができますか。　はい　いいえ　12.8-10.7　PS

35. あなたか他の大人が「バイバイ」と言って手を振ったら，そのまねをして手を振りますか。　はい　いいえ　12.9-11.1　PS

36. お子さんを立たせて，あなたが手を離しても，テーブルやたんすにつかまらずに，２秒間以上自分一人で立っていることができますか。　はい　いいえ　14.0-12.2　GM

37. 小さな物（小さなおもちゃや食べ物など）を手で持って，コップの中に入れて，しばらくもっていることができますか。　はい　いいえ　14.4-12.8　FMA

38. 10秒間以上，支えなしで，自分一人で立っていることができますか。　はい　いいえ　15.5-13.6　GM

39. あなたがお子さんの方にボールを転がしたり投げたりすると，お子さんはボールを転がしたり投げたりして，あなたに返しますか。今までしたことがない場合，あるいは手でもってきて直接あなたに手渡すようであれば「いいえ」に○をつけて下さい。　はい　いいえ　15.8-13.6　PS

40. テーブルや椅子につかまったり，床に手をついたりせずに，一人で身をかがめて物を拾って，もとの姿勢にもどることができますか。
はい　いいえ　16.4-14.5　GM

41. お子さんの前に紙を置いて，鉛筆を手に持たせたら，自分でなぐり書きをしますか。（あなたが手をそえたり，見本に書いてみせたりしてはいけません。）鉛筆をなめたり，鉛筆で机や紙をたたいたりするようであれば「いいえ」に○をつけて下さい。
はい　いいえ　16.6-14.8　FMA

42. 飲み口やフタのついていない普通のコップを一人で持って，あまりこぼさずに飲めますか。
はい　いいえ　16.7-14.3　PS

43. 転んだり左右によろけたりしないで，部屋を横切って自分一人で歩けますか。
はい　いいえ　17.4-15.4　GM

44. お母さんあるいはお父さんをちゃんと分かって「ママ」「かあさん」「パパ」「とうさん」などと言いますか。その他意味がわかっていう言葉があれば結構です。
はい　いいえ　17.6-14.8　L

45. 簡単なお手伝い（おもちゃを片づけたり，言われた物を持ってきたりなど）ができますか。
はい　いいえ　18.5-16.4　PS

46. レーズンや小さなお菓子などがはいっている入れ物（ビンやコップなど）から傾けて出すことができますか。できない場合や今までにしたことがなければ「いいえ」に○をつけて下さい。
はい　いいえ　18.6-16.5　FMA

47. 「パパ」「ママ」や家族やペットの名前以外の言葉を 2 語以上言いますか。
はい　いいえ　19.0-16.7　L

48. つまずいたり，転んだりせずに，一人で部屋を横切って走ることができますか。
はい　いいえ　20.0-18.1　GM

49. 「パパ」「ママ」や家族やペットの名前以外の言葉を 3 語以上言いますか。
はい　いいえ　20.4-18.0　L

50. 自分一人でスプーンやフォークを使って，あまりこぼさずに食べることができますか。
はい　いいえ　20.4-18.0　PS

51. 「パパ」「ママ」や家族やペットの名前以外の言葉を 6 語以上言いますか。
はい　いいえ　22.2-20.0　L

52. 積み木やブロックを 4 つ以上積み重ねて塔をつくることができますか。できない場合やいままでしたことがない場合は「いいえ」に○をつけて下さい。
はい　いいえ　22.5-20.5　FMA

53. 物につかまったりせずに，小さなボール（テニスボールなど）を前に蹴ることができますか。大きいボール（ビーチボールなど）ならできるという場合には「いいえ」に○をつけて下さい。
はい　いいえ　24.0-21.4　GM

54. パジャマ（上着でもズボンでも）やパンツを自分一人で脱げますか。オムツや帽子，靴下，靴の場合は「いいえ」に○をつけて下さい。
はい　いいえ　27.6-24.0　PS

DENVERⅡ予備判定票

9〜24か月用

氏　　名 ＿＿＿＿＿＿＿＿

記録者　氏　　名 ＿＿＿＿＿＿＿＿

　　　　続　　柄 ＿＿＿＿＿＿＿＿

記　録　日　　年　　月　　日

生 年 月 日　　年　　月　　日

年 月 日 齢　　年　　月　　日

修正年月日齢　　年　　月　　日

以下の質問に順番にお答え下さい。「はい」「いいえ」のどちらかに○をつけて下さい。「いいえ」が３つ以上になったら，それ以降の質問にお答えになる必要はありません。

26. 椅子や机につかまらせると，しばらくの間（５秒間以上）一人で立っていることができますか。　はい　いいえ　10.5-9.2　GM

27. 一人で遊んでいる時に，声を出したり，まるで誰かと話しているような独り言を言っていますか。訳の分からないおしゃべりで結構です。　はい　いいえ　10.5-8.8　L

28. 仰向けやうつ伏せの状態，あるいはハイハイしている状態から，自分一人で座れますか。　はい　いいえ　10.6-9.4　GM

29. 下の図のように，レーズンやボタンなどの小さい物を，親指と他の指とでつまめますか。　はい　いいえ　10.6-9.1　FMA

30. 座っている状態から，自分一人でたんすやテーブルにつかまって立ち上がれますか。　はい　いいえ　11.1-9.7　GM

31. 「が」「ば」「だ」などを「がかが」「ばばば」「だだだ」のように３つ以上続けて言いますか。　はい　いいえ　11.6-9.7　L

32. 「ママ」「パパ」などのことばを言いますか。
どちらかが言えれば結構です。またはそれを意味する他の言葉でも結構です。また，ママやパパの本当の意味で言ってなくても構いません。　はい　いいえ　12.0-10.0　L

33. 手をたたいたり拍手をするとまねをしますか。　はい　いいえ　12.0-10.2　PS

34. 欲しい物がある時，泣かずに，それを指さしたり，あなたをひっぱったりして，欲しいという意思表示をすることができますか。　はい　いいえ　12.8-10.7　PS

35. あなたか他の大人が「バイバイ」と言って手を振ったら，そのまねをして手を振りますか。　はい　いいえ　12.9-11.1　PS

36. お子さんを立たせて，あなたが手を離しても，テーブルやたんすにつかまらずに，２秒間以上自分一人で立っていることができますか。　はい　いいえ　14.0-12.2　GM

37. 小さな物（小さなおもちゃや食べ物など）を手で持って，コップの中に入れて，しばらくもっていることができますか。　はい　いいえ　14.4-12.8　FMA

38. 10秒間以上，支えなしで，自分一人で立っていることができますか。　はい　いいえ　15.5-13.6　GM

39. あなたがお子さんの方にボールを転がしたり投げたりすると，お子さんはボールを転がしたり投げたりして，あなたに返しますか。今までしたことがない場合，あるいは手でもってきて直接あなたに手渡すようであれば「いいえ」に○をつけて下さい。　はい　いいえ　15.8-13.6　PS

40. テーブルや椅子につかまったり，床に手をついたりせずに，一人で身をかがめて物を拾って，もとの姿勢にもどることができますか。
はい　いいえ　16.4-14.5　GM

41. お子さんの前に紙を置いて，鉛筆を手に持たせたら，自分でなぐり書きをしますか。（あなたが手をそえたり，見本に書いてみせたりしてはいけません。）鉛筆をなめたり，鉛筆で机や紙をたたいたりするようであれば「いいえ」に○をつけて下さい。
はい　いいえ　16.6-14.8　FMA

42. 飲み口やフタのついていない普通のコップを一人で持って，あまりこぼさずに飲めますか。
はい　いいえ　16.7-14.3　PS

43. 転んだり左右によろけたりしないで，部屋を横切って自分一人で歩けますか。
はい　いいえ　17.4-15.4　GM

44. お母さんあるいはお父さんをちゃんと分かって「ママ」「かあさん」「パパ」「とうさん」などと言いますか。その他意味がわかっていう言葉があれば結構です。
はい　いいえ　17.6-14.8　L

45. 簡単なお手伝い（おもちゃを片づけたり，言われた物を持ってきたりなど）ができますか。
はい　いいえ　18.5-16.4　PS

46. レーズンや小さなお菓子などがはいっている入れ物（ビンやコップなど）から傾けて出すことができますか。できない場合や今までにしたことがなければ「いいえ」に○をつけて下さい。
はい　いいえ　18.6-16.5　FMA

47. 「パパ」「ママ」や家族やペットの名前以外の言葉を 2 語以上言いますか。
はい　いいえ　19.0-16.7　L

48. つまずいたり，転んだりせずに，一人で部屋を横切って走ることができますか。
はい　いいえ　20.0-18.1　GM

49. 「パパ」「ママ」や家族やペットの名前以外の言葉を 3 語以上言いますか。
はい　いいえ　20.4-18.0　L

50. 自分一人でスプーンやフォークを使って，あまりこぼさずに食べることができますか。
はい　いいえ　20.4-18.0　PS

51. 「パパ」「ママ」や家族やペットの名前以外の言葉を 6 語以上言いますか。
はい　いいえ　22.2-20.0　L

52. 積み木やブロックを 4 つ以上積み重ねて塔をつくることができますか。できない場合やいままでしたことがない場合は「いいえ」に○をつけて下さい。
はい　いいえ　22.5-20.5　FMA

53. 物につかまったりせずに，小さなボール（テニスボールなど）を前に蹴ることができますか。大きいボール（ビーチボールなど）ならできるという場合には「いいえ」に○をつけて下さい。
はい　いいえ　24.0-21.4　GM

54. パジャマ（上着でもズボンでも）やパンツを自分一人で脱げますか。オムツや帽子，靴下，靴の場合は「いいえ」に○をつけて下さい。
はい　いいえ　27.6-24.0　PS

DENVER II 予備判定票

9～24か月用

氏　　名 ＿＿＿＿＿＿

記録者　氏　名 ＿＿＿＿＿＿

　　　　続　柄 ＿＿＿＿＿＿

記録日　　年　月　日

生年月日　　年　月　日

年月日齢　　年　月　日

修正年月日齢　　年　月　日

以下の質問に順番にお答え下さい。「はい」「いいえ」のどちらかに○をつけて下さい。「いいえ」が3つ以上になったら，それ以降の質問にお答えになる必要はありません。

26. 椅子や机につかまらせると，しばらくの間（5秒間以上）一人で立っていることができますか。　はい　いいえ　10.5-9.2　GM

27. 一人で遊んでいる時に，声を出したり，まるで誰かと話しているような独り言を言っていますか。訳の分からないおしゃべりで結構です。　はい　いいえ　10.5-8.8　L

28. 仰向けやうつ伏せの状態，あるいはハイハイしている状態から，自分一人で座れますか。　はい　いいえ　10.6-9.4　GM

29. 下の図のように，レーズンやボタンなどの小さい物を，親指と他の指とでつまめますか。　はい　いいえ　10.6-9.1　FMA

30. 座っている状態から，自分一人でたんすやテーブルにつかまって立ち上がれますか。　はい　いいえ　11.1-9.7　GM

31. 「が」「ば」「だ」などを「ががが」「ばばば」「だだだ」のように3つ以上続けて言いますか。　はい　いいえ　11.6-9.7　L

32. 「ママ」「パパ」などのことばを言いますか。
どちらかが言えれば結構です。またはそれを意味する他の言葉でも結構です。また，ママやパパの本当の意味で言ってなくても構いません。　はい　いいえ　12.0-10.0　L

33. 手をたたいたり拍手をするとまねをしますか。　はい　いいえ　12.0-10.2　PS

34. 欲しい物がある時，泣かずに，それを指さしたり，あなたをひっぱったりして，欲しいという意思表示をすることができますか。　はい　いいえ　12.8-10.7　PS

35. あなたか他の大人が「バイバイ」と言って手を振ったら，そのまねをして手を振りますか。　はい　いいえ　12.9-11.1　PS

36. お子さんを立たせて，あなたが手を離しても，テーブルやたんすにつかまらずに，2秒間以上自分一人で立っていることができますか。　はい　いいえ　14.0-12.2　GM

37. 小さな物（小さなおもちゃや食べ物など）を手で持って，コップの中に入れて，しばらくもっていることができますか。　はい　いいえ　14.4-12.8　FMA

38. 10秒間以上，支えなしで，自分一人で立っていることができますか。　はい　いいえ　15.5-13.6　GM

39. あなたがお子さんの方にボールを転がしたり投げたりすると，お子さんはボールを転がしたり投げたりして，あなたに返しますか。今までしたことがない場合，あるいは手でもってきて直接あなたに手渡すようであれば「いいえ」に○をつけて下さい。　はい　いいえ　15.8-13.6　PS

40. テーブルや椅子につかまったり，床に手をついたりせずに，一人で身をかがめて物を拾って，もとの姿勢にもどることができますか。
はい　いいえ　16.4-14.5　GM

41. お子さんの前に紙を置いて，鉛筆を手に持たせたら，自分でなぐり書きをしますか。（あなたが手をそえたり，見本に書いてみせたりしてはいけません。）鉛筆をなめたり，鉛筆で机や紙をたたいたりするようであれば「いいえ」に○をつけて下さい。
はい　いいえ　16.6-14.8　FMA

42. 飲み口やフタのついていない普通のコップを一人で持って，あまりこぼさずに飲めますか。
はい　いいえ　16.7-14.3　PS

43. 転んだり左右によろけたりしないで，部屋を横切って自分一人で歩けますか。
はい　いいえ　17.4-15.4　GM

44. お母さんあるいはお父さんをちゃんと分かって「ママ」「かあさん」「パパ」「とうさん」などと言いますか。その他意味がわかっている言葉があれば結構です。
はい　いいえ　17.6-14.8　L

45. 簡単なお手伝い（おもちゃを片づけたり，言われた物を持ってきたりなど）ができますか。
はい　いいえ　18.5-16.4　PS

46. レーズンや小さなお菓子などがはいっている入れ物（ビンやコップなど）から傾けて出すことができますか。できない場合や今までにしたことがなければ「いいえ」に○をつけて下さい。
はい　いいえ　18.6-16.5　FMA

47. 「パパ」「ママ」や家族やペットの名前以外の言葉を２語以上言いますか。
はい　いいえ　19.0-16.7　L

48. つまずいたり，転んだりせずに，一人で部屋を横切って走ることができますか。
はい　いいえ　20.0-18.1　GM

49. 「パパ」「ママ」や家族やペットの名前以外の言葉を３語以上言いますか。
はい　いいえ　20.4-18.0　L

50. 自分一人でスプーンやフォークを使って，あまりこぼさずに食べることができますか。
はい　いいえ　20.4-18.0　PS

51. 「パパ」「ママ」や家族やペットの名前以外の言葉を６語以上言いますか。
はい　いいえ　22.2-20.0　L

52. 積み木やブロックを４つ以上積み重ねて塔をつくることができますか。できない場合やいままでしたことがない場合は「いいえ」に○をつけて下さい。
はい　いいえ　22.5-20.5　FMA

53. 物につかまったりせずに，小さなボール（テニスボールなど）を前に蹴ることができますか。大きいボール（ビーチボールなど）ならできるという場合には「いいえ」に○をつけて下さい。
はい　いいえ　24.0-21.4　GM

54. パジャマ（上着でもズボンでも）やパンツを自分一人で脱げますか。オムツや帽子，靴下，靴の場合は「いいえ」に○をつけて下さい。
はい　いいえ　27.6-24.0　PS

9〜24か月用

DENVERⅡ予備判定票

氏　名 ＿＿＿＿＿＿

記録者　氏　名 ＿＿＿＿＿＿
続　柄 ＿＿＿＿＿＿

記録日　　年　月　日
生年月日　　年　月　日
年月日齢　　年　月　日
修正年月日齢　　年　月　日

以下の質問に順番にお答え下さい。「はい」「いいえ」のどちらかに○をつけて下さい。「いいえ」が3つ以上になったら，それ以降の質問にお答えになる必要はありません。

26. 椅子や机につかまらせると，しばらくの間（5秒間以上）一人で立っていることができますか。　はい　いいえ　10.5-9.2　GM

27. 一人で遊んでいる時に，声を出したり，まるで誰かと話しているような独り言を言っていますか。訳の分からないおしゃべりで結構です。　はい　いいえ　10.5-8.8　L

28. 仰向けやうつ伏せの状態，あるいはハイハイしている状態から，自分一人で座れますか。　はい　いいえ　10.6-9.4　GM

29. 下の図のように，レーズンやボタンなどの小さい物を，親指と他の指とでつまめますか。　はい　いいえ　10.6-9.1　FMA

30. 座っている状態から，自分一人でたんすやテーブルにつかまって立ち上がれますか。　はい　いいえ　11.1-9.7　GM

31. 「が」「ば」「だ」などを「ががが」「ばばば」「だだだ」のように3つ以上続けて言いますか。　はい　いいえ　11.6-9.7　L

32. 「ママ」「パパ」などのことばを言いますか。
どちらかが言えれば結構です。またはそれを意味する他の言葉でも結構です。また，ママやパパの本当の意味で言ってなくても構いません。　はい　いいえ　12.0-10.0　L

33. 手をたたいたり拍手をするとまねをしますか。　はい　いいえ　12.0-10.2　PS

34. 欲しい物がある時，泣かずに，それを指さしたり，あなたをひっぱったりして，欲しいという意思表示をすることができますか。　はい　いいえ　12.8-10.7　PS

35. あなたか他の大人が「バイバイ」と言って手を振ったら，そのまねをして手を振りますか。　はい　いいえ　12.9-11.1　PS

36. お子さんを立たせて，あなたが手を離しても，テーブルやたんすにつかまらずに，2秒間以上自分一人で立っていることができますか。　はい　いいえ　14.0-12.2　GM

37. 小さな物（小さなおもちゃや食べ物など）を手で持って，コップの中に入れて，しばらくもっていることができますか。　はい　いいえ　14.4-12.8　FMA

38. 10秒間以上，支えなしで，自分一人で立っていることができますか。　はい　いいえ　15.5-13.6　GM

39. あなたがお子さんの方にボールを転がしたり投げたりすると，お子さんはボールを転がしたり投げたりして，あなたに返しますか。今までしたことがない場合，あるいは手でもってきて直接あなたに手渡すようであれば「いいえ」に○をつけて下さい。　はい　いいえ　15.8-13.6　PS

40. テーブルや椅子につかまったり，床に手をついたりせずに，一人で身をかがめて物を拾って，もとの姿勢にもどることができますか。
はい　いいえ　16.4-14.5　GM

41. お子さんの前に紙を置いて，鉛筆を手に持たせたら，自分でなぐり書きをしますか。（あなたが手をそえたり，見本に書いてみせたりしてはいけません。）鉛筆をなめたり，鉛筆で机や紙をたたいたりするようであれば「いいえ」に○をつけて下さい。
はい　いいえ　16.6-14.8　FMA

42. 飲み口やフタのついていない普通のコップを一人で持って，あまりこぼさずに飲めますか。
はい　いいえ　16.7-14.3　PS

43. 転んだり左右によろけたりしないで，部屋を横切って自分一人で歩けますか。
はい　いいえ　17.4-15.4　GM

44. お母さんあるいはお父さんをちゃんと分かって「ママ」「かあさん」「パパ」「とうさん」などと言いますか。その他意味がわかっている言葉があれば結構です。
はい　いいえ　17.6-14.8　L

45. 簡単なお手伝い（おもちゃを片づけたり，言われた物を持ってきたりなど）ができますか。
はい　いいえ　18.5-16.4　PS

46. レーズンや小さなお菓子などがはいっている入れ物（ビンやコップなど）から傾けて出すことができますか。できない場合や今までにしたことがなければ「いいえ」に○をつけて下さい。
はい　いいえ　18.6-16.5　FMA

47. 「パパ」「ママ」や家族やペットの名前以外の言葉を2語以上言いますか。
はい　いいえ　19.0-16.7　L

48. つまずいたり，転んだりせずに，一人で部屋を横切って走ることができますか。
はい　いいえ　20.0-18.1　GM

49. 「パパ」「ママ」や家族やペットの名前以外の言葉を3語以上言いますか。
はい　いいえ　20.4-18.0　L

50. 自分一人でスプーンやフォークを使って，あまりこぼさずに食べることができますか。
はい　いいえ　20.4-18.0　PS

51. 「パパ」「ママ」や家族やペットの名前以外の言葉を6語以上言いますか。
はい　いいえ　22.2-20.0　L

52. 積み木やブロックを4つ以上積み重ねて塔をつくることができますか。できない場合やいままでしたことがない場合は「いいえ」に○をつけて下さい。
はい　いいえ　22.5-20.5　FMA

53. 物につかまったりせずに，小さなボール（テニスボールなど）を前に蹴ることができますか。大きいボール（ビーチボールなど）ならできるという場合には「いいえ」に○をつけて下さい。
はい　いいえ　24.0-21.4　GM

54. パジャマ（上着でもズボンでも）やパンツを自分一人で脱げますか。オムツや帽子，靴下，靴の場合は「いいえ」に○をつけて下さい。
はい　いいえ　27.6-24.0　PS

DENVER Ⅱ 予備判定票

9〜24か月用

氏　　名 ＿＿＿＿＿＿

記録者　氏　　名 ＿＿＿＿＿＿
　　　　続　　柄 ＿＿＿＿＿＿

記　録　日	年	月	日
生 年 月 日	年	月	日
年 月 日 齢	年	月	日
修正年月日齢	年	月	日

以下の質問に順番にお答え下さい。「はい」「いいえ」のどちらかに○をつけて下さい。「いいえ」が３つ以上になったら，それ以降の質問にお答えになる必要はありません。

26. 椅子や机につかまらせると，しばらくの間（５秒間以上）一人で立っていることができますか。　はい　いいえ　10.5-9.2　GM

27. 一人で遊んでいる時に，声を出したり，まるで誰かと話しているような独り言を言っていますか。訳の分からないおしゃべりで結構です。　はい　いいえ　10.5-8.8　L

28. 仰向けやうつ伏せの状態，あるいはハイハイしている状態から，自分一人で座れますか。　はい　いいえ　10.6-9.4　GM

29. 下の図のように，レーズンやボタンなどの小さい物を，親指と他の指とでつまめますか。　はい　いいえ　10.6-9.1　FMA

30. 座っている状態から，自分一人でたんすやテーブルにつかまって立ち上がれますか。　はい　いいえ　11.1-9.7　GM

31. 「が」「ば」「だ」などを「ががが」「ばばば」「だだだ」のように３つ以上続けて言いますか。　はい　いいえ　11.6-9.7　L

32. 「ママ」「パパ」などのことばを言いますか。
どちらかが言えれば結構です。またはそれを意味する他の言葉でも結構です。また，ママやパパの本当の意味で言ってなくても構いません。　はい　いいえ　12.0-10.0　L

33. 手をたたいたり拍手をするとまねをしますか。　はい　いいえ　12.0-10.2　PS

34. 欲しい物がある時，泣かずに，それを指さしたり，あなたをひっぱったりして，欲しいという意思表示をすることができますか。　はい　いいえ　12.8-10.7　PS

35. あなたか他の大人が「バイバイ」と言って手を振ったら，そのまねをして手を振りますか。　はい　いいえ　12.9-11.1　PS

36. お子さんを立たせて，あなたが手を離しても，テーブルやたんすにつかまらずに，２秒間以上自分一人で立っていることができますか。　はい　いいえ　14.0-12.2　GM

37. 小さな物（小さなおもちゃや食べ物など）を手で持って，コップの中に入れて，しばらくもっていることができますか。　はい　いいえ　14.4-12.8　FMA

38. 10秒間以上，支えなしで，自分一人で立っていることができますか。　はい　いいえ　15.5-13.6　GM

39. あなたがお子さんの方にボールを転がしたり投げたりすると，お子さんはボールを転がしたり投げたりして，あなたに返しますか。今までしたことがない場合，あるいは手でもってきて直接あなたに手渡すようであれば「いいえ」に○をつけて下さい。　はい　いいえ　15.8-13.6　PS

40. テーブルや椅子につかまったり，床に手をついたりせずに，一人で身をかがめて物を拾って，もとの姿勢にもどることができますか。
はい　いいえ　16.4-14.5　GM

41. お子さんの前に紙を置いて，鉛筆を手に持たせたら，自分でなぐり書きをしますか。（あなたが手をそえたり，見本に書いてみせたりしてはいけません。）鉛筆をなめたり，鉛筆で机や紙をたたいたりするようであれば「いいえ」に○をつけて下さい。
はい　いいえ　16.6-14.8　FMA

42. 飲み口やフタのついていない普通のコップを一人で持って，あまりこぼさずに飲めますか。
はい　いいえ　16.7-14.3　PS

43. 転んだり左右によろけたりしないで，部屋を横切って自分一人で歩けますか。
はい　いいえ　17.4-15.4　GM

44. お母さんあるいはお父さんをちゃんと分かって「ママ」「かあさん」「パパ」「とうさん」などと言いますか。その他意味がわかっている言葉があれば結構です。
はい　いいえ　17.6-14.8　L

45. 簡単なお手伝い（おもちゃを片づけたり，言われた物を持ってきたりなど）ができますか。
はい　いいえ　18.5-16.4　PS

46. レーズンや小さなお菓子などがはいっている入れ物（ビンやコップなど）から傾けて出すことができますか。できない場合や今までにしたことがなければ「いいえ」に○をつけて下さい。
はい　いいえ　18.6-16.5　FMA

47. 「パパ」「ママ」や家族やペットの名前以外の言葉を２語以上言いますか。
はい　いいえ　19.0-16.7　L

48. つまずいたり，転んだりせずに，一人で部屋を横切って走ることができますか。
はい　いいえ　20.0-18.1　GM

49. 「パパ」「ママ」や家族やペットの名前以外の言葉を３語以上言いますか。
はい　いいえ　20.4-18.0　L

50. 自分一人でスプーンやフォークを使って，あまりこぼさずに食べることができますか。
はい　いいえ　20.4-18.0　PS

51. 「パパ」「ママ」や家族やペットの名前以外の言葉を６語以上言いますか。
はい　いいえ　22.2-20.0　L

52. 積み木やブロックを４つ以上積み重ねて塔をつくることができますか。できない場合やいままでしたことがない場合は「いいえ」に○をつけて下さい。
はい　いいえ　22.5-20.5　FMA

53. 物につかまったりせずに，小さなボール（テニスボールなど）を前に蹴ることができますか。大きいボール（ビーチボールなど）ならできるという場合には「いいえ」に○をつけて下さい。
はい　いいえ　24.0-21.4　GM

54. パジャマ（上着でもズボンでも）やパンツを自分一人で脱げますか。オムツや帽子，靴下，靴の場合は「いいえ」に○をつけて下さい。
はい　いいえ　27.6-24.0　PS

9〜24か月用

DENVERⅡ予備判定票

氏　名 ______

記録者　氏　名 ______
　　　　続　柄 ______

記録日　　年　　月　　日
生年月日　　年　　月　　日
年月日齢　　年　　月　　日
修正年月日齢　　年　　月　　日

以下の質問に順番にお答え下さい。「はい」「いいえ」のどちらかに○をつけて下さい。「いいえ」が３つ以上になったら，それ以降の質問にお答えになる必要はありません。

26. 椅子や机につかまらせると，しばらくの間（５秒間以上）一人で立っていることができますか。　はい　いいえ　10.5-9.2　GM

27. 一人で遊んでいる時に，声を出したり，まるで誰かと話しているような独り言を言っていますか。訳の分からないおしゃべりで結構です。　はい　いいえ　10.5-8.8　L

28. 仰向けやうつ伏せの状態，あるいはハイハイしている状態から，自分一人で座れますか。　はい　いいえ　10.6-9.4　GM

29. 下の図のように，レーズンやボタンなどの小さい物を，親指と他の指とでつまめますか。　はい　いいえ　10.6-9.1　FMA

30. 座っている状態から，自分一人でたんすやテーブルにつかまって立ち上がれますか。　はい　いいえ　11.1-9.7　GM

31. 「が」「ば」「だ」などを「ががが」「ばばば」「だだだ」のように３つ以上続けて言いますか。　はい　いいえ　11.6-9.7　L

32. 「ママ」「パパ」などのことばを言いますか。
どちらかが言えれば結構です。またはそれを意味する他の言葉でも結構です。また，ママやパパの本当の意味で言ってなくても構いません。　はい　いいえ　12.0-10.0　L

33. 手をたたいたり拍手をするとまねをしますか。　はい　いいえ　12.0-10.2　PS

34. 欲しい物がある時，泣かずに，それを指さしたり，あなたをひっぱったりして，欲しいという意思表示をすることができますか。　はい　いいえ　12.8-10.7　PS

35. あなたか他の大人が「バイバイ」と言って手を振ったら，そのまねをして手を振りますか。　はい　いいえ　12.9-11.1　PS

36. お子さんを立たせて，あなたが手を離しても，テーブルやたんすにつかまらずに，２秒間以上自分一人で立っていることができますか。　はい　いいえ　14.0-12.2　GM

37. 小さな物（小さなおもちゃや食べ物など）を手で持って，コップの中に入れて，しばらくもっていることができますか。　はい　いいえ　14.4-12.8　FMA

38. 10秒間以上，支えなしで，自分一人で立っていることができますか。　はい　いいえ　15.5-13.6　GM

39. あなたがお子さんの方にボールを転がしたり投げたりすると，お子さんはボールを転がしたり投げたりして，あなたに返しますか。今までしたことがない場合，あるいは手でもってきて直接あなたに手渡すようであれば「いいえ」に○をつけて下さい。　はい　いいえ　15.8-13.6　PS

40. テーブルや椅子につかまったり，床に手をついたりせずに，一人で身をかがめて物を拾って，もとの姿勢にもどることができますか。
はい　いいえ　16.4-14.5　GM

41. お子さんの前に紙を置いて，鉛筆を手に持たせたら，自分でなぐり書きをしますか。（あなたが手をそえたり，見本に書いてみせたりしてはいけません。）鉛筆をなめたり，鉛筆で机や紙をたたいたりするようであれば「いいえ」に○をつけて下さい。
はい　いいえ　16.6-14.8　FMA

42. 飲み口やフタのついていない普通のコップを一人で持って，あまりこぼさずに飲めますか。
はい　いいえ　16.7-14.3　PS

43. 転んだり左右によろけたりしないで，部屋を横切って自分一人で歩けますか。
はい　いいえ　17.4-15.4　GM

44. お母さんあるいはお父さんをちゃんと分かって「ママ」「かあさん」「パパ」「とうさん」などと言いますか。その他意味がわかっていう言葉があれば結構です。
はい　いいえ　17.6-14.8　L

45. 簡単なお手伝い（おもちゃを片づけたり，言われた物を持ってきたりなど）ができますか。
はい　いいえ　18.5-16.4　PS

46. レーズンや小さなお菓子などがはいっている入れ物（ビンやコップなど）から傾けて出すことができますか。できない場合や今までにしたことがなければ「いいえ」に○をつけて下さい。
はい　いいえ　18.6-16.5　FMA

47. 「パパ」「ママ」や家族やペットの名前以外の言葉を２語以上言いますか。
はい　いいえ　19.0-16.7　L

48. つまずいたり，転んだりせずに，一人で部屋を横切って走ることができますか。
はい　いいえ　20.0-18.1　GM

49. 「パパ」「ママ」や家族やペットの名前以外の言葉を３語以上言いますか。
はい　いいえ　20.4-18.0　L

50. 自分一人でスプーンやフォークを使って，あまりこぼさずに食べることができますか。
はい　いいえ　20.4-18.0　PS

51. 「パパ」「ママ」や家族やペットの名前以外の言葉を６語以上言いますか。
はい　いいえ　22.2-20.0　L

52. 積み木やブロックを４つ以上積み重ねて塔をつくることができますか。できない場合やいままでしたことがない場合は「いいえ」に○をつけて下さい。
はい　いいえ　22.5-20.5　FMA

53. 物につかまったりせずに，小さなボール（テニスボールなど）を前に蹴ることができますか。大きいボール（ビーチボールなど）ならできるという場合には「いいえ」に○をつけて下さい。
はい　いいえ　24.0-21.4　GM

54. パジャマ（上着でもズボンでも）やパンツを自分一人で脱げますか。オムツや帽子，靴下，靴の場合は「いいえ」に○をつけて下さい。
はい　いいえ　27.6-24.0　PS

DENVER II 予備判定票

9～24か月用

氏　名 ＿＿＿＿＿＿

記録者　氏　名 ＿＿＿＿＿＿
続　柄 ＿＿＿＿＿＿

記録日　　年　月　日
生年月日　　年　月　日
年月日齢　　年　月　日
修正年月日齢　　年　月　日

以下の質問に順番にお答え下さい。「はい」「いいえ」のどちらかに○をつけて下さい。「いいえ」が3つ以上になったら，それ以降の質問にお答えになる必要はありません。

26. 椅子や机につかまらせると，しばらくの間（5秒間以上）一人で立っていることができますか。　はい　いいえ　10.5-9.2　GM

27. 一人で遊んでいる時に，声を出したり，まるで誰かと話しているような独り言を言っていますか。訳の分からないおしゃべりで結構です。　はい　いいえ　10.5-8.8　L

28. 仰向けやうつ伏せの状態，あるいはハイハイしている状態から，自分一人で座れますか。　はい　いいえ　10.6-9.4　GM

29. 下の図のように，レーズンやボタンなどの小さい物を，親指と他の指とでつまめますか。　はい　いいえ　10.6-9.1　FMA

30. 座っている状態から，自分一人でたんすやテーブルにつかまって立ち上がれますか。　はい　いいえ　11.1-9.7　GM

31. 「が」「ば」「だ」などを「ががが」「ばばば」「だだだ」のように3つ以上続けて言いますか。　はい　いいえ　11.6-9.7　L

32. 「ママ」「パパ」などのことばを言いますか。
どちらかが言えれば結構です。またはそれを意味する他の言葉でも結構です。また，ママやパパの本当の意味で言ってなくても構いません。　はい　いいえ　12.0-10.0　L

33. 手をたたいたり拍手をするとまねをしますか。　はい　いいえ　12.0-10.2　PS

34. 欲しい物がある時，泣かずに，それを指さしたり，あなたをひっぱったりして，欲しいという意思表示をすることができますか。　はい　いいえ　12.8-10.7　PS

35. あなたか他の大人が「バイバイ」と言って手を振ったら，そのまねをして手を振りますか。　はい　いいえ　12.9-11.1　PS

36. お子さんを立たせて，あなたが手を離しても，テーブルやたんすにつかまらずに，2秒間以上自分一人で立っていることができますか。　はい　いいえ　14.0-12.2　GM

37. 小さな物（小さなおもちゃや食べ物など）を手で持って，コップの中に入れて，しばらくもっていることができますか。　はい　いいえ　14.4-12.8　FMA

38. 10秒間以上，支えなしで，自分一人で立っていることができますか。　はい　いいえ　15.5-13.6　GM

39. あなたがお子さんの方にボールを転がしたり投げたりすると，お子さんはボールを転がしたり投げたりして，あなたに返しますか。今までしたことがない場合，あるいは手でもってきて直接あなたに手渡すようであれば「いいえ」に○をつけて下さい。　はい　いいえ　15.8-13.6　PS

40. テーブルや椅子につかまったり，床に手をついたりせずに，一人で身をかがめて物を拾って，もとの姿勢にもどることができますか。
はい　いいえ　16.4-14.5　GM

41. お子さんの前に紙を置いて，鉛筆を手に持たせたら，自分でなぐり書きをしますか。（あなたが手をそえたり，見本に書いてみせたりしてはいけません。）鉛筆をなめたり，鉛筆で机や紙をたたいたりするようであれば「いいえ」に○をつけて下さい。
はい　いいえ　16.6-14.8　FMA

42. 飲み口やフタのついていない普通のコップを一人で持って，あまりこぼさずに飲めますか。
はい　いいえ　16.7-14.3　PS

43. 転んだり左右によろけたりしないで，部屋を横切って自分一人で歩けますか。
はい　いいえ　17.4-15.4　GM

44. お母さんあるいはお父さんをちゃんと分かって「ママ」「かあさん」「パパ」「とうさん」などと言いますか。その他意味がわかっている言葉があれば結構です。
はい　いいえ　17.6-14.8　L

45. 簡単なお手伝い（おもちゃを片づけたり，言われた物を持ってきたりなど）ができますか。
はい　いいえ　18.5-16.4　PS

46. レーズンや小さなお菓子などがはいっている入れ物（ビンやコップなど）から傾けて出すことができますか。できない場合や今までにしたことがなければ「いいえ」に○をつけて下さい。
はい　いいえ　18.6-16.5　FMA

47. 「パパ」「ママ」や家族やペットの名前以外の言葉を 2 語以上言いますか。
はい　いいえ　19.0-16.7　L

48. つまずいたり，転んだりせずに，一人で部屋を横切って走ることができますか。
はい　いいえ　20.0-18.1　GM

49. 「パパ」「ママ」や家族やペットの名前以外の言葉を 3 語以上言いますか。
はい　いいえ　20.4-18.0　L

50. 自分一人でスプーンやフォークを使って，あまりこぼさずに食べることができますか。
はい　いいえ　20.4-18.0　PS

51. 「パパ」「ママ」や家族やペットの名前以外の言葉を 6 語以上言いますか。
はい　いいえ　22.2-20.0　L

52. 積み木やブロックを 4 つ以上積み重ねて塔をつくることができますか。できない場合やいままでしたことがない場合は「いいえ」に○をつけて下さい。
はい　いいえ　22.5-20.5　FMA

53. 物につかまったりせずに，小さなボール（テニスボールなど）を前に蹴ることができますか。大きいボール（ビーチボールなど）ならできるという場合には「いいえ」に○をつけて下さい。
はい　いいえ　24.0-21.4　GM

54. パジャマ（上着でもズボンでも）やパンツを自分一人で脱げますか。オムツや帽子，靴下，靴の場合は「いいえ」に○をつけて下さい。
はい　いいえ　27.6-24.0　PS

9〜24か月用

DENVER Ⅱ 予備判定票

氏　名 ＿＿＿＿＿＿

記録者　氏　名 ＿＿＿＿＿＿
　　　　続　柄 ＿＿＿＿＿＿

記　録　日　　年　　月　　日
生 年 月 日　　年　　月　　日
年 月 日 齢　　年　　月　　日
修正年月日齢　　年　　月　　日

以下の質問に順番にお答え下さい。「はい」「いいえ」のどちらかに○をつけて下さい。「いいえ」が 3 つ以上になったら，それ以降の質問にお答えになる必要はありません。

26. 椅子や机につかまらせると，しばらくの間（5 秒間以上）一人で立っていることができますか。　はい　いいえ　10.5-9.2　GM

27. 一人で遊んでいる時に，声を出したり，まるで誰かと話しているような独り言を言っていますか。訳の分からないおしゃべりで結構です。　はい　いいえ　10.5-8.8　L

28. 仰向けやうつ伏せの状態，あるいはハイハイしている状態から，自分一人で座れますか。　はい　いいえ　10.6-9.4　GM

29. 下の図のように，レーズンやボタンなどの小さい物を，親指と他の指とでつまめますか。　はい　いいえ　10.6-9.1　FMA

30. 座っている状態から，自分一人でたんすやテーブルにつかまって立ち上がれますか。　はい　いいえ　11.1-9.7　GM

31. 「が」「ば」「だ」などを「ががが」「ばばば」「だだだ」のように 3 つ以上続けて言いますか。　はい　いいえ　11.6-9.7　L

32. 「ママ」「パパ」などのことばを言いますか。
どちらかが言えれば結構です。またはそれを意味する他の言葉でも結構です。また，ママやパパの本当の意味で言ってなくても構いません。　はい　いいえ　12.0-10.0　L

33. 手をたたいたり拍手をするとまねをしますか。　はい　いいえ　12.0-10.2　PS

34. 欲しい物がある時，泣かずに，それを指さしたり，あなたをひっぱったりして，欲しいという意思表示をすることができますか。　はい　いいえ　12.8-10.7　PS

35. あなたか他の大人が「バイバイ」と言って手を振ったら，そのまねをして手を振りますか。　はい　いいえ　12.9-11.1　PS

36. お子さんを立たせて，あなたが手を離しても，テーブルやたんすにつかまらずに，2 秒間以上自分一人で立っていることができますか。　はい　いいえ　14.0-12.2　GM

37. 小さな物（小さなおもちゃや食べ物など）を手で持って，コップの中に入れて，しばらくもっていることができますか。　はい　いいえ　14.4-12.8　FMA

38. 10 秒間以上，支えなしで，自分一人で立っていることができますか。　はい　いいえ　15.5-13.6　GM

39. あなたがお子さんの方にボールを転がしたり投げたりすると，お子さんはボールを転がしたり投げたりして，あなたに返しますか。今までしたことがない場合，あるいは手でもってきて直接あなたに手渡すようであれば「いいえ」に○をつけて下さい。　はい　いいえ　15.8-13.6　PS

40. テーブルや椅子につかまったり，床に手をついたりせずに，一人で身をかがめて物を拾って，もとの姿勢にもどることができますか。
はい　いいえ　16.4-14.5　GM

41. お子さんの前に紙を置いて，鉛筆を手に持たせたら，自分でなぐり書きをしますか。（あなたが手をそえたり，見本に書いてみせたりしてはいけません。）鉛筆をなめたり，鉛筆で机や紙をたたいたりするようであれば「いいえ」に○をつけて下さい。
はい　いいえ　16.6-14.8　FMA

42. 飲み口やフタのついていない普通のコップを一人で持って，あまりこぼさずに飲めますか。
はい　いいえ　16.7-14.3　PS

43. 転んだり左右によろけたりしないで，部屋を横切って自分一人で歩けますか。
はい　いいえ　17.4-15.4　GM

44. お母さんあるいはお父さんをちゃんと分かって「ママ」「かあさん」「パパ」「とうさん」などと言いますか。その他意味がわかっている言葉があれば結構です。
はい　いいえ　17.6-14.8　L

45. 簡単なお手伝い（おもちゃを片づけたり，言われた物を持ってきたりなど）ができますか。
はい　いいえ　18.5-16.4　PS

46. レーズンや小さなお菓子などがはいっている入れ物（ビンやコップなど）から傾けて出すことができますか。できない場合や今までにしたことがなければ「いいえ」に○をつけて下さい。
はい　いいえ　18.6-16.5　FMA

47. 「パパ」「ママ」や家族やペットの名前以外の言葉を２語以上言いますか。
はい　いいえ　19.0-16.7　L

48. つまずいたり，転んだりせずに，一人で部屋を横切って走ることができますか。
はい　いいえ　20.0-18.1　GM

49. 「パパ」「ママ」や家族やペットの名前以外の言葉を３語以上言いますか。
はい　いいえ　20.4-18.0　L

50. 自分一人でスプーンやフォークを使って，あまりこぼさずに食べることができますか。
はい　いいえ　20.4-18.0　PS

51. 「パパ」「ママ」や家族やペットの名前以外の言葉を６語以上言いますか。
はい　いいえ　22.2-20.0　L

52. 積み木やブロックを４つ以上積み重ねて塔をつくることができますか。できない場合やいままでしたことがない場合は「いいえ」に○をつけて下さい。
はい　いいえ　22.5-20.5　FMA

53. 物につかまったりせずに，小さなボール（テニスボールなど）を前に蹴ることができますか。大きいボール（ビーチボールなど）ならできるという場合には「いいえ」に○をつけて下さい。
はい　いいえ　24.0-21.4　GM

54. パジャマ（上着でもズボンでも）やパンツを自分一人で脱げますか。オムツや帽子，靴下，靴の場合は「いいえ」に○をつけて下さい。
はい　いいえ　27.6-24.0　PS

9〜24か月用

DENVERⅡ予備判定票

氏　名 ________

記録者　氏　名 ________
　　　　続　柄 ________

記録日 ____年____月____日
生年月日 ____年____月____日
年月日齢 ____年____月____日
修正年月日齢 ____年____月____日

以下の質問に順番にお答え下さい。「はい」「いいえ」のどちらかに○をつけて下さい。「いいえ」が3つ以上になったら，それ以降の質問にお答えになる必要はありません。

26. 椅子や机につかまらせると，しばらくの間（5秒間以上）一人で立っていることができますか。　はい　いいえ　10.5-9.2　GM

27. 一人で遊んでいる時に，声を出したり，まるで誰かと話しているような独り言を言っていますか。訳の分からないおしゃべりで結構です。　はい　いいえ　10.5-8.8　L

28. 仰向けやうつ伏せの状態，あるいはハイハイしている状態から，自分一人で座れますか。　はい　いいえ　10.6-9.4　GM

29. 下の図のように，レーズンやボタンなどの小さい物を，親指と他の指とでつまめますか。　はい　いいえ　10.6-9.1　FMA

30. 座っている状態から，自分一人でたんすやテーブルにつかまって立ち上がれますか。　はい　いいえ　11.1-9.7　GM

31. 「が」「ば」「だ」などを「ががが」「ばばば」「だだだ」のように3つ以上続けて言いますか。　はい　いいえ　11.6-9.7　L

32. 「ママ」「パパ」などのことばを言いますか。
どちらかが言えれば結構です。またはそれを意味する他の言葉でも結構です。また，ママやパパの本当の意味で言ってなくても構いません。　はい　いいえ　12.0-10.0　L

33. 手をたたいたり拍手をするとまねをしますか。　はい　いいえ　12.0-10.2　PS

34. 欲しい物がある時，泣かずに，それを指さしたり，あなたをひっぱったりして，欲しいという意思表示をすることができますか。　はい　いいえ　12.8-10.7　PS

35. あなたか他の大人が「バイバイ」と言って手を振ったら，そのまねをして手を振りますか。　はい　いいえ　12.9-11.1　PS

36. お子さんを立たせて，あなたが手を離しても，テーブルやたんすにつかまらずに，2秒間以上自分一人で立っていることができますか。　はい　いいえ　14.0-12.2　GM

37. 小さな物（小さなおもちゃや食べ物など）を手で持って，コップの中に入れて，しばらくもっていることができますか。　はい　いいえ　14.4-12.8　FMA

38. 10秒間以上，支えなしで，自分一人で立っていることができますか。　はい　いいえ　15.5-13.6　GM

39. あなたがお子さんの方にボールを転がしたり投げたりすると，お子さんはボールを転がしたり投げたりして，あなたに返しますか。今までしたことがない場合，あるいは手でもってきて直接あなたに手渡すようであれば「いいえ」に○をつけて下さい。　はい　いいえ　15.8-13.6　PS

40. テーブルや椅子につかまったり，床に手をついたりせずに，一人で身をかがめて物を拾って，もとの姿勢にもどることができますか。
はい　いいえ　16.4-14.5　GM

41. お子さんの前に紙を置いて，鉛筆を手に持たせたら，自分でなぐり書きをしますか。（あなたが手をそえたり，見本に書いてみせたりしてはいけません。）鉛筆をなめたり，鉛筆で机や紙をたたいたりするようであれば「いいえ」に○をつけて下さい。
はい　いいえ　16.6-14.8　FMA

42. 飲み口やフタのついていない普通のコップを一人で持って，あまりこぼさずに飲めますか。
はい　いいえ　16.7-14.3　PS

43. 転んだり左右によろけたりしないで，部屋を横切って自分一人で歩けますか。
はい　いいえ　17.4-15.4　GM

44. お母さんあるいはお父さんをちゃんと分かって「ママ」「かあさん」「パパ」「とうさん」などと言いますか。その他意味がわかっていう言葉があれば結構です。
はい　いいえ　17.6-14.8　L

45. 簡単なお手伝い（おもちゃを片づけたり，言われた物を持ってきたりなど）ができますか。
はい　いいえ　18.5-16.4　PS

46. レーズンや小さなお菓子などがはいっている入れ物（ビンやコップなど）から傾けて出すことができますか。できない場合や今までにしたことがなければ「いいえ」に○をつけて下さい。
はい　いいえ　18.6-16.5　FMA

47. 「パパ」「ママ」や家族やペットの名前以外の言葉を２語以上言いますか。
はい　いいえ　19.0-16.7　L

48. つまずいたり，転んだりせずに，一人で部屋を横切って走ることができますか。
はい　いいえ　20.0-18.1　GM

49. 「パパ」「ママ」や家族やペットの名前以外の言葉を３語以上言いますか。
はい　いいえ　20.4-18.0　L

50. 自分一人でスプーンやフォークを使って，あまりこぼさずに食べることができますか。
はい　いいえ　20.4-18.0　PS

51. 「パパ」「ママ」や家族やペットの名前以外の言葉を６語以上言いますか。
はい　いいえ　22.2-20.0　L

52. 積み木やブロックを４つ以上積み重ねて塔をつくることができますか。できない場合やいままでしたことがない場合は「いいえ」に○をつけて下さい。
はい　いいえ　22.5-20.5　FMA

53. 物につかまったりせずに，小さなボール（テニスボールなど）を前に蹴ることができますか。大きいボール（ビーチボールなど）ならできるという場合には「いいえ」に○をつけて下さい。
はい　いいえ　24.0-21.4　GM

54. パジャマ（上着でもズボンでも）やパンツを自分一人で脱げますか。オムツや帽子，靴下，靴の場合は「いいえ」に○をつけて下さい。
はい　いいえ　27.6-24.0　PS

DENVERⅡ予備判定票

9～24か月用

氏　名 ＿＿＿＿＿＿

記録者　氏　名 ＿＿＿＿＿＿
　　　　続　柄 ＿＿＿＿＿＿

記　録　日 ＿＿年＿＿月＿＿日
生 年 月 日 ＿＿年＿＿月＿＿日
年 月 日 齢 ＿＿年＿＿月＿＿日
修正年月日齢 ＿＿年＿＿月＿＿日

以下の質問に順番にお答え下さい。「はい」「いいえ」のどちらかに○をつけて下さい。「いいえ」が3つ以上になったら，それ以降の質問にお答えになる必要はありません。

26. 椅子や机につかまらせると，しばらくの間（5秒間以上）一人で立っていることができますか。　はい　いいえ　10.5-9.2　GM

27. 一人で遊んでいる時に，声を出したり，まるで誰かと話しているような独り言を言っていますか。訳の分からないおしゃべりで結構です。　はい　いいえ　10.5-8.8　L

28. 仰向けやうつ伏せの状態，あるいはハイハイしている状態から，自分一人で座れますか。　はい　いいえ　10.6-9.4　GM

29. 下の図のように，レーズンやボタンなどの小さい物を，親指と他の指とでつまめますか。　はい　いいえ　10.6-9.1　FMA

30. 座っている状態から，自分一人でたんすやテーブルにつかまって立ち上がれますか。　はい　いいえ　11.1-9.7　GM

31. 「が」「ば」「だ」などを「ががが」「ばばば」「だだだ」のように3つ以上続けて言いますか。　はい　いいえ　11.6-9.7　L

32. 「ママ」「パパ」などのことばを言いますか。
どちらかが言えれば結構です。またはそれを意味する他の言葉でも結構です。また，ママやパパの本当の意味で言ってなくても構いません。　はい　いいえ　12.0-10.0　L

33. 手をたたいたり拍手をするとまねをしますか。　はい　いいえ　12.0-10.2　PS

34. 欲しい物がある時，泣かずに，それを指さしたり，あなたをひっぱったりして，欲しいという意思表示をすることができますか。　はい　いいえ　12.8-10.7　PS

35. あなたか他の大人が「バイバイ」と言って手を振ったら，そのまねをして手を振りますか。　はい　いいえ　12.9-11.1　PS

36. お子さんを立たせて，あなたが手を離しても，テーブルやたんすにつかまらずに，2秒間以上自分一人で立っていることができますか。　はい　いいえ　14.0-12.2　GM

37. 小さな物（小さなおもちゃや食べ物など）を手で持って，コップの中に入れて，しばらくもっていることができますか。　はい　いいえ　14.4-12.8　FMA

38. 10秒間以上，支えなしで，自分一人で立っていることができますか。　はい　いいえ　15.5-13.6　GM

39. あなたがお子さんの方にボールを転がしたり投げたりすると，お子さんはボールを転がしたり投げたりして，あなたに返しますか。今までしたことがない場合，あるいは手でもってきて直接あなたに手渡すようであれば「いいえ」に○をつけて下さい。　はい　いいえ　15.8-13.6　PS

40. テーブルや椅子につかまったり，床に手をついたりせずに，一人で身をかがめて物を拾って，もとの姿勢にもどることができますか。
はい　いいえ　16.4-14.5　GM

41. お子さんの前に紙を置いて，鉛筆を手に持たせたら，自分でなぐり書きをしますか。（あなたが手をそえたり，見本に書いてみせたりしてはいけません。）鉛筆をなめたり，鉛筆で机や紙をたたいたりするようであれば「いいえ」に○をつけて下さい。
はい　いいえ　16.6-14.8　FMA

42. 飲み口やフタのついていない普通のコップを一人で持って，あまりこぼさずに飲めますか。
はい　いいえ　16.7-14.3　PS

43. 転んだり左右によろけたりしないで，部屋を横切って自分一人で歩けますか。
はい　いいえ　17.4-15.4　GM

44. お母さんあるいはお父さんをちゃんと分かって「ママ」「かあさん」「パパ」「とうさん」などと言いますか。その他意味がわかっている言葉があれば結構です。
はい　いいえ　17.6-14.8　L

45. 簡単なお手伝い（おもちゃを片づけたり，言われた物を持ってきたりなど）ができますか。
はい　いいえ　18.5-16.4　PS

46. レーズンや小さなお菓子などがはいっている入れ物（ビンやコップなど）から傾けて出すことができますか。できない場合や今までにしたことがなければ「いいえ」に○をつけて下さい。
はい　いいえ　18.6-16.5　FMA

47. 「パパ」「ママ」や家族やペットの名前以外の言葉を２語以上言いますか。
はい　いいえ　19.0-16.7　L

48. つまずいたり，転んだりせずに，一人で部屋を横切って走ることができますか。
はい　いいえ　20.0-18.1　GM

49. 「パパ」「ママ」や家族やペットの名前以外の言葉を３語以上言いますか。
はい　いいえ　20.4-18.0　L

50. 自分一人でスプーンやフォークを使って，あまりこぼさずに食べることができますか。
はい　いいえ　20.4-18.0　PS

51. 「パパ」「ママ」や家族やペットの名前以外の言葉を６語以上言いますか。
はい　いいえ　22.2-20.0　L

52. 積み木やブロックを４つ以上積み重ねて塔をつくることができますか。できない場合やいままでしたことがない場合は「いいえ」に○をつけて下さい。
はい　いいえ　22.5-20.5　FMA

53. 物につかまったりせずに，小さなボール（テニスボールなど）を前に蹴ることができますか。大きいボール（ビーチボールなど）ならできるという場合には「いいえ」に○をつけて下さい。
はい　いいえ　24.0-21.4　GM

54. パジャマ（上着でもズボンでも）やパンツを自分一人で脱げますか。オムツや帽子，靴下，靴の場合は「いいえ」に○をつけて下さい。
はい　いいえ　27.6-24.0　PS

DENVERⅡ予備判定票

9〜24か月用

氏　名 ______________

記録者　氏　名 ______________
続　柄 ______________

記　録　日 ____年____月____日
生年月日 ____年____月____日
年月日齢 ____年____月____日
修正年月日齢 ____年____月____日

以下の質問に順番にお答え下さい。「はい」「いいえ」のどちらかに○をつけて下さい。「いいえ」が３つ以上になったら，それ以降の質問にお答えになる必要はありません。

26. 椅子や机につかまらせると，しばらくの間（５秒間以上）一人で立っていることができますか。　はい　いいえ　10.5-9.2　GM

27. 一人で遊んでいる時に，声を出したり，まるで誰かと話しているような独り言を言っていますか。訳の分からないおしゃべりで結構です。　はい　いいえ　10.5-8.8　L

28. 仰向けやうつ伏せの状態，あるいはハイハイしている状態から，自分一人で座れますか。　はい　いいえ　10.6-9.4　GM

29. 下の図のように，レーズンやボタンなどの小さい物を，親指と他の指とでつまめますか。　はい　いいえ　10.6-9.1　FMA

30. 座っている状態から，自分一人でたんすやテーブルにつかまって立ち上がれますか。　はい　いいえ　11.1-9.7　GM

31. 「が」「ば」「だ」などを「ががが」「ばばば」「だだだ」のように３つ以上続けて言いますか。　はい　いいえ　11.6-9.7　L

32. 「ママ」「パパ」などのことばを言いますか。
どちらかが言えれば結構です。またはそれを意味する他の言葉でも結構です。また，ママやパパの本当の意味で言ってなくても構いません。　はい　いいえ　12.0-10.0　L

33. 手をたたいたり拍手をするとまねをしますか。　はい　いいえ　12.0-10.2　PS

34. 欲しい物がある時，泣かずに，それを指さしたり，あなたをひっぱったりして，欲しいという意思表示をすることができますか。　はい　いいえ　12.8-10.7　PS

35. あなたか他の大人が「バイバイ」と言って手を振ったら，そのまねをして手を振りますか。　はい　いいえ　12.9-11.1　PS

36. お子さんを立たせて，あなたが手を離しても，テーブルやたんすにつかまらずに，２秒間以上自分一人で立っていることができますか。　はい　いいえ　14.0-12.2　GM

37. 小さな物（小さなおもちゃや食べ物など）を手で持って，コップの中に入れて，しばらくもっていることができますか。　はい　いいえ　14.4-12.8　FMA

38. 10秒間以上，支えなしで，自分一人で立っていることができますか。　はい　いいえ　15.5-13.6　GM

39. あなたがお子さんの方にボールを転がしたり投げたりすると，お子さんはボールを転がしたり投げたりして，あなたに返しますか。今までしたことがない場合，あるいは手でもってきて直接あなたに手渡すようであれば「いいえ」に○をつけて下さい。　はい　いいえ　15.8-13.6　PS

40. テーブルや椅子につかまったり，床に手をついたりせずに，一人で身をかがめて物を拾って，もとの姿勢にもどることができますか。
はい　いいえ　16.4-14.5　GM

41. お子さんの前に紙を置いて，鉛筆を手に持たせたら，自分でなぐり書きをしますか。（あなたが手をそえたり，見本に書いてみせたりしてはいけません。）鉛筆をなめたり，鉛筆で机や紙をたたいたりするようであれば「いいえ」に○をつけて下さい。
はい　いいえ　16.6-14.8　FMA

42. 飲み口やフタのついていない普通のコップを一人で持って，あまりこぼさずに飲めますか。
はい　いいえ　16.7-14.3　PS

43. 転んだり左右によろけたりしないで，部屋を横切って自分一人で歩けますか。
はい　いいえ　17.4-15.4　GM

44. お母さんあるいはお父さんをちゃんと分かって「ママ」「かあさん」「パパ」「とうさん」などと言いますか。その他意味がわかっていう言葉があれば結構です。
はい　いいえ　17.6-14.8　L

45. 簡単なお手伝い（おもちゃを片づけたり，言われた物を持ってきたりなど）ができますか。
はい　いいえ　18.5-16.4　PS

46. レーズンや小さなお菓子などがはいっている入れ物（ビンやコップなど）から傾けて出すことができますか。できない場合や今までにしたことがなければ「いいえ」に○をつけて下さい。
はい　いいえ　18.6-16.5　FMA

47. 「パパ」「ママ」や家族やペットの名前以外の言葉を２語以上言いますか。
はい　いいえ　19.0-16.7　L

48. つまずいたり，転んだりせずに，一人で部屋を横切って走ることができますか。
はい　いいえ　20.0-18.1　GM

49. 「パパ」「ママ」や家族やペットの名前以外の言葉を３語以上言いますか。
はい　いいえ　20.4-18.0　L

50. 自分一人でスプーンやフォークを使って，あまりこぼさずに食べることができますか。
はい　いいえ　20.4-18.0　PS

51. 「パパ」「ママ」や家族やペットの名前以外の言葉を６語以上言いますか。
はい　いいえ　22.2-20.0　L

52. 積み木やブロックを４つ以上積み重ねて塔をつくることができますか。できない場合やいままでしたことがない場合は「いいえ」に○をつけて下さい。
はい　いいえ　22.5-20.5　FMA

53. 物につかまったりせずに，小さなボール（テニスボールなど）を前に蹴ることができますか。大きいボール（ビーチボールなど）ならできるという場合には「いいえ」に○をつけて下さい。
はい　いいえ　24.0-21.4　GM

54. パジャマ（上着でもズボンでも）やパンツを自分一人で脱げますか。オムツや帽子，靴下，靴の場合は「いいえ」に○をつけて下さい。
はい　いいえ　27.6-24.0　PS

9～24か月用

DENVER II 予備判定票

氏　名 ＿＿＿＿＿＿

記録者　氏　名 ＿＿＿＿＿＿
　　　　続　柄 ＿＿＿＿＿＿

記録日　年　月　日
生年月日　年　月　日
年月日齢　年　月　日
修正年月日齢　年　月　日

以下の質問に順番にお答え下さい。「はい」「いいえ」のどちらかに○をつけて下さい。「いいえ」が３つ以上になったら，それ以降の質問にお答えになる必要はありません。

26. 椅子や机につかまらせると，しばらくの間（５秒間以上）一人で立っていることができますか。　はい　いいえ　10.5-9.2　GM

27. 一人で遊んでいる時に，声を出したり，まるで誰かと話しているような独り言を言っていますか。訳の分からないおしゃべりで結構です。　はい　いいえ　10.5-8.8　L

28. 仰向けやうつ伏せの状態，あるいはハイハイしている状態から，自分一人で座れますか。　はい　いいえ　10.6-9.4　GM

29. 下の図のように，レーズンやボタンなどの小さい物を，親指と他の指とでつまめますか。　はい　いいえ　10.6-9.1　FMA

30. 座っている状態から，自分一人でたんすやテーブルにつかまって立ち上がれますか。　はい　いいえ　11.1-9.7　GM

31. 「が」「ば」「だ」などを「ががが」「ばばば」「だだだ」のように３つ以上続けて言いますか。　はい　いいえ　11.6-9.7　L

32. 「ママ」「パパ」などのことばを言いますか。
どちらかが言えれば結構です。またはそれを意味する他の言葉でも結構です。また，ママやパパの本当の意味で言ってなくても構いません。　はい　いいえ　12.0-10.0　L

33. 手をたたいたり拍手をするとまねをしますか。　はい　いいえ　12.0-10.2　PS

34. 欲しい物がある時，泣かずに，それを指さしたり，あなたをひっぱったりして，欲しいという意思表示をすることができますか。　はい　いいえ　12.8-10.7　PS

35. あなたか他の大人が「バイバイ」と言って手を振ったら，そのまねをして手を振りますか。　はい　いいえ　12.9-11.1　PS

36. お子さんを立たせて，あなたが手を離しても，テーブルやたんすにつかまらずに，２秒間以上自分一人で立っていることができますか。　はい　いいえ　14.0-12.2　GM

37. 小さな物（小さなおもちゃや食べ物など）を手で持って，コップの中に入れて，しばらくもっていることができますか。　はい　いいえ　14.4-12.8　FMA

38. 10秒間以上，支えなしで，自分一人で立っていることができますか。　はい　いいえ　15.5-13.6　GM

39. あなたがお子さんの方にボールを転がしたり投げたりすると，お子さんはボールを転がしたり投げたりして，あなたに返しますか。今までしたことがない場合，あるいは手でもってきて直接あなたに手渡すようであれば「いいえ」に○をつけて下さい。　はい　いいえ　15.8-13.6　PS

40. テーブルや椅子につかまったり，床に手をついたりせずに，一人で身をかがめて物を拾って，もとの姿勢にもどることができますか。
はい　いいえ　16.4-14.5　GM

41. お子さんの前に紙を置いて，鉛筆を手に持たせたら，自分でなぐり書きをしますか。（あなたが手をそえたり，見本に書いてみせたりしてはいけません。）鉛筆をなめたり，鉛筆で机や紙をたたいたりするようであれば「いいえ」に○をつけて下さい。
はい　いいえ　16.6-14.8　FMA

42. 飲み口やフタのついていない普通のコップを一人で持って，あまりこぼさずに飲めますか。
はい　いいえ　16.7-14.3　PS

43. 転んだり左右によろけたりしないで，部屋を横切って自分一人で歩けますか。
はい　いいえ　17.4-15.4　GM

44. お母さんあるいはお父さんをちゃんと分かって「ママ」「かあさん」「パパ」「とうさん」などと言いますか。その他意味がわかっている言葉があれば結構です。
はい　いいえ　17.6-14.8　L

45. 簡単なお手伝い（おもちゃを片づけたり，言われた物を持ってきたりなど）ができますか。
はい　いいえ　18.5-16.4　PS

46. レーズンや小さなお菓子などがはいっている入れ物（ビンやコップなど）から傾けて出すことができますか。できない場合や今までにしたことがなければ「いいえ」に○をつけて下さい。
はい　いいえ　18.6-16.5　FMA

47. 「パパ」「ママ」や家族やペットの名前以外の言葉を２語以上言いますか。
はい　いいえ　19.0-16.7　L

48. つまずいたり，転んだりせずに，一人で部屋を横切って走ることができますか。
はい　いいえ　20.0-18.1　GM

49. 「パパ」「ママ」や家族やペットの名前以外の言葉を３語以上言いますか。
はい　いいえ　20.4-18.0　L

50. 自分一人でスプーンやフォークを使って，あまりこぼさずに食べることができますか。
はい　いいえ　20.4-18.0　PS

51. 「パパ」「ママ」や家族やペットの名前以外の言葉を６語以上言いますか。
はい　いいえ　22.2-20.0　L

52. 積み木やブロックを４つ以上積み重ねて塔をつくることができますか。できない場合やいままでしたことがない場合は「いいえ」に○をつけて下さい。
はい　いいえ　22.5-20.5　FMA

53. 物につかまったりせずに，小さなボール（テニスボールなど）を前に蹴ることができますか。大きいボール（ビーチボールなど）ならできるという場合には「いいえ」に○をつけて下さい。
はい　いいえ　24.0-21.4　GM

54. パジャマ（上着でもズボンでも）やパンツを自分一人で脱げますか。オムツや帽子，靴下，靴の場合は「いいえ」に○をつけて下さい。
はい　いいえ　27.6-24.0　PS

9～24か月用

DENVERⅡ予備判定票

氏　名 ＿＿＿＿＿＿
記録者　氏　名 ＿＿＿＿＿＿
　　　　続　柄 ＿＿＿＿＿＿

記　録　日　　年　月　日
生 年 月 日　　年　月　日
年 月 日 齢　　年　月　日
修正年月日齢　　年　月　日

以下の質問に順番にお答え下さい。「はい」「いいえ」のどちらかに○をつけて下さい。「いいえ」が３つ以上になったら，それ以降の質問にお答えになる必要はありません。

26. 椅子や机につかまらせると，しばらくの間（5 秒間以上）一人で立っていることができますか。　はい　いいえ　10.5-9.2　GM

27. 一人で遊んでいる時に，声を出したり，まるで誰かと話しているような独り言を言っていますか。訳の分からないおしゃべりで結構です。　はい　いいえ　10.5-8.8　L

28. 仰向けやうつ伏せの状態，あるいはハイハイしている状態から，自分一人で座れますか。　はい　いいえ　10.6-9.4　GM

29. 下の図のように，レーズンやボタンなどの小さい物を，親指と他の指とでつまめますか。　はい　いいえ　10.6-9.1　FMA

30. 座っている状態から，自分一人でたんすやテーブルにつかまって立ち上がれますか。　はい　いいえ　11.1-9.7　GM

31. 「が」「ば」「だ」などを「ががが」「ばばば」「だだだ」のように3つ以上続けて言いますか。　はい　いいえ　11.6-9.7　L

32. 「ママ」「パパ」などのことばを言いますか。
どちらかが言えれば結構です。またはそれを意味する他の言葉でも結構です。また，ママやパパの本当の意味で言ってなくても構いません。　はい　いいえ　12.0-10.0　L

33. 手をたたいたり拍手をするとまねをしますか。　はい　いいえ　12.0-10.2　PS

34. 欲しい物がある時，泣かずに，それを指さしたり，あなたをひっぱったりして，欲しいという意思表示をすることができますか。　はい　いいえ　12.8-10.7　PS

35. あなたか他の大人が「バイバイ」と言って手を振ったら，そのまねをして手を振りますか。　はい　いいえ　12.9-11.1　PS

36. お子さんを立たせて，あなたが手を離しても，テーブルやたんすにつかまらずに，2 秒間以上自分一人で立っていることができますか。　はい　いいえ　14.0-12.2　GM

37. 小さな物（小さなおもちゃや食べ物など）を手で持って，コップの中に入れて，しばらくもっていることができますか。　はい　いいえ　14.4-12.8　FMA

38. 10秒間以上，支えなしで，自分一人で立っていることができますか。　はい　いいえ　15.5-13.6　GM

39. あなたがお子さんの方にボールを転がしたり投げたりすると，お子さんはボールを転がしたり投げたりして，あなたに返しますか。今までしたことがない場合，あるいは手でもってきて直接あなたに手渡すようであれば「いいえ」に○をつけて下さい。　はい　いいえ　15.8-13.6　PS

40. テーブルや椅子につかまったり，床に手をついたりせずに，一人で身をかがめて物を拾って，もとの姿勢にもどることができますか。
はい　いいえ　16.4-14.5　GM

41. お子さんの前に紙を置いて，鉛筆を手に持たせたら，自分でなぐり書きをしますか。（あなたが手をそえたり，見本に書いてみせたりしてはいけません。）鉛筆をなめたり，鉛筆で机や紙をたたいたりするようであれば「いいえ」に○をつけて下さい。
はい　いいえ　16.6-14.8　FMA

42. 飲み口やフタのついていない普通のコップを一人で持って，あまりこぼさずに飲めますか。
はい　いいえ　16.7-14.3　PS

43. 転んだり左右によろけたりしないで，部屋を横切って自分一人で歩けますか。
はい　いいえ　17.4-15.4　GM

44. お母さんあるいはお父さんをちゃんと分かって「ママ」「かあさん」「パパ」「とうさん」などと言いますか。その他意味がわかっている言葉があれば結構です。
はい　いいえ　17.6-14.8　L

45. 簡単なお手伝い（おもちゃを片づけたり，言われた物を持ってきたりなど）ができますか。
はい　いいえ　18.5-16.4　PS

46. レーズンや小さなお菓子などがはいっている入れ物（ビンやコップなど）から傾けて出すことができますか。できない場合や今までにしたことがなければ「いいえ」に○をつけて下さい。
はい　いいえ　18.6-16.5　FMA

47. 「パパ」「ママ」や家族やペットの名前以外の言葉を 2 語以上言いますか。
はい　いいえ　19.0-16.7　L

48. つまずいたり，転んだりせずに，一人で部屋を横切って走ることができますか。
はい　いいえ　20.0-18.1　GM

49. 「パパ」「ママ」や家族やペットの名前以外の言葉を 3 語以上言いますか。
はい　いいえ　20.4-18.0　L

50. 自分一人でスプーンやフォークを使って，あまりこぼさずに食べることができますか。
はい　いいえ　20.4-18.0　PS

51. 「パパ」「ママ」や家族やペットの名前以外の言葉を 6 語以上言いますか。
はい　いいえ　22.2-20.0　L

52. 積み木やブロックを 4 つ以上積み重ねて塔をつくることができますか。できない場合やいままでしたことがない場合は「いいえ」に○をつけて下さい。
はい　いいえ　22.5-20.5　FMA

53. 物につかまったりせずに，小さなボール（テニスボールなど）を前に蹴ることができますか。大きいボール（ビーチボールなど）ならできるという場合には「いいえ」に○をつけて下さい。
はい　いいえ　24.0-21.4　GM

54. パジャマ（上着でもズボンでも）やパンツを自分一人で脱げますか。オムツや帽子，靴下，靴の場合は「いいえ」に○をつけて下さい。
はい　いいえ　27.6-24.0　PS

DENVERⅡ予備判定票

9～24か月用

氏　名 ＿＿＿＿＿＿＿＿

記録者　氏　名 ＿＿＿＿＿＿＿＿
　　　　続　柄 ＿＿＿＿＿＿＿＿

記録日　　年　月　日
生年月日　　年　月　日
年月日齢　　年　月　日
修正年月日齢　　年　月　日

以下の質問に順番にお答え下さい。「はい」「いいえ」のどちらかに○をつけて下さい。「いいえ」が３つ以上になったら，それ以降の質問にお答えになる必要はありません。

26. 椅子や机につかまらせると，しばらくの間（５秒間以上）一人で立っていることができますか。　はい　いいえ　10.5-9.2　GM

27. 一人で遊んでいる時に，声を出したり，まるで誰かと話しているような独り言を言っていますか。訳の分からないおしゃべりで結構です。　はい　いいえ　10.5-8.8　L

28. 仰向けやうつ伏せの状態，あるいはハイハイしている状態から，自分一人で座れますか。　はい　いいえ　10.6-9.4　GM

29. 下の図のように，レーズンやボタンなどの小さい物を，親指と他の指とでつまめますか。　はい　いいえ　10.6-9.1　FMA

30. 座っている状態から，自分一人でたんすやテーブルにつかまって立ち上がれますか。　はい　いいえ　11.1-9.7　GM

31. 「が」「ば」「だ」などを「ががが」「ばばば」「だだだ」のように３つ以上続けて言いますか。　はい　いいえ　11.6-9.7　L

32. 「ママ」「パパ」などのことばを言いますか。
どちらかが言えれば結構です。またはそれを意味する他の言葉でも結構です。また，ママやパパの本当の意味で言ってなくても構いません。　はい　いいえ　12.0-10.0　L

33. 手をたたいたり拍手をするとまねをしますか。　はい　いいえ　12.0-10.2　PS

34. 欲しい物がある時，泣かずに，それを指さしたり，あなたをひっぱったりして，欲しいという意思表示をすることができますか。　はい　いいえ　12.8-10.7　PS

35. あなたか他の大人が「バイバイ」と言って手を振ったら，そのまねをして手を振りますか。　はい　いいえ　12.9-11.1　PS

36. お子さんを立たせて，あなたが手を離しても，テーブルやたんすにつかまらずに，２秒間以上自分一人で立っていることができますか。　はい　いいえ　14.0-12.2　GM

37. 小さな物（小さなおもちゃや食べ物など）を手で持って，コップの中に入れて，しばらくもっていることができますか。　はい　いいえ　14.4-12.8　FMA

38. 10秒間以上，支えなしで，自分一人で立っていることができますか。　はい　いいえ　15.5-13.6　GM

39. あなたがお子さんの方にボールを転がしたり投げたりすると，お子さんはボールを転がしたり投げたりして，あなたに返しますか。今までしたことがない場合，あるいは手でもってきて直接あなたに手渡すようであれば「いいえ」に○をつけて下さい。　はい　いいえ　15.8-13.6　PS

40. テーブルや椅子につかまったり，床に手をついたりせずに，一人で身をかがめて物を拾って，もとの姿勢にもどることができますか。
はい　いいえ　16.4-14.5　GM

41. お子さんの前に紙を置いて，鉛筆を手に持たせたら，自分でなぐり書きをしますか。（あなたが手をそえたり，見本に書いてみせたりしてはいけません。）鉛筆をなめたり，鉛筆で机や紙をたたいたりするようであれば「いいえ」に○をつけて下さい。
はい　いいえ　16.6-14.8　FMA

42. 飲み口やフタのついていない普通のコップを一人で持って，あまりこぼさずに飲めますか。
はい　いいえ　16.7-14.3　PS

43. 転んだり左右によろけたりしないで，部屋を横切って自分一人で歩けますか。
はい　いいえ　17.4-15.4　GM

44. お母さんあるいはお父さんをちゃんと分かって「ママ」「かあさん」「パパ」「とうさん」などと言いますか。その他意味がわかっていう言葉があれば結構です。
はい　いいえ　17.6-14.8　L

45. 簡単なお手伝い（おもちゃを片づけたり，言われた物を持ってきたりなど）ができますか。
はい　いいえ　18.5-16.4　PS

46. レーズンや小さなお菓子などがはいっている入れ物（ビンやコップなど）から傾けて出すことができますか。できない場合や今までにしたことがなければ「いいえ」に○をつけて下さい。
はい　いいえ　18.6-16.5　FMA

47. 「パパ」「ママ」や家族やペットの名前以外の言葉を２語以上言いますか。
はい　いいえ　19.0-16.7　L

48. つまずいたり，転んだりせずに，一人で部屋を横切って走ることができますか。
はい　いいえ　20.0-18.1　GM

49. 「パパ」「ママ」や家族やペットの名前以外の言葉を３語以上言いますか。
はい　いいえ　20.4-18.0　L

50. 自分一人でスプーンやフォークを使って，あまりこぼさずに食べることができますか。
はい　いいえ　20.4-18.0　PS

51. 「パパ」「ママ」や家族やペットの名前以外の言葉を６語以上言いますか。
はい　いいえ　22.2-20.0　L

52. 積み木やブロックを４つ以上積み重ねて塔をつくることができますか。できない場合やいままでしたことがない場合は「いいえ」に○をつけて下さい。
はい　いいえ　22.5-20.5　FMA

53. 物につかまったりせずに，小さなボール（テニスボールなど）を前に蹴ることができますか。大きいボール（ビーチボールなど）ならできるという場合には「いいえ」に○をつけて下さい。
はい　いいえ　24.0-21.4　GM

54. パジャマ（上着でもズボンでも）やパンツを自分一人で脱げますか。オムツや帽子，靴下，靴の場合は「いいえ」に○をつけて下さい。
はい　いいえ　27.6-24.0　PS

DENVERⅡ予備判定票

9〜24か月用

氏名		記録日	年　月　日
記録者 氏名		生年月日	年　月　日
記録者 続柄		年月日齢	年　月　日
		修正年月日齢	年　月　日

以下の質問に順番にお答え下さい。「はい」「いいえ」のどちらかに○をつけて下さい。「いいえ」が３つ以上になったら，それ以降の質問にお答えになる必要はありません。

26. 椅子や机につかまらせると，しばらくの間（５秒間以上）一人で立っていることができますか。　はい　いいえ　10.5-9.2　GM

27. 一人で遊んでいる時に，声を出したり，まるで誰かと話しているような独り言を言っていますか。訳の分からないおしゃべりで結構です。　はい　いいえ　10.5-8.8　L

28. 仰向けやうつ伏せの状態，あるいはハイハイしている状態から，自分一人で座れますか。　はい　いいえ　10.6-9.4　GM

29. 下の図のように，レーズンやボタンなどの小さい物を，親指と他の指とでつまめますか。　はい　いいえ　10.6-9.1　FMA

30. 座っている状態から，自分一人でたんすやテーブルにつかまって立ち上がれますか。　はい　いいえ　11.1-9.7　GM

31. 「が」「ば」「だ」などを「ががが」「ばばば」「だだだ」のように３つ以上続けて言いますか。　はい　いいえ　11.6-9.7　L

32. 「ママ」「パパ」などのことばを言いますか。
どちらかが言えれば結構です。またはそれを意味する他の言葉でも結構です。また，ママやパパの本当の意味で言ってなくても構いません。　はい　いいえ　12.0-10.0　L

33. 手をたたいたり拍手をするとまねをしますか。　はい　いいえ　12.0-10.2　PS

34. 欲しい物がある時，泣かずに，それを指さしたり，あなたをひっぱったりして，欲しいという意思表示をすることができますか。　はい　いいえ　12.8-10.7　PS

35. あなたか他の大人が「バイバイ」と言って手を振ったら，そのまねをして手を振りますか。　はい　いいえ　12.9-11.1　PS

36. お子さんを立たせて，あなたが手を離しても，テーブルやたんすにつかまらずに，２秒間以上自分一人で立っていることができますか。　はい　いいえ　14.0-12.2　GM

37. 小さな物（小さなおもちゃや食べ物など）を手で持って，コップの中に入れて，しばらくもっていることができますか。　はい　いいえ　14.4-12.8　FMA

38. 10秒間以上，支えなしで，自分一人で立っていることができますか。　はい　いいえ　15.5-13.6　GM

39. あなたがお子さんの方にボールを転がしたり投げたりすると，お子さんはボールを転がしたり投げたりして，あなたに返しますか。今までしたことがない場合，あるいは手でもってきて直接あなたに手渡すようであれば「いいえ」に○をつけて下さい。　はい　いいえ　15.8-13.6　PS

40. テーブルや椅子につかまったり，床に手をついたりせずに，一人で身をかがめて物を拾って，もとの姿勢にもどることができますか。
はい　いいえ　16.4-14.5　GM

41. お子さんの前に紙を置いて，鉛筆を手に持たせたら，自分でなぐり書きをしますか。（あなたが手をそえたり，見本に書いてみせたりしてはいけません。）鉛筆をなめたり，鉛筆で机や紙をたたいたりするようであれば「いいえ」に○をつけて下さい。
はい　いいえ　16.6-14.8　FMA

42. 飲み口やフタのついていない普通のコップを一人で持って，あまりこぼさずに飲めますか。
はい　いいえ　16.7-14.3　PS

43. 転んだり左右によろけたりしないで，部屋を横切って自分一人で歩けますか。
はい　いいえ　17.4-15.4　GM

44. お母さんあるいはお父さんをちゃんと分かって「ママ」「かあさん」「パパ」「とうさん」などと言いますか。その他意味がわかっていう言葉があれば結構です。
はい　いいえ　17.6-14.8　L

45. 簡単なお手伝い（おもちゃを片づけたり，言われた物を持ってきたりなど）ができますか。
はい　いいえ　18.5-16.4　PS

46. レーズンや小さなお菓子などがはいっている入れ物（ビンやコップなど）から傾けて出すことができますか。できない場合や今までにしたことがなければ「いいえ」に○をつけて下さい。
はい　いいえ　18.6-16.5　FMA

47. 「パパ」「ママ」や家族やペットの名前以外の言葉を２語以上言いますか。
はい　いいえ　19.0-16.7　L

48. つまずいたり，転んだりせずに，一人で部屋を横切って走ることができますか。
はい　いいえ　20.0-18.1　GM

49. 「パパ」「ママ」や家族やペットの名前以外の言葉を３語以上言いますか。
はい　いいえ　20.4-18.0　L

50. 自分一人でスプーンやフォークを使って，あまりこぼさずに食べることができますか。
はい　いいえ　20.4-18.0　PS

51. 「パパ」「ママ」や家族やペットの名前以外の言葉を６語以上言いますか。
はい　いいえ　22.2-20.0　L

52. 積み木やブロックを４つ以上積み重ねて塔をつくることができますか。できない場合やいままでしたことがない場合は「いいえ」に○をつけて下さい。
はい　いいえ　22.5-20.5　FMA

53. 物につかまったりせずに，小さなボール（テニスボールなど）を前に蹴ることができますか。大きいボール（ビーチボールなど）ならできるという場合には「いいえ」に○をつけて下さい。
はい　いいえ　24.0-21.4　GM

54. パジャマ（上着でもズボンでも）やパンツを自分一人で脱げますか。オムツや帽子，靴下，靴の場合は「いいえ」に○をつけて下さい。
はい　いいえ　27.6-24.0　PS

DENVER II 予備判定票

9〜24か月用

氏　名 ＿＿＿＿＿＿

記録者　氏　名 ＿＿＿＿＿＿
　　　　続　柄 ＿＿＿＿＿＿

記録日　　年　　月　　日
生年月日　　年　　月　　日
年月日齢　　年　　月　　日
修正年月日齢　　年　　月　　日

以下の質問に順番にお答え下さい。「はい」「いいえ」のどちらかに○をつけて下さい。「いいえ」が３つ以上になったら，それ以降の質問にお答えになる必要はありません。

26. 椅子や机につかまらせると，しばらくの間（５秒間以上）一人で立っていることができますか。　はい　いいえ　10.5-9.2　GM

27. 一人で遊んでいる時に，声を出したり，まるで誰かと話しているような独り言を言っていますか。訳の分からないおしゃべりで結構です。　はい　いいえ　10.5-8.8　L

28. 仰向けやうつ伏せの状態，あるいはハイハイしている状態から，自分一人で座れますか。　はい　いいえ　10.6-9.4　GM

29. 下の図のように，レーズンやボタンなどの小さい物を，親指と他の指とでつまめますか。　はい　いいえ　10.6-9.1　FMA

30. 座っている状態から，自分一人でたんすやテーブルにつかまって立ち上がれますか。　はい　いいえ　11.1-9.7　GM

31. 「が」「ば」「だ」などを「ががが」「ばばば」「だだだ」のように３つ以上続けて言いますか。　はい　いいえ　11.6-9.7　L

32. 「ママ」「パパ」などのことばを言いますか。
どちらかが言えれば結構です。またはそれを意味する他の言葉でも結構です。また，ママやパパの本当の意味で言ってなくても構いません。　はい　いいえ　12.0-10.0　L

33. 手をたたいたり拍手をするとまねをしますか。　はい　いいえ　12.0-10.2　PS

34. 欲しい物がある時，泣かずに，それを指さしたり，あなたをひっぱったりして，欲しいという意思表示をすることができますか。　はい　いいえ　12.8-10.7　PS

35. あなたか他の大人が「バイバイ」と言って手を振ったら，そのまねをして手を振りますか。　はい　いいえ　12.9-11.1　PS

36. お子さんを立たせて，あなたが手を離しても，テーブルやたんすにつかまらずに，２秒間以上自分一人で立っていることができますか。　はい　いいえ　14.0-12.2　GM

37. 小さな物（小さなおもちゃや食べ物など）を手で持って，コップの中に入れて，しばらくもっていることができますか。　はい　いいえ　14.4-12.8　FMA

38. 10秒間以上，支えなしで，自分一人で立っていることができますか。　はい　いいえ　15.5-13.6　GM

39. あなたがお子さんの方にボールを転がしたり投げたりすると，お子さんはボールを転がしたり投げたりして，あなたに返しますか。今までしたことがない場合，あるいは手でもってきて直接あなたに手渡すようであれば「いいえ」に○をつけて下さい。　はい　いいえ　15.8-13.6　PS

40. テーブルや椅子につかまったり，床に手をついたりせずに，一人で身をかがめて物を拾って，もとの姿勢にもどることができますか。
はい　いいえ　16.4-14.5　GM

41. お子さんの前に紙を置いて，鉛筆を手に持たせたら，自分でなぐり書きをしますか。（あなたが手をそえたり，見本に書いてみせたりしてはいけません。）鉛筆をなめたり，鉛筆で机や紙をたたいたりするようであれば「いいえ」に○をつけて下さい。
はい　いいえ　16.6-14.8　FMA

42. 飲み口やフタのついていない普通のコップを一人で持って，あまりこぼさずに飲めますか。
はい　いいえ　16.7-14.3　PS

43. 転んだり左右によろけたりしないで，部屋を横切って自分一人で歩けますか。
はい　いいえ　17.4-15.4　GM

44. お母さんあるいはお父さんをちゃんと分かって「ママ」「かあさん」「パパ」「とうさん」などと言いますか。その他意味がわかっている言葉があれば結構です。
はい　いいえ　17.6-14.8　L

45. 簡単なお手伝い（おもちゃを片づけたり，言われた物を持ってきたりなど）ができますか。
はい　いいえ　18.5-16.4　PS

46. レーズンや小さなお菓子などがはいっている入れ物（ビンやコップなど）から傾けて出すことができますか。できない場合や今までにしたことがなければ「いいえ」に○をつけて下さい。
はい　いいえ　18.6-16.5　FMA

47. 「パパ」「ママ」や家族やペットの名前以外の言葉を２語以上言いますか。
はい　いいえ　19.0-16.7　L

48. つまずいたり，転んだりせずに，一人で部屋を横切って走ることができますか。
はい　いいえ　20.0-18.1　GM

49. 「パパ」「ママ」や家族やペットの名前以外の言葉を３語以上言いますか。
はい　いいえ　20.4-18.0　L

50. 自分一人でスプーンやフォークを使って，あまりこぼさずに食べることができますか。
はい　いいえ　20.4-18.0　PS

51. 「パパ」「ママ」や家族やペットの名前以外の言葉を６語以上言いますか。
はい　いいえ　22.2-20.0　L

52. 積み木やブロックを４つ以上積み重ねて塔をつくることができますか。できない場合やいままでしたことがない場合は「いいえ」に○をつけて下さい。
はい　いいえ　22.5-20.5　FMA

53. 物につかまったりせずに，小さなボール（テニスボールなど）を前に蹴ることができますか。大きいボール（ビーチボールなど）ならできるという場合には「いいえ」に○をつけて下さい。
はい　いいえ　24.0-21.4　GM

54. パジャマ（上着でもズボンでも）やパンツを自分一人で脱げますか。オムツや帽子，靴下，靴の場合は「いいえ」に○をつけて下さい。
はい　いいえ　27.6-24.0　PS

9～24か月用

DENVER Ⅱ 予備判定票

氏　名 ＿＿＿＿＿＿

記録者　氏　名 ＿＿＿＿＿＿
　　　　続　柄 ＿＿＿＿＿＿

記録日　　年　月　日
生年月日　　年　月　日
年月日齢　　年　月　日
修正年月日齢　　年　月　日

以下の質問に順番にお答え下さい。「はい」「いいえ」のどちらかに○をつけて下さい。「いいえ」が３つ以上になったら，それ以降の質問にお答えになる必要はありません。

26. 椅子や机につかまらせると，しばらくの間（5秒間以上）一人で立っていることができますか。　はい　いいえ　10.5-9.2　GM

27. 一人で遊んでいる時に，声を出したり，まるで誰かと話しているような独り言を言っていますか。訳の分からないおしゃべりで結構です。　はい　いいえ　10.5-8.8　L

28. 仰向けやうつ伏せの状態，あるいはハイハイしている状態から，自分一人で座れますか。　はい　いいえ　10.6-9.4　GM

29. 下の図のように，レーズンやボタンなどの小さい物を，親指と他の指とでつまめますか。　はい　いいえ　10.6-9.1　FMA

30. 座っている状態から，自分一人でたんすやテーブルにつかまって立ち上がれますか。　はい　いいえ　11.1-9.7　GM

31. 「が」「ば」「だ」などを「ががが」「ばばば」「だだだ」のように3つ以上続けて言いますか。　はい　いいえ　11.6-9.7　L

32. 「ママ」「パパ」などのことばを言いますか。
どちらかが言えれば結構です。またはそれを意味する他の言葉でも結構です。また，ママやパパの本当の意味で言ってなくても構いません。　はい　いいえ　12.0-10.0　L

33. 手をたたいたり拍手をするとまねをしますか。　はい　いいえ　12.0-10.2　PS

34. 欲しい物がある時，泣かずに，それを指さしたり，あなたをひっぱったりして，欲しいという意思表示をすることができますか。　はい　いいえ　12.8-10.7　PS

35. あなたか他の大人が「バイバイ」と言って手を振ったら，そのまねをして手を振りますか。　はい　いいえ　12.9-11.1　PS

36. お子さんを立たせて，あなたが手を離しても，テーブルやたんすにつかまらずに，2秒間以上自分一人で立っていることができますか。　はい　いいえ　14.0-12.2　GM

37. 小さな物（小さなおもちゃや食べ物など）を手で持って，コップの中に入れて，しばらくもっていることができますか。　はい　いいえ　14.4-12.8　FMA

38. 10秒間以上，支えなしで，自分一人で立っていることができますか。　はい　いいえ　15.5-13.6　GM

39. あなたがお子さんの方にボールを転がしたり投げたりすると，お子さんはボールを転がしたり投げたりして，あなたに返しますか。今までしたことがない場合，あるいは手でもってきて直接あなたに手渡すようであれば「いいえ」に○をつけて下さい。　はい　いいえ　15.8-13.6　PS

40. テーブルや椅子につかまったり，床に手をついたりせずに，一人で身をかがめて物を拾って，もとの姿勢にもどることができますか。
はい　いいえ　16.4-14.5　GM

41. お子さんの前に紙を置いて，鉛筆を手に持たせたら，自分でなぐり書きをしますか。（あなたが手をそえたり，見本に書いてみせたりしてはいけません。）鉛筆をなめたり，鉛筆で机や紙をたたいたりするようであれば「いいえ」に○をつけて下さい。
はい　いいえ　16.6-14.8　FMA

42. 飲み口やフタのついていない普通のコップを一人で持って，あまりこぼさずに飲めますか。
はい　いいえ　16.7-14.3　PS

43. 転んだり左右によろけたりしないで，部屋を横切って自分一人で歩けますか。
はい　いいえ　17.4-15.4　GM

44. お母さんあるいはお父さんをちゃんと分かって「ママ」「かあさん」「パパ」「とうさん」などと言いますか。その他意味がわかっていう言葉があれば結構です。
はい　いいえ　17.6-14.8　L

45. 簡単なお手伝い（おもちゃを片づけたり，言われた物を持ってきたりなど）ができますか。
はい　いいえ　18.5-16.4　PS

46. レーズンや小さなお菓子などがはいっている入れ物（ビンやコップなど）から傾けて出すことができますか。できない場合や今までにしたことがなければ「いいえ」に○をつけて下さい。
はい　いいえ　18.6-16.5　FMA

47. 「パパ」「ママ」や家族やペットの名前以外の言葉を2語以上言いますか。
はい　いいえ　19.0-16.7　L

48. つまずいたり，転んだりせずに，一人で部屋を横切って走ることができますか。
はい　いいえ　20.0-18.1　GM

49. 「パパ」「ママ」や家族やペットの名前以外の言葉を3語以上言いますか。
はい　いいえ　20.4-18.0　L

50. 自分一人でスプーンやフォークを使って，あまりこぼさずに食べることができますか。
はい　いいえ　20.4-18.0　PS

51. 「パパ」「ママ」や家族やペットの名前以外の言葉を6語以上言いますか。
はい　いいえ　22.2-20.0　L

52. 積み木やブロックを4つ以上積み重ねて塔をつくることができますか。できない場合やいままでしたことがない場合は「いいえ」に○をつけて下さい。
はい　いいえ　22.5-20.5　FMA

53. 物につかまったりせずに，小さなボール（テニスボールなど）を前に蹴ることができますか。大きいボール（ビーチボールなど）ならできるという場合には「いいえ」に○をつけて下さい。
はい　いいえ　24.0-21.4　GM

54. パジャマ（上着でもズボンでも）やパンツを自分一人で脱げますか。オムツや帽子，靴下，靴の場合は「いいえ」に○をつけて下さい。
はい　いいえ　27.6-24.0　PS

9～24か月用

DENVERⅡ予備判定票

氏名		記録日	年　月　日
記録者 氏名		生年月日	年　月　日
記録者 続柄		年月日齢	年　月　日
		修正年月日齢	年　月　日

以下の質問に順番にお答え下さい。「はい」「いいえ」のどちらかに○をつけて下さい。「いいえ」が３つ以上になったら，それ以降の質問にお答えになる必要はありません。

26. 椅子や机につかまらせると，しばらくの間（５秒間以上）一人で立っていることができますか。　はい　いいえ　10.5-9.2　GM

27. 一人で遊んでいる時に，声を出したり，まるで誰かと話しているような独り言を言っていますか。訳の分からないおしゃべりで結構です。　はい　いいえ　10.5-8.8　L

28. 仰向けやうつ伏せの状態，あるいはハイハイしている状態から，自分一人で座れますか。　はい　いいえ　10.6-9.4　GM

29. 下の図のように，レーズンやボタンなどの小さい物を，親指と他の指とでつまめますか。　はい　いいえ　10.6-9.1　FMA

30. 座っている状態から，自分一人でたんすやテーブルにつかまって立ち上がれますか。　はい　いいえ　11.1-9.7　GM

31. 「が」「ば」「だ」などを「ががが」「ばばば」「だだだ」のように３つ以上続けて言いますか。　はい　いいえ　11.6-9.7　L

32. 「ママ」「パパ」などのことばを言いますか。どちらかが言えれば結構です。またはそれを意味する他の言葉でも結構です。また，ママやパパの本当の意味で言ってなくても構いません。　はい　いいえ　12.0-10.0　L

33. 手をたたいたり拍手をするとまねをしますか。　はい　いいえ　12.0-10.2　PS

34. 欲しい物がある時，泣かずに，それを指さしたり，あなたをひっぱったりして，欲しいという意思表示をすることができますか。　はい　いいえ　12.8-10.7　PS

35. あなたか他の大人が「バイバイ」と言って手を振ったら，そのまねをして手を振りますか。　はい　いいえ　12.9-11.1　PS

36. お子さんを立たせて，あなたが手を離しても，テーブルやたんすにつかまらずに，２秒間以上自分一人で立っていることができますか。　はい　いいえ　14.0-12.2　GM

37. 小さな物（小さなおもちゃや食べ物など）を手で持って，コップの中に入れて，しばらくもっていることができますか。　はい　いいえ　14.4-12.8　FMA

38. 10秒間以上，支えなしで，自分一人で立っていることができますか。　はい　いいえ　15.5-13.6　GM

39. あなたがお子さんの方にボールを転がしたり投げたりすると，お子さんはボールを転がしたり投げたりして，あなたに返しますか。今までしたことがない場合，あるいは手でもってきて直接あなたに手渡すようであれば「いいえ」に○をつけて下さい。　はい　いいえ　15.8-13.6　PS

40. テーブルや椅子につかまったり，床に手をついたりせずに，一人で身をかがめて物を拾って，もとの姿勢にもどることができますか。
はい　いいえ　16.4-14.5　GM

41. お子さんの前に紙を置いて，鉛筆を手に持たせたら，自分でなぐり書きをしますか。（あなたが手をそえたり，見本に書いてみせたりしてはいけません。）鉛筆をなめたり，鉛筆で机や紙をたたいたりするようであれば「いいえ」に○をつけて下さい。
はい　いいえ　16.6-14.8　FMA

42. 飲み口やフタのついていない普通のコップを一人で持って，あまりこぼさずに飲めますか。
はい　いいえ　16.7-14.3　PS

43. 転んだり左右によろけたりしないで，部屋を横切って自分一人で歩けますか。
はい　いいえ　17.4-15.4　GM

44. お母さんあるいはお父さんをちゃんと分かって「ママ」「かあさん」「パパ」「とうさん」などと言いますか。その他意味がわかっている言葉があれば結構です。
はい　いいえ　17.6-14.8　L

45. 簡単なお手伝い（おもちゃを片づけたり，言われた物を持ってきたりなど）ができますか。
はい　いいえ　18.5-16.4　PS

46. レーズンや小さなお菓子などがはいっている入れ物（ビンやコップなど）から傾けて出すことができますか。できない場合や今までにしたことがなければ「いいえ」に○をつけて下さい。
はい　いいえ　18.6-16.5　FMA

47. 「パパ」「ママ」や家族やペットの名前以外の言葉を２語以上言いますか。
はい　いいえ　19.0-16.7　L

48. つまずいたり，転んだりせずに，一人で部屋を横切って走ることができますか。
はい　いいえ　20.0-18.1　GM

49. 「パパ」「ママ」や家族やペットの名前以外の言葉を３語以上言いますか。
はい　いいえ　20.4-18.0　L

50. 自分一人でスプーンやフォークを使って，あまりこぼさずに食べることができますか。
はい　いいえ　20.4-18.0　PS

51. 「パパ」「ママ」や家族やペットの名前以外の言葉を６語以上言いますか。
はい　いいえ　22.2-20.0　L

52. 積み木やブロックを４つ以上積み重ねて塔をつくることができますか。できない場合やいままでしたことがない場合は「いいえ」に○をつけて下さい。
はい　いいえ　22.5-20.5　FMA

53. 物につかまったりせずに，小さなボール（テニスボールなど）を前に蹴ることができますか。大きいボール（ビーチボールなど）ならできるという場合には「いいえ」に○をつけて下さい。
はい　いいえ　24.0-21.4　GM

54. パジャマ（上着でもズボンでも）やパンツを自分一人で脱げますか。オムツや帽子，靴下，靴の場合は「いいえ」に○をつけて下さい。
はい　いいえ　27.6-24.0　PS

DENVERⅡ予備判定票

9〜24か月用

氏　　名 ＿＿＿＿＿＿

記録者　氏　　名 ＿＿＿＿＿＿
　　　　続　　柄 ＿＿＿＿＿＿

記　録　日　　年　　月　　日
生 年 月 日　　年　　月　　日
年 月 日 齢　　年　　月　　日
修正年月日齢　　年　　月　　日

以下の質問に順番にお答え下さい。「はい」「いいえ」のどちらかに○をつけて下さい。「いいえ」が3つ以上になったら，それ以降の質問にお答えになる必要はありません。

26. 椅子や机につかまらせると，しばらくの間（5秒間以上）一人で立っていることができますか。　はい　いいえ　10.5-9.2　GM

27. 一人で遊んでいる時に，声を出したり，まるで誰かと話しているような独り言を言っていますか。訳の分からないおしゃべりで結構です。　はい　いいえ　10.5-8.8　L

28. 仰向けやうつ伏せの状態，あるいはハイハイしている状態から，自分一人で座れますか。　はい　いいえ　10.6-9.4　GM

29. 下の図のように，レーズンやボタンなどの小さい物を，親指と他の指とでつまめますか。　はい　いいえ　10.6-9.1　FMA

30. 座っている状態から，自分一人でたんすやテーブルにつかまって立ち上がれますか。　はい　いいえ　11.1-9.7　GM

31. 「が」「ば」「だ」などを「ががが」「ばばば」「だだだ」のように3つ以上続けて言いますか。　はい　いいえ　11.6-9.7　L

32. 「ママ」「パパ」などのことばを言いますか。
どちらかが言えれば結構です。またはそれを意味する他の言葉でも結構です。また，ママやパパの本当の意味で言ってなくても構いません。　はい　いいえ　12.0-10.0　L

33. 手をたたいたり拍手をするとまねをしますか。　はい　いいえ　12.0-10.2　PS

34. 欲しい物がある時，泣かずに，それを指さしたり，あなたをひっぱったりして，欲しいという意思表示をすることができますか。　はい　いいえ　12.8-10.7　PS

35. あなたか他の大人が「バイバイ」と言って手を振ったら，そのまねをして手を振りますか。　はい　いいえ　12.9-11.1　PS

36. お子さんを立たせて，あなたが手を離しても，テーブルやたんすにつかまらずに，2秒間以上自分一人で立っていることができますか。　はい　いいえ　14.0-12.2　GM

37. 小さな物（小さなおもちゃや食べ物など）を手で持って，コップの中に入れて，しばらくもっていることができますか。　はい　いいえ　14.4-12.8　FMA

38. 10秒間以上，支えなしで，自分一人で立っていることができますか。　はい　いいえ　15.5-13.6　GM

39. あなたがお子さんの方にボールを転がしたり投げたりすると，お子さんはボールを転がしたり投げたりして，あなたに返しますか。今までしたことがない場合，あるいは手でもってきて直接あなたに手渡すようであれば「いいえ」に○をつけて下さい。　はい　いいえ　15.8-13.6　PS

40. テーブルや椅子につかまったり，床に手をついたりせずに，一人で身をかがめて物を拾って，もとの姿勢にもどることができますか。
はい　いいえ　16.4-14.5　GM

41. お子さんの前に紙を置いて，鉛筆を手に持たせたら，自分でなぐり書きをしますか。（あなたが手をそえたり，見本に書いてみせたりしてはいけません。）鉛筆をなめたり，鉛筆で机や紙をたたいたりするようであれば「いいえ」に○をつけて下さい。
はい　いいえ　16.6-14.8　FMA

42. 飲み口やフタのついていない普通のコップを一人で持って，あまりこぼさずに飲めますか。
はい　いいえ　16.7-14.3　PS

43. 転んだり左右によろけたりしないで，部屋を横切って自分一人で歩けますか。
はい　いいえ　17.4-15.4　GM

44. お母さんあるいはお父さんをちゃんと分かって「ママ」「かあさん」「パパ」「とうさん」などと言いますか。その他意味がわかっている言葉があれば結構です。
はい　いいえ　17.6-14.8　L

45. 簡単なお手伝い（おもちゃを片づけたり，言われた物を持ってきたりなど）ができますか。
はい　いいえ　18.5-16.4　PS

46. レーズンや小さなお菓子などがはいっている入れ物（ビンやコップなど）から傾けて出すことができますか。できない場合や今までにしたことがなければ「いいえ」に○をつけて下さい。
はい　いいえ　18.6-16.5　FMA

47. 「パパ」「ママ」や家族やペットの名前以外の言葉を 2 語以上言いますか。
はい　いいえ　19.0-16.7　L

48. つまずいたり，転んだりせずに，一人で部屋を横切って走ることができますか。
はい　いいえ　20.0-18.1　GM

49. 「パパ」「ママ」や家族やペットの名前以外の言葉を 3 語以上言いますか。
はい　いいえ　20.4-18.0　L

50. 自分一人でスプーンやフォークを使って，あまりこぼさずに食べることができますか。
はい　いいえ　20.4-18.0　PS

51. 「パパ」「ママ」や家族やペットの名前以外の言葉を 6 語以上言いますか。
はい　いいえ　22.2-20.0　L

52. 積み木やブロックを 4 つ以上積み重ねて塔をつくることができますか。できない場合やいままでしたことがない場合は「いいえ」に○をつけて下さい。
はい　いいえ　22.5-20.5　FMA

53. 物につかまったりせずに，小さなボール（テニスボールなど）を前に蹴ることができますか。大きいボール（ビーチボールなど）ならできるという場合には「いいえ」に○をつけて下さい。
はい　いいえ　24.0-21.4　GM

54. パジャマ（上着でもズボンでも）やパンツを自分一人で脱げますか。オムツや帽子，靴下，靴の場合は「いいえ」に○をつけて下さい。
はい　いいえ　27.6-24.0　PS

9〜24か月用

DENVER Ⅱ 予備判定票

氏　名		記録日	年　月　日
記録者　氏　名		生年月日	年　月　日
記録者　続　柄		年月日齢	年　月　日
		修正年月日齢	年　月　日

以下の質問に順番にお答え下さい。「はい」「いいえ」のどちらかに○をつけて下さい。「いいえ」が3つ以上になったら，それ以降の質問にお答えになる必要はありません。

26. 椅子や机につかまらせると，しばらくの間（5秒間以上）一人で立っていることができますか。　はい　いいえ　10.5-9.2　GM

27. 一人で遊んでいる時に，声を出したり，まるで誰かと話しているような独り言を言っていますか。訳の分からないおしゃべりで結構です。　はい　いいえ　10.5-8.8　L

28. 仰向けやうつ伏せの状態，あるいはハイハイしている状態から，自分一人で座れますか。　はい　いいえ　10.6-9.4　GM

29. 下の図のように，レーズンやボタンなどの小さい物を，親指と他の指とでつまめますか。　はい　いいえ　10.6-9.1　FMA

30. 座っている状態から，自分一人でたんすやテーブルにつかまって立ち上がれますか。　はい　いいえ　11.1-9.7　GM

31. 「が」「ば」「だ」などを「ががが」「ばばば」「だだだ」のように3つ以上続けて言いますか。　はい　いいえ　11.6-9.7　L

32. 「ママ」「パパ」などのことばを言いますか。
どちらかが言えれば結構です。またはそれを意味する他の言葉でも結構です。また，ママやパパの本当の意味で言ってなくても構いません。　はい　いいえ　12.0-10.0　L

33. 手をたたいたり拍手をするとまねをしますか。　はい　いいえ　12.0-10.2　PS

34. 欲しい物がある時，泣かずに，それを指さしたり，あなたをひっぱったりして，欲しいという意思表示をすることができますか。　はい　いいえ　12.8-10.7　PS

35. あなたか他の大人が「バイバイ」と言って手を振ったら，そのまねをして手を振りますか。　はい　いいえ　12.9-11.1　PS

36. お子さんを立たせて，あなたが手を離しても，テーブルやたんすにつかまらずに，2秒間以上自分一人で立っていることができますか。　はい　いいえ　14.0-12.2　GM

37. 小さな物（小さなおもちゃや食べ物など）を手で持って，コップの中に入れて，しばらくもっていることができますか。　はい　いいえ　14.4-12.8　FMA

38. 10秒間以上，支えなしで，自分一人で立っていることができますか。　はい　いいえ　15.5-13.6　GM

39. あなたがお子さんの方にボールを転がしたり投げたりすると，お子さんはボールを転がしたり投げたりして，あなたに返しますか。今までしたことがない場合，あるいは手でもってきて直接あなたに手渡すようであれば「いいえ」に○をつけて下さい。　はい　いいえ　15.8-13.6　PS

40. テーブルや椅子につかまったり，床に手をついたりせずに，一人で身をかがめて物を拾って，もとの姿勢にもどることができますか。
はい　いいえ　16.4-14.5　GM

41. お子さんの前に紙を置いて，鉛筆を手に持たせたら，自分でなぐり書きをしますか。(あなたが手をそえたり，見本に書いてみせたりしてはいけません。) 鉛筆をなめたり，鉛筆で机や紙をたたいたりするようであれば「いいえ」に○をつけて下さい。
はい　いいえ　16.6-14.8　FMA

42. 飲み口やフタのついていない普通のコップを一人で持って，あまりこぼさずに飲めますか。
はい　いいえ　16.7-14.3　PS

43. 転んだり左右によろけたりしないで，部屋を横切って自分一人で歩けますか。
はい　いいえ　17.4-15.4　GM

44. お母さんあるいはお父さんをちゃんと分かって「ママ」「かあさん」「パパ」「とうさん」などと言いますか。その他意味がわかっている言葉があれば結構です。
はい　いいえ　17.6-14.8　L

45. 簡単なお手伝い（おもちゃを片づけたり，言われた物を持ってきたりなど）ができますか。
はい　いいえ　18.5-16.4　PS

46. レーズンや小さなお菓子などがはいっている入れ物（ビンやコップなど）から傾けて出すことができますか。できない場合や今までにしたことがなければ「いいえ」に○をつけて下さい。
はい　いいえ　18.6-16.5　FMA

47. 「パパ」「ママ」や家族やペットの名前以外の言葉を2語以上言いますか。
はい　いいえ　19.0-16.7　L

48. つまずいたり，転んだりせずに，一人で部屋を横切って走ることができますか。
はい　いいえ　20.0-18.1　GM

49. 「パパ」「ママ」や家族やペットの名前以外の言葉を3語以上言いますか。
はい　いいえ　20.4-18.0　L

50. 自分一人でスプーンやフォークを使って，あまりこぼさずに食べることができますか。
はい　いいえ　20.4-18.0　PS

51. 「パパ」「ママ」や家族やペットの名前以外の言葉を6語以上言いますか。
はい　いいえ　22.2-20.0　L

52. 積み木やブロックを4つ以上積み重ねて塔をつくることができますか。できない場合やいままでしたことがない場合は「いいえ」に○をつけて下さい。
はい　いいえ　22.5-20.5　FMA

53. 物につかまったりせずに，小さなボール（テニスボールなど）を前に蹴ることができますか。大きいボール（ビーチボールなど）ならできるという場合には「いいえ」に○をつけて下さい。
はい　いいえ　24.0-21.4　GM

54. パジャマ（上着でもズボンでも）やパンツを自分一人で脱げますか。オムツや帽子，靴下，靴の場合は「いいえ」に○をつけて下さい。
はい　いいえ　27.6-24.0　PS

9〜24か月用

DENVERⅡ予備判定票

氏　名		記録日	年　月　日
記録者　氏　名		生年月日	年　月　日
記録者　続　柄		年月日齢	年　月　日
		修正年月日齢	年　月　日

以下の質問に順番にお答え下さい。「はい」「いいえ」のどちらかに○をつけて下さい。「いいえ」が３つ以上になったら，それ以降の質問にお答えになる必要はありません。

26. 椅子や机につかまらせると，しばらくの間（５秒間以上）一人で立っていることができますか。　はい　いいえ　10.5-9.2　GM

27. 一人で遊んでいる時に，声を出したり，まるで誰かと話しているような独り言を言っていますか。訳の分からないおしゃべりで結構です。　はい　いいえ　10.5-8.8　L

28. 仰向けやうつ伏せの状態，あるいはハイハイしている状態から，自分一人で座れますか。　はい　いいえ　10.6-9.4　GM

29. 下の図のように，レーズンやボタンなどの小さい物を，親指と他の指とでつまめますか。　はい　いいえ　10.6-9.1　FMA

30. 座っている状態から，自分一人でたんすやテーブルにつかまって立ち上がれますか。　はい　いいえ　11.1-9.7　GM

31. 「が」「ば」「だ」などを「ががが」「ばばば」「だだだ」のように３つ以上続けて言いますか。　はい　いいえ　11.6-9.7　L

32. 「ママ」「パパ」などのことばを言いますか。
どちらかが言えれば結構です。またはそれを意味する他の言葉でも結構です。また，ママやパパの本当の意味で言ってなくても構いません。　はい　いいえ　12.0-10.0　L

33. 手をたたいたり拍手をするとまねをしますか。　はい　いいえ　12.0-10.2　PS

34. 欲しい物がある時，泣かずに，それを指さしたり，あなたをひっぱったりして，欲しいという意思表示をすることができますか。　はい　いいえ　12.8-10.7　PS

35. あなたか他の大人が「バイバイ」と言って手を振ったら，そのまねをして手を振りますか。　はい　いいえ　12.9-11.1　PS

36. お子さんを立たせて，あなたが手を離しても，テーブルやたんすにつかまらずに，２秒間以上自分一人で立っていることができますか。　はい　いいえ　14.0-12.2　GM

37. 小さな物（小さなおもちゃや食べ物など）を手で持って，コップの中に入れて，しばらくもっていることができますか。　はい　いいえ　14.4-12.8　FMA

38. 10秒間以上，支えなしで，自分一人で立っていることができますか。　はい　いいえ　15.5-13.6　GM

39. あなたがお子さんの方にボールを転がしたり投げたりすると，お子さんはボールを転がしたり投げたりして，あなたに返しますか。今までしたことがない場合，あるいは手でもってきて直接あなたに手渡すようであれば「いいえ」に○をつけて下さい。　はい　いいえ　15.8-13.6　PS

40. テーブルや椅子につかまったり，床に手をついたりせずに，一人で身をかがめて物を拾って，もとの姿勢にもどることができますか。
はい　いいえ　16.4-14.5　GM

41. お子さんの前に紙を置いて，鉛筆を手に持たせたら，自分でなぐり書きをしますか。(あなたが手をそえたり，見本に書いてみせたりしてはいけません。) 鉛筆をなめたり，鉛筆で机や紙をたたいたりするようであれば「いいえ」に○をつけて下さい。
はい　いいえ　16.6-14.8　FMA

42. 飲み口やフタのついていない普通のコップを一人で持って，あまりこぼさずに飲めますか。
はい　いいえ　16.7-14.3　PS

43. 転んだり左右によろけたりしないで，部屋を横切って自分一人で歩けますか。
はい　いいえ　17.4-15.4　GM

44. お母さんあるいはお父さんをちゃんと分かって「ママ」「かあさん」「パパ」「とうさん」などと言いますか。その他意味がわかっていう言葉があれば結構です。
はい　いいえ　17.6-14.8　L

45. 簡単なお手伝い（おもちゃを片づけたり，言われた物を持ってきたりなど）ができますか。
はい　いいえ　18.5-16.4　PS

46. レーズンや小さなお菓子などがはいっている入れ物（ビンやコップなど）から傾けて出すことができますか。できない場合や今までにしたことがなければ「いいえ」に○をつけて下さい。
はい　いいえ　18.6-16.5　FMA

47. 「パパ」「ママ」や家族やペットの名前以外の言葉を 2 語以上言いますか。
はい　いいえ　19.0-16.7　L

48. つまずいたり，転んだりせずに，一人で部屋を横切って走ることができますか。
はい　いいえ　20.0-18.1　GM

49. 「パパ」「ママ」や家族やペットの名前以外の言葉を 3 語以上言いますか。
はい　いいえ　20.4-18.0　L

50. 自分一人でスプーンやフォークを使って，あまりこぼさずに食べることができますか。
はい　いいえ　20.4-18.0　PS

51. 「パパ」「ママ」や家族やペットの名前以外の言葉を 6 語以上言いますか。
はい　いいえ　22.2-20.0　L

52. 積み木やブロックを 4 つ以上積み重ねて塔をつくることができますか。できない場合やいままでしたことがない場合は「いいえ」に○をつけて下さい。
はい　いいえ　22.5-20.5　FMA

53. 物につかまったりせずに，小さなボール（テニスボールなど）を前に蹴ることができますか。大きいボール（ビーチボールなど）ならできるという場合には「いいえ」に○をつけて下さい。
はい　いいえ　24.0-21.4　GM

54. パジャマ（上着でもズボンでも）やパンツを自分一人で脱げますか。オムツや帽子，靴下，靴の場合は「いいえ」に○をつけて下さい。
はい　いいえ　27.6-24.0　PS

9～24か月用

DENVER II 予備判定票

氏　名 ＿＿＿＿

記録者　氏　名 ＿＿＿＿
　　　　続　柄 ＿＿＿＿

記録日　　年　月　日
生年月日　年　月　日
年月日齢　年　月　日
修正年月日齢　年　月　日

以下の質問に順番にお答え下さい。「はい」「いいえ」のどちらかに○をつけて下さい。「いいえ」が３つ以上になったら，それ以降の質問にお答えになる必要はありません。

26. 椅子や机につかまらせると，しばらくの間（5 秒間以上）一人で立っていることができますか。　はい　いいえ　10.5-9.2　GM

27. 一人で遊んでいる時に，声を出したり，まるで誰かと話しているような独り言を言っていますか。訳の分からないおしゃべりで結構です。　はい　いいえ　10.5-8.8　L

28. 仰向けやうつ伏せの状態，あるいはハイハイしている状態から，自分一人で座れますか。　はい　いいえ　10.6-9.4　GM

29. 下の図のように，レーズンやボタンなどの小さい物を，親指と他の指とでつまめますか。　はい　いいえ　10.6-9.1　FMA

30. 座っている状態から，自分一人でたんすやテーブルにつかまって立ち上がれますか。　はい　いいえ　11.1-9.7　GM

31. 「が」「ば」「だ」などを「ががが」「ばばば」「だだだ」のように３つ以上続けて言いますか。　はい　いいえ　11.6-9.7　L

32. 「ママ」「パパ」などのことばを言いますか。
どちらかが言えれば結構です。またはそれを意味する他の言葉でも結構です。また，ママやパパの本当の意味で言ってなくても構いません。　はい　いいえ　12.0-10.0　L

33. 手をたたいたり拍手をするとまねをしますか。　はい　いいえ　12.0-10.2　PS

34. 欲しい物がある時，泣かずに，それを指さしたり，あなたをひっぱったりして，欲しいという意思表示をすることができますか。　はい　いいえ　12.8-10.7　PS

35. あなたか他の大人が「バイバイ」と言って手を振ったら，そのまねをして手を振りますか。　はい　いいえ　12.9-11.1　PS

36. お子さんを立たせて，あなたが手を離しても，テーブルやたんすにつかまらずに，２秒間以上自分一人で立っていることができますか。　はい　いいえ　14.0-12.2　GM

37. 小さな物（小さなおもちゃや食べ物など）を手で持って，コップの中に入れて，しばらくもっていることができますか。　はい　いいえ　14.4-12.8　FMA

38. 10秒間以上，支えなしで，自分一人で立っていることができますか。　はい　いいえ　15.5-13.6　GM

39. あなたがお子さんの方にボールを転がしたり投げたりすると，お子さんはボールを転がしたり投げたりして，あなたに返しますか。今までしたことがない場合，あるいは手でもってきて直接あなたに手渡すようであれば「いいえ」に○をつけて下さい。　はい　いいえ　15.8-13.6　PS

40. テーブルや椅子につかまったり，床に手をついたりせずに，一人で身をかがめて物を拾って，もとの姿勢にもどることができますか。
はい　いいえ　16.4-14.5　GM

41. お子さんの前に紙を置いて，鉛筆を手に持たせたら，自分でなぐり書きをしますか。（あなたが手をそえたり，見本に書いてみせたりしてはいけません。）鉛筆をなめたり，鉛筆で机や紙をたたいたりするようであれば「いいえ」に○をつけて下さい。
はい　いいえ　16.6-14.8　FMA

42. 飲み口やフタのついていない普通のコップを一人で持って，あまりこぼさずに飲めますか。
はい　いいえ　16.7-14.3　PS

43. 転んだり左右によろけたりしないで，部屋を横切って自分一人で歩けますか。
はい　いいえ　17.4-15.4　GM

44. お母さんあるいはお父さんをちゃんと分かって「ママ」「かあさん」「パパ」「とうさん」などと言いますか。その他意味がわかっている言葉があれば結構です。
はい　いいえ　17.6-14.8　L

45. 簡単なお手伝い（おもちゃを片づけたり，言われた物を持ってきたりなど）ができますか。
はい　いいえ　18.5-16.4　PS

46. レーズンや小さなお菓子などがはいっている入れ物（ビンやコップなど）から傾けて出すことができますか。できない場合や今までにしたことがなければ「いいえ」に○をつけて下さい。
はい　いいえ　18.6-16.5　FMA

47. 「パパ」「ママ」や家族やペットの名前以外の言葉を２語以上言いますか。
はい　いいえ　19.0-16.7　L

48. つまずいたり，転んだりせずに，一人で部屋を横切って走ることができますか。
はい　いいえ　20.0-18.1　GM

49. 「パパ」「ママ」や家族やペットの名前以外の言葉を３語以上言いますか。
はい　いいえ　20.4-18.0　L

50. 自分一人でスプーンやフォークを使って，あまりこぼさずに食べることができますか。
はい　いいえ　20.4-18.0　PS

51. 「パパ」「ママ」や家族やペットの名前以外の言葉を６語以上言いますか。
はい　いいえ　22.2-20.0　L

52. 積み木やブロックを４つ以上積み重ねて塔をつくることができますか。できない場合やいままでしたことがない場合は「いいえ」に○をつけて下さい。
はい　いいえ　22.5-20.5　FMA

53. 物につかまったりせずに，小さなボール（テニスボールなど）を前に蹴ることができますか。大きいボール（ビーチボールなど）ならできるという場合には「いいえ」に○をつけて下さい。
はい　いいえ　24.0-21.4　GM

54. パジャマ（上着でもズボンでも）やパンツを自分一人で脱げますか。オムツや帽子，靴下，靴の場合は「いいえ」に○をつけて下さい。
はい　いいえ　27.6-24.0　PS

9〜24か月用

DENVERⅡ予備判定票

氏　名 ＿＿＿＿＿＿

記録者　氏　名 ＿＿＿＿＿＿
　　　　続　柄 ＿＿＿＿＿＿

記　録　日 　年　月　日
生年月日 　年　月　日
年月日齢 　年　月　日
修正年月日齢 　年　月　日

以下の質問に順番にお答え下さい。「はい」「いいえ」のどちらかに○をつけて下さい。「いいえ」が3つ以上になったら，それ以降の質問にお答えになる必要はありません。

26. 椅子や机につかまらせると，しばらくの間（5秒間以上）一人で立っていることができますか。　はい　いいえ　10.5-9.2　GM

27. 一人で遊んでいる時に，声を出したり，まるで誰かと話しているような独り言を言っていますか。訳の分からないおしゃべりで結構です。　はい　いいえ　10.5-8.8　L

28. 仰向けやうつ伏せの状態，あるいはハイハイしている状態から，自分一人で座れますか。　はい　いいえ　10.6-9.4　GM

29. 下の図のように，レーズンやボタンなどの小さい物を，親指と他の指とでつまめますか。　はい　いいえ　10.6-9.1　FMA

30. 座っている状態から，自分一人でたんすやテーブルにつかまって立ち上がれますか。　はい　いいえ　11.1-9.7　GM

31. 「が」「ば」「だ」などを「ががが」「ばばば」「だだだ」のように3つ以上続けて言いますか。　はい　いいえ　11.6-9.7　L

32. 「ママ」「パパ」などのことばを言いますか。
どちらかが言えれば結構です。またはそれを意味する他の言葉でも結構です。また，ママやパパの本当の意味で言ってなくても構いません。　はい　いいえ　12.0-10.0　L

33. 手をたたいたり拍手をするとまねをしますか。　はい　いいえ　12.0-10.2　PS

34. 欲しい物がある時，泣かずに，それを指さしたり，あなたをひっぱったりして，欲しいという意思表示をすることができますか。　はい　いいえ　12.8-10.7　PS

35. あなたか他の大人が「バイバイ」と言って手を振ったら，そのまねをして手を振りますか。　はい　いいえ　12.9-11.1　PS

36. お子さんを立たせて，あなたが手を離しても，テーブルやたんすにつかまらずに，2秒間以上自分一人で立っていることができますか。　はい　いいえ　14.0-12.2　GM

37. 小さな物（小さなおもちゃや食べ物など）を手で持って，コップの中に入れて，しばらくもっていることができますか。　はい　いいえ　14.4-12.8　FMA

38. 10秒間以上，支えなしで，自分一人で立っていることができますか。　はい　いいえ　15.5-13.6　GM

39. あなたがお子さんの方にボールを転がしたり投げたりすると，お子さんはボールを転がしたり投げたりして，あなたに返しますか。今までしたことがない場合，あるいは手でもってきて直接あなたに手渡すようであれば「いいえ」に○をつけて下さい。　はい　いいえ　15.8-13.6　PS

40. テーブルや椅子につかまったり，床に手をついたりせずに，一人で身をかがめて物を拾って，もとの姿勢にもどることができますか。
はい　いいえ　16.4-14.5　GM

41. お子さんの前に紙を置いて，鉛筆を手に持たせたら，自分でなぐり書きをしますか。（あなたが手をそえたり，見本に書いてみせたりしてはいけません。）鉛筆をなめたり，鉛筆で机や紙をたたいたりするようであれば「いいえ」に○をつけて下さい。
はい　いいえ　16.6-14.8　FMA

42. 飲み口やフタのついていない普通のコップを一人で持って，あまりこぼさずに飲めますか。
はい　いいえ　16.7-14.3　PS

43. 転んだり左右によろけたりしないで，部屋を横切って自分一人で歩けますか。
はい　いいえ　17.4-15.4　GM

44. お母さんあるいはお父さんをちゃんと分かって「ママ」「かあさん」「パパ」「とうさん」などと言いますか。その他意味がわかっていう言葉があれば結構です。
はい　いいえ　17.6-14.8　L

45. 簡単なお手伝い（おもちゃを片づけたり，言われた物を持ってきたりなど）ができますか。
はい　いいえ　18.5-16.4　PS

46. レーズンや小さなお菓子などがはいっている入れ物（ビンやコップなど）から傾けて出すことができますか。できない場合や今までにしたことがなければ「いいえ」に○をつけて下さい。
はい　いいえ　18.6-16.5　FMA

47. 「パパ」「ママ」や家族やペットの名前以外の言葉を２語以上言いますか。
はい　いいえ　19.0-16.7　L

48. つまずいたり，転んだりせずに，一人で部屋を横切って走ることができますか。
はい　いいえ　20.0-18.1　GM

49. 「パパ」「ママ」や家族やペットの名前以外の言葉を３語以上言いますか。
はい　いいえ　20.4-18.0　L

50. 自分一人でスプーンやフォークを使って，あまりこぼさずに食べることができますか。
はい　いいえ　20.4-18.0　PS

51. 「パパ」「ママ」や家族やペットの名前以外の言葉を６語以上言いますか。
はい　いいえ　22.2-20.0　L

52. 積み木やブロックを４つ以上積み重ねて塔をつくることができますか。できない場合やいままでしたことがない場合は「いいえ」に○をつけて下さい。
はい　いいえ　22.5-20.5　FMA

53. 物につかまったりせずに，小さなボール（テニスボールなど）を前に蹴ることができますか。大きいボール（ビーチボールなど）ならできるという場合には「いいえ」に○をつけて下さい。
はい　いいえ　24.0-21.4　GM

54. パジャマ（上着でもズボンでも）やパンツを自分一人で脱げますか。オムツや帽子，靴下，靴の場合は「いいえ」に○をつけて下さい。
はい　いいえ　27.6-24.0　PS

9〜24か月用

DENVERⅡ予備判定票

氏　名 ＿＿＿＿＿＿

記録者　氏　名 ＿＿＿＿＿＿　続　柄 ＿＿＿＿＿＿

記録日　　年　月　日
生年月日　　年　月　日
年月日齢　　年　月　日
修正年月日齢　　年　月　日

以下の質問に順番にお答え下さい。「はい」「いいえ」のどちらかに○をつけて下さい。「いいえ」が3つ以上になったら，それ以降の質問にお答えになる必要はありません。

26. 椅子や机につかまらせると，しばらくの間（5秒間以上）一人で立っていることができますか。　はい　いいえ　10.5-9.2　GM

27. 一人で遊んでいる時に，声を出したり，まるで誰かと話しているような独り言を言っていますか。訳の分からないおしゃべりで結構です。　はい　いいえ　10.5-8.8　L

28. 仰向けやうつ伏せの状態，あるいはハイハイしている状態から，自分一人で座れますか。　はい　いいえ　10.6-9.4　GM

29. 下の図のように，レーズンやボタンなどの小さい物を，親指と他の指とでつまめますか。　はい　いいえ　10.6-9.1　FMA

30. 座っている状態から，自分一人でたんすやテーブルにつかまって立ち上がれますか。　はい　いいえ　11.1-9.7　GM

31. 「が」「ば」「だ」などを「ががが」「ばばば」「だだだ」のように3つ以上続けて言いますか。　はい　いいえ　11.6-9.7　L

32. 「ママ」「パパ」などのことばを言いますか。
どちらかが言えれば結構です。またはそれを意味する他の言葉でも結構です。また，ママやパパの本当の意味で言ってなくても構いません。　はい　いいえ　12.0-10.0　L

33. 手をたたいたり拍手をするとまねをしますか。　はい　いいえ　12.0-10.2　PS

34. 欲しい物がある時，泣かずに，それを指さしたり，あなたをひっぱったりして，欲しいという意思表示をすることができますか。　はい　いいえ　12.8-10.7　PS

35. あなたか他の大人が「バイバイ」と言って手を振ったら，そのまねをして手を振りますか。　はい　いいえ　12.9-11.1　PS

36. お子さんを立たせて，あなたが手を離しても，テーブルやたんすにつかまらずに，2秒間以上自分一人で立っていることができますか。　はい　いいえ　14.0-12.2　GM

37. 小さな物（小さなおもちゃや食べ物など）を手で持って，コップの中に入れて，しばらくもっていることができますか。　はい　いいえ　14.4-12.8　FMA

38. 10秒間以上，支えなしで，自分一人で立っていることができますか。　はい　いいえ　15.5-13.6　GM

39. あなたがお子さんの方にボールを転がしたり投げたりすると，お子さんはボールを転がしたり投げたりして，あなたに返しますか。今までしたことがない場合，あるいは手でもってきて直接あなたに手渡すようであれば「いいえ」に○をつけて下さい。　はい　いいえ　15.8-13.6　PS

40. テーブルや椅子につかまったり，床に手をついたりせずに，一人で身をかがめて物を拾って，もとの姿勢にもどることができますか。
はい　いいえ　16.4-14.5　GM

41. お子さんの前に紙を置いて，鉛筆を手に持たせたら，自分でなぐり書きをしますか。（あなたが手をそえたり，見本に書いてみせたりしてはいけません。）鉛筆をなめたり，鉛筆で机や紙をたたいたりするようであれば「いいえ」に○をつけて下さい。
はい　いいえ　16.6-14.8　FMA

42. 飲み口やフタのついていない普通のコップを一人で持って，あまりこぼさずに飲めますか。
はい　いいえ　16.7-14.3　PS

43. 転んだり左右によろけたりしないで，部屋を横切って自分一人で歩けますか。
はい　いいえ　17.4-15.4　GM

44. お母さんあるいはお父さんをちゃんと分かって「ママ」「かあさん」「パパ」「とうさん」などと言いますか。その他意味がわかっていう言葉があれば結構です。
はい　いいえ　17.6-14.8　L

45. 簡単なお手伝い（おもちゃを片づけたり，言われた物を持ってきたりなど）ができますか。
はい　いいえ　18.5-16.4　PS

46. レーズンや小さなお菓子などがはいっている入れ物（ビンやコップなど）から傾けて出すことができますか。できない場合や今までにしたことがなければ「いいえ」に○をつけて下さい。
はい　いいえ　18.6-16.5　FMA

47. 「パパ」「ママ」や家族やペットの名前以外の言葉を２語以上言いますか。
はい　いいえ　19.0-16.7　L

48. つまずいたり，転んだりせずに，一人で部屋を横切って走ることができますか。
はい　いいえ　20.0-18.1　GM

49. 「パパ」「ママ」や家族やペットの名前以外の言葉を３語以上言いますか。
はい　いいえ　20.4-18.0　L

50. 自分一人でスプーンやフォークを使って，あまりこぼさずに食べることができますか。
はい　いいえ　20.4-18.0　PS

51. 「パパ」「ママ」や家族やペットの名前以外の言葉を６語以上言いますか。
はい　いいえ　22.2-20.0　L

52. 積み木やブロックを４つ以上積み重ねて塔をつくることができますか。できない場合やいままでしたことがない場合は「いいえ」に○をつけて下さい。
はい　いいえ　22.5-20.5　FMA

53. 物につかまったりせずに，小さなボール（テニスボールなど）を前に蹴ることができますか。大きいボール（ビーチボールなど）ならできるという場合には「いいえ」に○をつけて下さい。
はい　いいえ　24.0-21.4　GM

54. パジャマ（上着でもズボンでも）やパンツを自分一人で脱げますか。オムツや帽子，靴下，靴の場合は「いいえ」に○をつけて下さい。
はい　いいえ　27.6-24.0　PS

9〜24か月用

DENVERⅡ予備判定票

氏　名 ＿＿＿＿＿

記録者　氏　名 ＿＿＿＿＿
　　　　続　柄 ＿＿＿＿＿

記録日　　年　月　日
生年月日　年　月　日
年月日齢　年　月　日
修正年月日齢　年　月　日

以下の質問に順番にお答え下さい。「はい」「いいえ」のどちらかに○をつけて下さい。「いいえ」が３つ以上になったら，それ以降の質問にお答えになる必要はありません。

26. 椅子や机につかまらせると，しばらくの間（5秒間以上）一人で立っていることができますか。　はい　いいえ　10.5-9.2　GM

27. 一人で遊んでいる時に，声を出したり，まるで誰かと話しているような独り言を言っていますか。訳の分からないおしゃべりで結構です。　はい　いいえ　10.5-8.8　L

28. 仰向けやうつ伏せの状態，あるいはハイハイしている状態から，自分一人で座れますか。　はい　いいえ　10.6-9.4　GM

29. 下の図のように，レーズンやボタンなどの小さい物を，親指と他の指とでつまめますか。　はい　いいえ　10.6-9.1　FMA

30. 座っている状態から，自分一人でたんすやテーブルにつかまって立ち上がれますか。　はい　いいえ　11.1-9.7　GM

31. 「が」「ば」「だ」などを「ががが」「ばばば」「だだだ」のように３つ以上続けて言いますか。　はい　いいえ　11.6-9.7　L

32. 「ママ」「パパ」などのことばを言いますか。
どちらかが言えれば結構です。またはそれを意味する他の言葉でも結構です。また，ママやパパの本当の意味で言ってなくても構いません。　はい　いいえ　12.0-10.0　L

33. 手をたたいたり拍手をするとまねをしますか。　はい　いいえ　12.0-10.2　PS

34. 欲しい物がある時，泣かずに，それを指さしたり，あなたをひっぱったりして，欲しいという意思表示をすることができますか。　はい　いいえ　12.8-10.7　PS

35. あなたか他の大人が「バイバイ」と言って手を振ったら，そのまねをして手を振りますか。　はい　いいえ　12.9-11.1　PS

36. お子さんを立たせて，あなたが手を離しても，テーブルやたんすにつかまらずに，２秒間以上自分一人で立っていることができますか。　はい　いいえ　14.0-12.2　GM

37. 小さな物（小さなおもちゃや食べ物など）を手で持って，コップの中に入れて，しばらくもっていることができますか。　はい　いいえ　14.4-12.8　FMA

38. 10秒間以上，支えなしで，自分一人で立っていることができますか。　はい　いいえ　15.5-13.6　GM

39. あなたがお子さんの方にボールを転がしたり投げたりすると，お子さんはボールを転がしたり投げたりして，あなたに返しますか。今までしたことがない場合，あるいは手でもってきて直接あなたに手渡すようであれば「いいえ」に○をつけて下さい。　はい　いいえ　15.8-13.6　PS

40. テーブルや椅子につかまったり，床に手をついたりせずに，一人で身をかがめて物を拾って，もとの姿勢にもどることができますか。
はい　いいえ　16.4-14.5　GM

41. お子さんの前に紙を置いて，鉛筆を手に持たせたら，自分でなぐり書きをしますか。(あなたが手をそえたり，見本に書いてみせたりしてはいけません。) 鉛筆をなめたり，鉛筆で机や紙をたたいたりするようであれば「いいえ」に○をつけて下さい。
はい　いいえ　16.6-14.8　FMA

42. 飲み口やフタのついていない普通のコップを一人で持って，あまりこぼさずに飲めますか。
はい　いいえ　16.7-14.3　PS

43. 転んだり左右によろけたりしないで，部屋を横切って自分一人で歩けますか。
はい　いいえ　17.4-15.4　GM

44. お母さんあるいはお父さんをちゃんと分かって「ママ」「かあさん」「パパ」「とうさん」などと言いますか。その他意味がわかっていう言葉があれば結構です。
はい　いいえ　17.6-14.8　L

45. 簡単なお手伝い（おもちゃを片づけたり，言われた物を持ってきたりなど）ができますか。
はい　いいえ　18.5-16.4　PS

46. レーズンや小さなお菓子などがはいっている入れ物（ビンやコップなど）から傾けて出すことができますか。できない場合や今までにしたことがなければ「いいえ」に○をつけて下さい。
はい　いいえ　18.6-16.5　FMA

47. 「パパ」「ママ」や家族やペットの名前以外の言葉を２語以上言いますか。
はい　いいえ　19.0-16.7　L

48. つまずいたり，転んだりせずに，一人で部屋を横切って走ることができますか。
はい　いいえ　20.0-18.1　GM

49. 「パパ」「ママ」や家族やペットの名前以外の言葉を３語以上言いますか。
はい　いいえ　20.4-18.0　L

50. 自分一人でスプーンやフォークを使って，あまりこぼさずに食べることができますか。
はい　いいえ　20.4-18.0　PS

51. 「パパ」「ママ」や家族やペットの名前以外の言葉を６語以上言いますか。
はい　いいえ　22.2-20.0　L

52. 積み木やブロックを４つ以上積み重ねて塔をつくることができますか。できない場合やいままでしたことがない場合は「いいえ」に○をつけて下さい。
はい　いいえ　22.5-20.5　FMA

53. 物につかまったりせずに，小さなボール（テニスボールなど）を前に蹴ることができますか。大きいボール（ビーチボールなど）ならできるという場合には「いいえ」に○をつけて下さい。
はい　いいえ　24.0-21.4　GM

54. パジャマ（上着でもズボンでも）やパンツを自分一人で脱げますか。オムツや帽子，靴下，靴の場合は「いいえ」に○をつけて下さい。
はい　いいえ　27.6-24.0　PS

DENVER Ⅱ予備判定票

9〜24か月用

氏　　名 ＿＿＿＿＿＿

記録者　氏　　名 ＿＿＿＿＿＿

　　　　続　　柄 ＿＿＿＿＿＿

記　録　日　　年　　月　　日

生 年 月 日　　年　　月　　日

年 月 日 齢　　年　　月　　日

修正年月日齢　　年　　月　　日

以下の質問に順番にお答え下さい。「はい」「いいえ」のどちらかに○をつけて下さい。「いいえ」が３つ以上になったら，それ以降の質問にお答えになる必要はありません。

26. 椅子や机につかまらせると，しばらくの間（5秒間以上）一人で立っていることができますか。　はい　いいえ　10.5-9.2　GM

27. 一人で遊んでいる時に，声を出したり，まるで誰かと話しているような独り言を言っていますか。訳の分からないおしゃべりで結構です。　はい　いいえ　10.5-8.8　L

28. 仰向けやうつ伏せの状態，あるいはハイハイしている状態から，自分一人で座れますか。　はい　いいえ　10.6-9.4　GM

29. 下の図のように，レーズンやボタンなどの小さい物を，親指と他の指とでつまめますか。　はい　いいえ　10.6-9.1　FMA

30. 座っている状態から，自分一人でたんすやテーブルにつかまって立ち上がれますか。　はい　いいえ　11.1-9.7　GM

31. 「が」「ば」「だ」などを「ががが」「ばばば」「だだだ」のように３つ以上続けて言いますか。　はい　いいえ　11.6-9.7　L

32. 「ママ」「パパ」などのことばを言いますか。
どちらかが言えれば結構です。またはそれを意味する他の言葉でも結構です。また，ママやパパの本当の意味で言ってなくても構いません。　はい　いいえ　12.0-10.0　L

33. 手をたたいたり拍手をするとまねをしますか。　はい　いいえ　12.0-10.2　PS

34. 欲しい物がある時，泣かずに，それを指さしたり，あなたをひっぱったりして，欲しいという意思表示をすることができますか。　はい　いいえ　12.8-10.7　PS

35. あなたか他の大人が「バイバイ」と言って手を振ったら，そのまねをして手を振りますか。　はい　いいえ　12.9-11.1　PS

36. お子さんを立たせて，あなたが手を離しても，テーブルやたんすにつかまらずに，２秒間以上自分一人で立っていることができますか。　はい　いいえ　14.0-12.2　GM

37. 小さな物（小さなおもちゃや食べ物など）を手で持って，コップの中に入れて，しばらくもっていることができますか。　はい　いいえ　14.4-12.8　FMA

38. 10秒間以上，支えなしで，自分一人で立っていることができますか。　はい　いいえ　15.5-13.6　GM

39. あなたがお子さんの方にボールを転がしたり投げたりすると，お子さんはボールを転がしたり投げたりして，あなたに返しますか。今までしたことがない場合，あるいは手でもってきて直接あなたに手渡すようであれば「いいえ」に○をつけて下さい。　はい　いいえ　15.8-13.6　PS

40. テーブルや椅子につかまったり，床に手をついたりせずに，一人で身をかがめて物を拾って，もとの姿勢にもどることができますか。
はい　いいえ　16.4-14.5　GM

41. お子さんの前に紙を置いて，鉛筆を手に持たせたら，自分でなぐり書きをしますか。（あなたが手をそえたり，見本に書いてみせたりしてはいけません。）鉛筆をなめたり，鉛筆で机や紙をたたいたりするようであれば「いいえ」に○をつけて下さい。
はい　いいえ　16.6-14.8　FMA

42. 飲み口やフタのついていない普通のコップを一人で持って，あまりこぼさずに飲めますか。
はい　いいえ　16.7-14.3　PS

43. 転んだり左右によろけたりしないで，部屋を横切って自分一人で歩けますか。
はい　いいえ　17.4-15.4　GM

44. お母さんあるいはお父さんをちゃんと分かって「ママ」「かあさん」「パパ」「とうさん」などと言いますか。その他意味がわかっていう言葉があれば結構です。
はい　いいえ　17.6-14.8　L

45. 簡単なお手伝い（おもちゃを片づけたり，言われた物を持ってきたりなど）ができますか。
はい　いいえ　18.5-16.4　PS

46. レーズンや小さなお菓子などがはいっている入れ物（ビンやコップなど）から傾けて出すことができますか。できない場合や今までにしたことがなければ「いいえ」に○をつけて下さい。
はい　いいえ　18.6-16.5　FMA

47. 「パパ」「ママ」や家族やペットの名前以外の言葉を2語以上言いますか。
はい　いいえ　19.0-16.7　L

48. つまずいたり，転んだりせずに，一人で部屋を横切って走ることができますか。
はい　いいえ　20.0-18.1　GM

49. 「パパ」「ママ」や家族やペットの名前以外の言葉を3語以上言いますか。
はい　いいえ　20.4-18.0　L

50. 自分一人でスプーンやフォークを使って，あまりこぼさずに食べることができますか。
はい　いいえ　20.4-18.0　PS

51. 「パパ」「ママ」や家族やペットの名前以外の言葉を6語以上言いますか。
はい　いいえ　22.2-20.0　L

52. 積み木やブロックを4つ以上積み重ねて塔をつくることができますか。できない場合やいままでしたことがない場合は「いいえ」に○をつけて下さい。
はい　いいえ　22.5-20.5　FMA

53. 物につかまったりせずに，小さなボール（テニスボールなど）を前に蹴ることができますか。大きいボール（ビーチボールなど）ならできるという場合には「いいえ」に○をつけて下さい。
はい　いいえ　24.0-21.4　GM

54. パジャマ（上着でもズボンでも）やパンツを自分一人で脱げますか。オムツや帽子，靴下，靴の場合は「いいえ」に○をつけて下さい。
はい　いいえ　27.6-24.0　PS

9〜24か月用

DENVERⅡ予備判定票

氏　名 ＿＿＿＿＿＿

記録者　氏　名 ＿＿＿＿＿＿
続　柄 ＿＿＿＿＿＿

記録日　　年　月　日
生年月日　　年　月　日
年月日齢　　年　月　日
修正年月日齢　　年　月　日

以下の質問に順番にお答え下さい。「はい」「いいえ」のどちらかに○をつけて下さい。「いいえ」が３つ以上になったら，それ以降の質問にお答えになる必要はありません。

26. 椅子や机につかまらせると，しばらくの間（5 秒間以上）一人で立っていることができますか。　はい　いいえ　10.5-9.2　GM

27. 一人で遊んでいる時に，声を出したり，まるで誰かと話しているような独り言を言っていますか。訳の分からないおしゃべりで結構です。　はい　いいえ　10.5-8.8　L

28. 仰向けやうつ伏せの状態，あるいはハイハイしている状態から，自分一人で座れますか。　はい　いいえ　10.6-9.4　GM

29. 下の図のように，レーズンやボタンなどの小さい物を，親指と他の指とでつまめますか。　はい　いいえ　10.6-9.1　FMA

30. 座っている状態から，自分一人でたんすやテーブルにつかまって立ち上がれますか。　はい　いいえ　11.1-9.7　GM

31. 「が」「ば」「だ」などを「ががが」「ばばば」「だだだ」のように３つ以上続けて言いますか。　はい　いいえ　11.6-9.7　L

32. 「ママ」「パパ」などのことばを言いますか。
どちらかが言えれば結構です。またはそれを意味する他の言葉でも結構です。また，ママやパパの本当の意味で言ってなくても構いません。　はい　いいえ　12.0-10.0　L

33. 手をたたいたり拍手をするとまねをしますか。　はい　いいえ　12.0-10.2　PS

34. 欲しい物がある時，泣かずに，それを指さしたり，あなたをひっぱったりして，欲しいという意思表示をすることができますか。　はい　いいえ　12.8-10.7　PS

35. あなたか他の大人が「バイバイ」と言って手を振ったら，そのまねをして手を振りますか。　はい　いいえ　12.9-11.1　PS

36. お子さんを立たせて，あなたが手を離しても，テーブルやたんすにつかまらずに，２秒間以上自分一人で立っていることができますか。　はい　いいえ　14.0-12.2　GM

37. 小さな物（小さなおもちゃや食べ物など）を手で持って，コップの中に入れて，しばらくもっていることができますか。　はい　いいえ　14.4-12.8　FMA

38. 10 秒間以上，支えなしで，自分一人で立っていることができますか。　はい　いいえ　15.5-13.6　GM

39. あなたがお子さんの方にボールを転がしたり投げたりすると，お子さんはボールを転がしたり投げたりして，あなたに返しますか。今までしたことがない場合，あるいは手でもってきて直接あなたに手渡すようであれば「いいえ」に○をつけて下さい。　はい　いいえ　15.8-13.6　PS

40. テーブルや椅子につかまったり，床に手をついたりせずに，一人で身をかがめて物を拾って，もとの姿勢にもどることができますか。
はい　いいえ　16.4-14.5　GM

41. お子さんの前に紙を置いて，鉛筆を手に持たせたら，自分でなぐり書きをしますか。（あなたが手をそえたり，見本に書いてみせたりしてはいけません。）鉛筆をなめたり，鉛筆で机や紙をたたいたりするようであれば「いいえ」に○をつけて下さい。
はい　いいえ　16.6-14.8　FMA

42. 飲み口やフタのついていない普通のコップを一人で持って，あまりこぼさずに飲めますか。
はい　いいえ　16.7-14.3　PS

43. 転んだり左右によろけたりしないで，部屋を横切って自分一人で歩けますか。
はい　いいえ　17.4-15.4　GM

44. お母さんあるいはお父さんをちゃんと分かって「ママ」「かあさん」「パパ」「とうさん」などと言いますか。その他意味がわかっている言葉があれば結構です。
はい　いいえ　17.6-14.8　L

45. 簡単なお手伝い（おもちゃを片づけたり，言われた物を持ってきたりなど）ができますか。
はい　いいえ　18.5-16.4　PS

46. レーズンや小さなお菓子などがはいっている入れ物（ビンやコップなど）から傾けて出すことができますか。できない場合や今までにしたことがなければ「いいえ」に○をつけて下さい。
はい　いいえ　18.6-16.5　FMA

47. 「パパ」「ママ」や家族やペットの名前以外の言葉を 2 語以上言いますか。
はい　いいえ　19.0-16.7　L

48. つまずいたり，転んだりせずに，一人で部屋を横切って走ることができますか。
はい　いいえ　20.0-18.1　GM

49. 「パパ」「ママ」や家族やペットの名前以外の言葉を 3 語以上言いますか。
はい　いいえ　20.4-18.0　L

50. 自分一人でスプーンやフォークを使って，あまりこぼさずに食べることができますか。
はい　いいえ　20.4-18.0　PS

51. 「パパ」「ママ」や家族やペットの名前以外の言葉を 6 語以上言いますか。
はい　いいえ　22.2-20.0　L

52. 積み木やブロックを 4 つ以上積み重ねて塔をつくることができますか。できない場合やいままでしたことがない場合は「いいえ」に○をつけて下さい。
はい　いいえ　22.5-20.5　FMA

53. 物につかまったりせずに，小さなボール（テニスボールなど）を前に蹴ることができますか。大きいボール（ビーチボールなど）ならできるという場合には「いいえ」に○をつけて下さい。
はい　いいえ　24.0-21.4　GM

54. パジャマ（上着でもズボンでも）やパンツを自分一人で脱げますか。オムツや帽子，靴下，靴の場合は「いいえ」に○をつけて下さい。
はい　いいえ　27.6-24.0　PS

DENVER Ⅱ予備判定票

9〜24か月用

氏　　名 ＿＿＿＿＿＿

記録者　氏　名 ＿＿＿＿＿＿　続　柄 ＿＿＿＿＿＿

記録日　　年　月　日
生年月日　年　月　日
年月日齢　年　月　日
修正年月日齢　年　月　日

以下の質問に順番にお答え下さい。「はい」「いいえ」のどちらかに○をつけて下さい。「いいえ」が３つ以上になったら，それ以降の質問にお答えになる必要はありません。

26. 椅子や机につかまらせると，しばらくの間（5秒間以上）一人で立っていることができますか。　はい　いいえ　10.5-9.2　GM

27. 一人で遊んでいる時に，声を出したり，まるで誰かと話しているような独り言を言っていますか。訳の分からないおしゃべりで結構です。　はい　いいえ　10.5-8.8　L

28. 仰向けやうつ伏せの状態，あるいはハイハイしている状態から，自分一人で座れますか。　はい　いいえ　10.6-9.4　GM

29. 下の図のように，レーズンやボタンなどの小さい物を，親指と他の指とでつまめますか。　はい　いいえ　10.6-9.1　FMA

30. 座っている状態から，自分一人でたんすやテーブルにつかまって立ち上がれますか。　はい　いいえ　11.1-9.7　GM

31. 「が」「ば」「だ」などを「ががが」「ばばば」「だだだ」のように３つ以上続けて言いますか。　はい　いいえ　11.6-9.7　L

32. 「ママ」「パパ」などのことばを言いますか。
どちらかが言えれば結構です。またはそれを意味する他の言葉でも結構です。また，ママやパパの本当の意味で言ってなくても構いません。　はい　いいえ　12.0-10.0　L

33. 手をたたいたり拍手をするとまねをしますか。　はい　いいえ　12.0-10.2　PS

34. 欲しい物がある時，泣かずに，それを指さしたり，あなたをひっぱったりして，欲しいという意思表示をすることができますか。　はい　いいえ　12.8-10.7　PS

35. あなたか他の大人が「バイバイ」と言って手を振ったら，そのまねをして手を振りますか。　はい　いいえ　12.9-11.1　PS

36. お子さんを立たせて，あなたが手を離しても，テーブルやたんすにつかまらずに，２秒間以上自分一人で立っていることができますか。　はい　いいえ　14.0-12.2　GM

37. 小さな物（小さなおもちゃや食べ物など）を手で持って，コップの中に入れて，しばらくもっていることができますか。　はい　いいえ　14.4-12.8　FMA

38. 10秒間以上，支えなしで，自分一人で立っていることができますか。　はい　いいえ　15.5-13.6　GM

39. あなたがお子さんの方にボールを転がしたり投げたりすると，お子さんはボールを転がしたり投げたりして，あなたに返しますか。今までしたことがない場合，あるいは手でもってきて直接あなたに手渡すようであれば「いいえ」に○をつけて下さい。　はい　いいえ　15.8-13.6　PS

40. テーブルや椅子につかまったり，床に手をついたりせずに，一人で身をかがめて物を拾って，もとの姿勢にもどることができますか。
はい　いいえ　16.4-14.5　GM

41. お子さんの前に紙を置いて，鉛筆を手に持たせたら，自分でなぐり書きをしますか。（あなたが手をそえたり，見本に書いてみせたりしてはいけません。）鉛筆をなめたり，鉛筆で机や紙をたたいたりするようであれば「いいえ」に○をつけて下さい。
はい　いいえ　16.6-14.8　FMA

42. 飲み口やフタのついていない普通のコップを一人で持って，あまりこぼさずに飲めますか。
はい　いいえ　16.7-14.3　PS

43. 転んだり左右によろけたりしないで，部屋を横切って自分一人で歩けますか。
はい　いいえ　17.4-15.4　GM

44. お母さんあるいはお父さんをちゃんと分かって「ママ」「かあさん」「パパ」「とうさん」などと言いますか。その他意味がわかっていう言葉があれば結構です。
はい　いいえ　17.6-14.8　L

45. 簡単なお手伝い（おもちゃを片づけたり，言われた物を持ってきたりなど）ができますか。
はい　いいえ　18.5-16.4　PS

46. レーズンや小さなお菓子などがはいっている入れ物（ビンやコップなど）から傾けて出すことができますか。できない場合や今までにしたことがなければ「いいえ」に○をつけて下さい。
はい　いいえ　18.6-16.5　FMA

47. 「パパ」「ママ」や家族やペットの名前以外の言葉を 2 語以上言いますか。
はい　いいえ　19.0-16.7　L

48. つまずいたり，転んだりせずに，一人で部屋を横切って走ることができますか。
はい　いいえ　20.0-18.1　GM

49. 「パパ」「ママ」や家族やペットの名前以外の言葉を 3 語以上言いますか。
はい　いいえ　20.4-18.0　L

50. 自分一人でスプーンやフォークを使って，あまりこぼさずに食べることができますか。
はい　いいえ　20.4-18.0　PS

51. 「パパ」「ママ」や家族やペットの名前以外の言葉を 6 語以上言いますか。
はい　いいえ　22.2-20.0　L

52. 積み木やブロックを 4 つ以上積み重ねて塔をつくることができますか。できない場合やいままでしたことがない場合は「いいえ」に○をつけて下さい。
はい　いいえ　22.5-20.5　FMA

53. 物につかまったりせずに，小さなボール（テニスボールなど）を前に蹴ることができますか。大きいボール（ビーチボールなど）ならできるという場合には「いいえ」に○をつけて下さい。
はい　いいえ　24.0-21.4　GM

54. パジャマ（上着でもズボンでも）やパンツを自分一人で脱げますか。オムツや帽子，靴下，靴の場合は「いいえ」に○をつけて下さい。
はい　いいえ　27.6-24.0　PS

9〜24か月用

DENVER II 予備判定票

氏　　名 ＿＿＿＿＿＿

記録者　氏　　名 ＿＿＿＿＿＿
　　　　続　　柄 ＿＿＿＿＿＿

記　録　日　　年　　月　　日
生 年 月 日　　年　　月　　日
年 月 日 齢　　年　　月　　日
修正年月日齢　　年　　月　　日

以下の質問に順番にお答え下さい。「はい」「いいえ」のどちらかに○をつけて下さい。「いいえ」が3つ以上になったら，それ以降の質問にお答えになる必要はありません。

26. 椅子や机につかまらせると，しばらくの間（5秒間以上）一人で立っていることができますか。　はい　いいえ　10.5-9.2　GM

27. 一人で遊んでいる時に，声を出したり，まるで誰かと話しているような独り言を言っていますか。訳の分からないおしゃべりで結構です。　はい　いいえ　10.5-8.8　L

28. 仰向けやうつ伏せの状態，あるいはハイハイしている状態から，自分一人で座れますか。　はい　いいえ　10.6-9.4　GM

29. 下の図のように，レーズンやボタンなどの小さい物を，親指と他の指とでつまめますか。　はい　いいえ　10.6-9.1　FMA

30. 座っている状態から，自分一人でたんすやテーブルにつかまって立ち上がれますか。　はい　いいえ　11.1-9.7　GM

31. 「が」「ば」「だ」などを「ががが」「ばばば」「だだだ」のように3つ以上続けて言いますか。　はい　いいえ　11.6-9.7　L

32. 「ママ」「パパ」などのことばを言いますか。
どちらかが言えれば結構です。またはそれを意味する他の言葉でも結構です。また，ママやパパの本当の意味で言ってなくても構いません。　はい　いいえ　12.0-10.0　L

33. 手をたたいたり拍手をするとまねをしますか。　はい　いいえ　12.0-10.2　PS

34. 欲しい物がある時，泣かずに，それを指さしたり，あなたをひっぱったりして，欲しいという意思表示をすることができますか。　はい　いいえ　12.8-10.7　PS

35. あなたか他の大人が「バイバイ」と言って手を振ったら，そのまねをして手を振りますか。　はい　いいえ　12.9-11.1　PS

36. お子さんを立たせて，あなたが手を離しても，テーブルやたんすにつかまらずに，2秒間以上自分一人で立っていることができますか。　はい　いいえ　14.0-12.2　GM

37. 小さな物（小さなおもちゃや食べ物など）を手で持って，コップの中に入れて，しばらくもっていることができますか。　はい　いいえ　14.4-12.8　FMA

38. 10秒間以上，支えなしで，自分一人で立っていることができますか。　はい　いいえ　15.5-13.6　GM

39. あなたがお子さんの方にボールを転がしたり投げたりすると，お子さんはボールを転がしたり投げたりして，あなたに返しますか。今までしたことがない場合，あるいは手でもってきて直接あなたに手渡すようであれば「いいえ」に○をつけて下さい。　はい　いいえ　15.8-13.6　PS

40. テーブルや椅子につかまったり，床に手をついたりせずに，一人で身をかがめて物を拾って，もとの姿勢にもどることができますか。
はい　いいえ　16.4-14.5　GM

41. お子さんの前に紙を置いて，鉛筆を手に持たせたら，自分でなぐり書きをしますか。（あなたが手をそえたり，見本に書いてみせたりしてはいけません。）鉛筆をなめたり，鉛筆で机や紙をたたいたりするようであれば「いいえ」に○をつけて下さい。
はい　いいえ　16.6-14.8　FMA

42. 飲み口やフタのついていない普通のコップを一人で持って，あまりこぼさずに飲めますか。
はい　いいえ　16.7-14.3　PS

43. 転んだり左右によろけたりしないで，部屋を横切って自分一人で歩けますか。
はい　いいえ　17.4-15.4　GM

44. お母さんあるいはお父さんをちゃんと分かって「ママ」「かあさん」「パパ」「とうさん」などと言いますか。その他意味がわかっている言葉があれば結構です。
はい　いいえ　17.6-14.8　L

45. 簡単なお手伝い（おもちゃを片づけたり，言われた物を持ってきたりなど）ができますか。
はい　いいえ　18.5-16.4　PS

46. レーズンや小さなお菓子などがはいっている入れ物（ビンやコップなど）から傾けて出すことができますか。できない場合や今までにしたことがなければ「いいえ」に○をつけて下さい。
はい　いいえ　18.6-16.5　FMA

47. 「パパ」「ママ」や家族やペットの名前以外の言葉を２語以上言いますか。
はい　いいえ　19.0-16.7　L

48. つまずいたり，転んだりせずに，一人で部屋を横切って走ることができますか。
はい　いいえ　20.0-18.1　GM

49. 「パパ」「ママ」や家族やペットの名前以外の言葉を３語以上言いますか。
はい　いいえ　20.4-18.0　L

50. 自分一人でスプーンやフォークを使って，あまりこぼさずに食べることができますか。
はい　いいえ　20.4-18.0　PS

51. 「パパ」「ママ」や家族やペットの名前以外の言葉を６語以上言いますか。
はい　いいえ　22.2-20.0　L

52. 積み木やブロックを４つ以上積み重ねて塔をつくることができますか。できない場合やいままでしたことがない場合は「いいえ」に○をつけて下さい。
はい　いいえ　22.5-20.5　FMA

53. 物につかまったりせずに，小さなボール（テニスボールなど）を前に蹴ることができますか。大きいボール（ビーチボールなど）ならできるという場合には「いいえ」に○をつけて下さい。
はい　いいえ　24.0-21.4　GM

54. パジャマ（上着でもズボンでも）やパンツを自分一人で脱げますか。オムツや帽子，靴下，靴の場合は「いいえ」に○をつけて下さい。
はい　いいえ　27.6-24.0　PS

9～24か月用

DENVERⅡ予備判定票

氏　　名		記　録　日	年　月　日
		生年月日	年　月　日
記録者　氏　名		年月日齢	年　月　日
続　柄		修正年月日齢	年　月　日

以下の質問に順番にお答え下さい。「はい」「いいえ」のどちらかに○をつけて下さい。「いいえ」が３つ以上になったら，それ以降の質問にお答えになる必要はありません。

26. 椅子や机につかまらせると，しばらくの間（５秒間以上）一人で立っていることができますか。　はい　いいえ　10.5-9.2　GM

27. 一人で遊んでいる時に，声を出したり，まるで誰かと話しているような独り言を言っていますか。訳の分からないおしゃべりで結構です。　はい　いいえ　10.5-8.8　L

28. 仰向けやうつ伏せの状態，あるいはハイハイしている状態から，自分一人で座れますか。　はい　いいえ　10.6-9.4　GM

29. 下の図のように，レーズンやボタンなどの小さい物を，親指と他の指とでつまめますか。　はい　いいえ　10.6-9.1　FMA

30. 座っている状態から，自分一人でたんすやテーブルにつかまって立ち上がれますか。　はい　いいえ　11.1-9.7　GM

31. 「が」「ば」「だ」などを「ががが」「ばばば」「だだだ」のように３つ以上続けて言いますか。　はい　いいえ　11.6-9.7　L

32. 「ママ」「パパ」などのことばを言いますか。
どちらかが言えれば結構です。またはそれを意味する他の言葉でも結構です。また，ママやパパの本当の意味で言ってなくても構いません。　はい　いいえ　12.0-10.0　L

33. 手をたたいたり拍手をするとまねをしますか。　はい　いいえ　12.0-10.2　PS

34. 欲しい物がある時，泣かずに，それを指さしたり，あなたをひっぱったりして，欲しいという意思表示をすることができますか。　はい　いいえ　12.8-10.7　PS

35. あなたか他の大人が「バイバイ」と言って手を振ったら，そのまねをして手を振りますか。　はい　いいえ　12.9-11.1　PS

36. お子さんを立たせて，あなたが手を離しても，テーブルやたんすにつかまらずに，２秒間以上自分一人で立っていることができますか。　はい　いいえ　14.0-12.2　GM

37. 小さな物（小さなおもちゃや食べ物など）を手で持って，コップの中に入れて，しばらくもっていることができますか。　はい　いいえ　14.4-12.8　FMA

38. 10秒間以上，支えなしで，自分一人で立っていることができますか。　はい　いいえ　15.5-13.6　GM

39. あなたがお子さんの方にボールを転がしたり投げたりすると，お子さんはボールを転がしたり投げたりして，あなたに返しますか。今までしたことがない場合，あるいは手でもってきて直接あなたに手渡すようであれば「いいえ」に○をつけて下さい。　はい　いいえ　15.8-13.6　PS

40. テーブルや椅子につかまったり，床に手をついたりせずに，一人で身をかがめて物を拾って，もとの姿勢にもどることができますか。
はい　いいえ　16.4-14.5　GM

41. お子さんの前に紙を置いて，鉛筆を手に持たせたら，自分でなぐり書きをしますか。（あなたが手をそえたり，見本に書いてみせたりしてはいけません。）鉛筆をなめたり，鉛筆で机や紙をたたいたりするようであれば「いいえ」に○をつけて下さい。
はい　いいえ　16.6-14.8　FMA

42. 飲み口やフタのついていない普通のコップを一人で持って，あまりこぼさずに飲めますか。
はい　いいえ　16.7-14.3　PS

43. 転んだり左右によろけたりしないで，部屋を横切って自分一人で歩けますか。
はい　いいえ　17.4-15.4　GM

44. お母さんあるいはお父さんをちゃんと分かって「ママ」「かあさん」「パパ」「とうさん」などと言いますか。その他意味がわかっていう言葉があれば結構です。
はい　いいえ　17.6-14.8　L

45. 簡単なお手伝い（おもちゃを片づけたり，言われた物を持ってきたりなど）ができますか。
はい　いいえ　18.5-16.4　PS

46. レーズンや小さなお菓子などがはいっている入れ物（ビンやコップなど）から傾けて出すことができますか。できない場合や今までにしたことがなければ「いいえ」に○をつけて下さい。
はい　いいえ　18.6-16.5　FMA

47. 「パパ」「ママ」や家族やペットの名前以外の言葉を２語以上言いますか。
はい　いいえ　19.0-16.7　L

48. つまずいたり，転んだりせずに，一人で部屋を横切って走ることができますか。
はい　いいえ　20.0-18.1　GM

49. 「パパ」「ママ」や家族やペットの名前以外の言葉を３語以上言いますか。
はい　いいえ　20.4-18.0　L

50. 自分一人でスプーンやフォークを使って，あまりこぼさずに食べることができますか。
はい　いいえ　20.4-18.0　PS

51. 「パパ」「ママ」や家族やペットの名前以外の言葉を６語以上言いますか。
はい　いいえ　22.2-20.0　L

52. 積み木やブロックを４つ以上積み重ねて塔をつくることができますか。できない場合やいままでしたことがない場合は「いいえ」に○をつけて下さい。
はい　いいえ　22.5-20.5　FMA

53. 物につかまったりせずに，小さなボール（テニスボールなど）を前に蹴ることができますか。大きいボール（ビーチボールなど）ならできるという場合には「いいえ」に○をつけて下さい。
はい　いいえ　24.0-21.4　GM

54. パジャマ（上着でもズボンでも）やパンツを自分一人で脱げますか。オムツや帽子，靴下，靴の場合は「いいえ」に○をつけて下さい。
はい　いいえ　27.6-24.0　PS

DENVERⅡ予備判定票

9〜24か月用

氏　　名 ＿＿＿＿＿＿

記録者　氏　名 ＿＿＿＿＿＿
　　　　続　柄 ＿＿＿＿＿＿

記録日　　年　月　日
生年月日　　年　月　日
年月日齢　　年　月　日
修正年月日齢　　年　月　日

以下の質問に順番にお答え下さい。「はい」「いいえ」のどちらかに○をつけて下さい。「いいえ」が3つ以上になったら，それ以降の質問にお答えになる必要はありません。

26. 椅子や机につかまらせると，しばらくの間（5秒間以上）一人で立っていることができますか。　はい　いいえ　10.5-9.2　GM

27. 一人で遊んでいる時に，声を出したり，まるで誰かと話しているような独り言を言っていますか。訳の分からないおしゃべりで結構です。　はい　いいえ　10.5-8.8　L

28. 仰向けやうつ伏せの状態，あるいはハイハイしている状態から，自分一人で座れますか。　はい　いいえ　10.6-9.4　GM

29. 下の図のように，レーズンやボタンなどの小さい物を，親指と他の指とでつまめますか。　はい　いいえ　10.6-9.1　FMA

30. 座っている状態から，自分一人でたんすやテーブルにつかまって立ち上がれますか。　はい　いいえ　11.1-9.7　GM

31. 「が」「ば」「だ」などを「ががが」「ばばば」「だだだ」のように3つ以上続けて言いますか。　はい　いいえ　11.6-9.7　L

32. 「ママ」「パパ」などのことばを言いますか。
どちらかが言えれば結構です。またはそれを意味する他の言葉でも結構です。また，ママやパパの本当の意味で言ってなくても構いません。　はい　いいえ　12.0-10.0　L

33. 手をたたいたり拍手をするとまねをしますか。　はい　いいえ　12.0-10.2　PS

34. 欲しい物がある時，泣かずに，それを指さしたり，あなたをひっぱったりして，欲しいという意思表示をすることができますか。　はい　いいえ　12.8-10.7　PS

35. あなたか他の大人が「バイバイ」と言って手を振ったら，そのまねをして手を振りますか。　はい　いいえ　12.9-11.1　PS

36. お子さんを立たせて，あなたが手を離しても，テーブルやたんすにつかまらずに，2秒間以上自分一人で立っていることができますか。　はい　いいえ　14.0-12.2　GM

37. 小さな物（小さなおもちゃや食べ物など）を手で持って，コップの中に入れて，しばらくもっていることができますか。　はい　いいえ　14.4-12.8　FMA

38. 10秒間以上，支えなしで，自分一人で立っていることができますか。　はい　いいえ　15.5-13.6　GM

39. あなたがお子さんの方にボールを転がしたり投げたりすると，お子さんはボールを転がしたり投げたりして，あなたに返しますか。今までしたことがない場合，あるいは手でもってきて直接あなたに手渡すようであれば「いいえ」に○をつけて下さい。　はい　いいえ　15.8-13.6　PS

40. テーブルや椅子につかまったり，床に手をついたりせずに，一人で身をかがめて物を拾って，もとの姿勢にもどることができますか。
はい　いいえ　16.4-14.5　GM

41. お子さんの前に紙を置いて，鉛筆を手に持たせたら，自分でなぐり書きをしますか。（あなたが手をそえたり，見本に書いてみせたりしてはいけません。）鉛筆をなめたり，鉛筆で机や紙をたたいたりするようであれば「いいえ」に○をつけて下さい。
はい　いいえ　16.6-14.8　FMA

42. 飲み口やフタのついていない普通のコップを一人で持って，あまりこぼさずに飲めますか。
はい　いいえ　16.7-14.3　PS

43. 転んだり左右によろけたりしないで，部屋を横切って自分一人で歩けますか。
はい　いいえ　17.4-15.4　GM

44. お母さんあるいはお父さんをちゃんと分かって「ママ」「かあさん」「パパ」「とうさん」などと言いますか。その他意味がわかっていう言葉があれば結構です。
はい　いいえ　17.6-14.8　L

45. 簡単なお手伝い（おもちゃを片づけたり，言われた物を持ってきたりなど）ができますか。
はい　いいえ　18.5-16.4　PS

46. レーズンや小さなお菓子などがはいっている入れ物（ビンやコップなど）から傾けて出すことができますか。できない場合や今までにしたことがなければ「いいえ」に○をつけて下さい。
はい　いいえ　18.6-16.5　FMA

47. 「パパ」「ママ」や家族やペットの名前以外の言葉を２語以上言いますか。
はい　いいえ　19.0-16.7　L

48. つまずいたり，転んだりせずに，一人で部屋を横切って走ることができますか。
はい　いいえ　20.0-18.1　GM

49. 「パパ」「ママ」や家族やペットの名前以外の言葉を３語以上言いますか。
はい　いいえ　20.4-18.0　L

50. 自分一人でスプーンやフォークを使って，あまりこぼさずに食べることができますか。
はい　いいえ　20.4-18.0　PS

51. 「パパ」「ママ」や家族やペットの名前以外の言葉を６語以上言いますか。
はい　いいえ　22.2-20.0　L

52. 積み木やブロックを４つ以上積み重ねて塔をつくることができますか。できない場合やいままでしたことがない場合は「いいえ」に○をつけて下さい。
はい　いいえ　22.5-20.5　FMA

53. 物につかまったりせずに，小さなボール（テニスボールなど）を前に蹴ることができますか。大きいボール（ビーチボールなど）ならできるという場合には「いいえ」に○をつけて下さい。
はい　いいえ　24.0-21.4　GM

54. パジャマ（上着でもズボンでも）やパンツを自分一人で脱げますか。オムツや帽子，靴下，靴の場合は「いいえ」に○をつけて下さい。
はい　いいえ　27.6-24.0　PS

9〜24か月用

DENVER II 予備判定票

氏　名	
記録者　氏　名	
記録者　続　柄	

	年	月	日
記録日			
生年月日			
年月日齢			
修正年月日齢			

以下の質問に順番にお答え下さい。「はい」「いいえ」のどちらかに○をつけて下さい。「いいえ」が３つ以上になったら，それ以降の質問にお答えになる必要はありません。

26. 椅子や机につかまらせると，しばらくの間（５秒間以上）一人で立っていることができますか。　はい　いいえ　10.5-9.2　GM

27. 一人で遊んでいる時に，声を出したり，まるで誰かと話しているような独り言を言っていますか。訳の分からないおしゃべりで結構です。　はい　いいえ　10.5-8.8　L

28. 仰向けやうつ伏せの状態，あるいはハイハイしている状態から，自分一人で座れますか。　はい　いいえ　10.6-9.4　GM

29. 下の図のように，レーズンやボタンなどの小さい物を，親指と他の指とでつまめますか。　はい　いいえ　10.6-9.1　FMA

30. 座っている状態から，自分一人でたんすやテーブルにつかまって立ち上がれますか。　はい　いいえ　11.1-9.7　GM

31. 「が」「ば」「だ」などを「ががが」「ばばば」「だだだ」のように３つ以上続けて言いますか。　はい　いいえ　11.6-9.7　L

32. 「ママ」「パパ」などのことばを言いますか。
どちらかが言えれば結構です。またはそれを意味する他の言葉でも結構です。また，ママやパパの本当の意味で言ってなくても構いません。　はい　いいえ　12.0-10.0　L

33. 手をたたいたり拍手をするとまねをしますか。　はい　いいえ　12.0-10.2　PS

34. 欲しい物がある時，泣かずに，それを指さしたり，あなたをひっぱったりして，欲しいという意思表示をすることができますか。　はい　いいえ　12.8-10.7　PS

35. あなたか他の大人が「バイバイ」と言って手を振ったら，そのまねをして手を振りますか。　はい　いいえ　12.9-11.1　PS

36. お子さんを立たせて，あなたが手を離しても，テーブルやたんすにつかまらずに，２秒間以上自分一人で立っていることができますか。　はい　いいえ　14.0-12.2　GM

37. 小さな物（小さなおもちゃや食べ物など）を手で持って，コップの中に入れて，しばらくもっていることができますか。　はい　いいえ　14.4-12.8　FMA

38. 10秒間以上，支えなしで，自分一人で立っていることができますか。　はい　いいえ　15.5-13.6　GM

39. あなたがお子さんの方にボールを転がしたり投げたりすると，お子さんはボールを転がしたり投げたりして，あなたに返しますか。今までしたことがない場合，あるいは手でもってきて直接あなたに手渡すようであれば「いいえ」に○をつけて下さい。　はい　いいえ　15.8-13.6　PS

40. テーブルや椅子につかまったり，床に手をついたりせずに，一人で身をかがめて物を拾って，もとの姿勢にもどることができますか。
はい　いいえ　16.4-14.5　GM

41. お子さんの前に紙を置いて，鉛筆を手に持たせたら，自分でなぐり書きをしますか。（あなたが手をそえたり，見本に書いてみせたりしてはいけません。）鉛筆をなめたり，鉛筆で机や紙をたたいたりするようであれば「いいえ」に○をつけて下さい。
はい　いいえ　16.6-14.8　FMA

42. 飲み口やフタのついていない普通のコップを一人で持って，あまりこぼさずに飲めますか。
はい　いいえ　16.7-14.3　PS

43. 転んだり左右によろけたりしないで，部屋を横切って自分一人で歩けますか。
はい　いいえ　17.4-15.4　GM

44. お母さんあるいはお父さんをちゃんと分かって「ママ」「かあさん」「パパ」「とうさん」などと言いますか。その他意味がわかっていう言葉があれば結構です。
はい　いいえ　17.6-14.8　L

45. 簡単なお手伝い（おもちゃを片づけたり，言われた物を持ってきたりなど）ができますか。
はい　いいえ　18.5-16.4　PS

46. レーズンや小さなお菓子などがはいっている入れ物（ビンやコップなど）から傾けて出すことができますか。できない場合や今までにしたことがなければ「いいえ」に○をつけて下さい。
はい　いいえ　18.6-16.5　FMA

47. 「パパ」「ママ」や家族やペットの名前以外の言葉を２語以上言いますか。
はい　いいえ　19.0-16.7　L

48. つまずいたり，転んだりせずに，一人で部屋を横切って走ることができますか。
はい　いいえ　20.0-18.1　GM

49. 「パパ」「ママ」や家族やペットの名前以外の言葉を３語以上言いますか。
はい　いいえ　20.4-18.0　L

50. 自分一人でスプーンやフォークを使って，あまりこぼさずに食べることができますか。
はい　いいえ　20.4-18.0　PS

51. 「パパ」「ママ」や家族やペットの名前以外の言葉を６語以上言いますか。
はい　いいえ　22.2-20.0　L

52. 積み木やブロックを４つ以上積み重ねて塔をつくることができますか。できない場合やいままでしたことがない場合は「いいえ」に○をつけて下さい。
はい　いいえ　22.5-20.5　FMA

53. 物につかまったりせずに，小さなボール（テニスボールなど）を前に蹴ることができますか。大きいボール（ビーチボールなど）ならできるという場合には「いいえ」に○をつけて下さい。
はい　いいえ　24.0-21.4　GM

54. パジャマ（上着でもズボンでも）やパンツを自分一人で脱げますか。オムツや帽子，靴下，靴の場合は「いいえ」に○をつけて下さい。
はい　いいえ　27.6-24.0　PS

DENVERⅡ予備判定票

9～24か月用

氏　名 ＿＿＿＿＿＿
記録者　氏　名 ＿＿＿＿＿＿
　　　　続　柄 ＿＿＿＿＿＿

記録日　　年　月　日
生年月日　　年　月　日
年月日齢　　年　月　日
修正年月日齢　　年　月　日

以下の質問に順番にお答え下さい。「はい」「いいえ」のどちらかに○をつけて下さい。「いいえ」が3つ以上になったら，それ以降の質問にお答えになる必要はありません。

26. 椅子や机につかまらせると，しばらくの間（5秒間以上）一人で立っていることができますか。　はい　いいえ　10.5-9.2　GM

27. 一人で遊んでいる時に，声を出したり，まるで誰かと話しているような独り言を言っていますか。訳の分からないおしゃべりで結構です。　はい　いいえ　10.5-8.8　L

28. 仰向けやうつ伏せの状態，あるいはハイハイしている状態から，自分一人で座れますか。　はい　いいえ　10.6-9.4　GM

29. 下の図のように，レーズンやボタンなどの小さい物を，親指と他の指とでつまめますか。　はい　いいえ　10.6-9.1　FMA

30. 座っている状態から，自分一人でたんすやテーブルにつかまって立ち上がれますか。　はい　いいえ　11.1-9.7　GM

31. 「が」「ば」「だ」などを「ががが」「ばばば」「だだだ」のように3つ以上続けて言いますか。　はい　いいえ　11.6-9.7　L

32. 「ママ」「パパ」などのことばを言いますか。
どちらかが言えれば結構です。またはそれを意味する他の言葉でも結構です。また，ママやパパの本当の意味で言ってなくても構いません。　はい　いいえ　12.0-10.0　L

33. 手をたたいたり拍手をするとまねをしますか。　はい　いいえ　12.0-10.2　PS

34. 欲しい物がある時，泣かずに，それを指さしたり，あなたをひっぱったりして，欲しいという意思表示をすることができますか。　はい　いいえ　12.8-10.7　PS

35. あなたか他の大人が「バイバイ」と言って手を振ったら，そのまねをして手を振りますか。　はい　いいえ　12.9-11.1　PS

36. お子さんを立たせて，あなたが手を離しても，テーブルやたんすにつかまらずに，2秒間以上自分一人で立っていることができますか。　はい　いいえ　14.0-12.2　GM

37. 小さな物（小さなおもちゃや食べ物など）を手で持って，コップの中に入れて，しばらくもっていることができますか。　はい　いいえ　14.4-12.8　FMA

38. 10秒間以上，支えなしで，自分一人で立っていることができますか。　はい　いいえ　15.5-13.6　GM

39. あなたがお子さんの方にボールを転がしたり投げたりすると，お子さんはボールを転がしたり投げたりして，あなたに返しますか。今までしたことがない場合，あるいは手でもってきて直接あなたに手渡すようであれば「いいえ」に○をつけて下さい。　はい　いいえ　15.8-13.6　PS

40. テーブルや椅子につかまったり，床に手をついたりせずに，一人で身をかがめて物を拾って，もとの姿勢にもどることができますか。
はい　いいえ　16.4-14.5　GM

41. お子さんの前に紙を置いて，鉛筆を手に持たせたら，自分でなぐり書きをしますか。（あなたが手をそえたり，見本に書いてみせたりしてはいけません。）鉛筆をなめたり，鉛筆で机や紙をたたいたりするようであれば「いいえ」に○をつけて下さい。
はい　いいえ　16.6-14.8　FMA

42. 飲み口やフタのついていない普通のコップを一人で持って，あまりこぼさずに飲めますか。
はい　いいえ　16.7-14.3　PS

43. 転んだり左右によろけたりしないで，部屋を横切って自分一人で歩けますか。
はい　いいえ　17.4-15.4　GM

44. お母さんあるいはお父さんをちゃんと分かって「ママ」「かあさん」「パパ」「とうさん」などと言いますか。その他意味がわかっている言葉があれば結構です。
はい　いいえ　17.6-14.8　L

45. 簡単なお手伝い（おもちゃを片づけたり，言われた物を持ってきたりなど）ができますか。
はい　いいえ　18.5-16.4　PS

46. レーズンや小さなお菓子などがはいっている入れ物（ビンやコップなど）から傾けて出すことができますか。できない場合や今までにしたことがなければ「いいえ」に○をつけて下さい。
はい　いいえ　18.6-16.5　FMA

47. 「パパ」「ママ」や家族やペットの名前以外の言葉を２語以上言いますか。
はい　いいえ　19.0-16.7　L

48. つまずいたり，転んだりせずに，一人で部屋を横切って走ることができますか。
はい　いいえ　20.0-18.1　GM

49. 「パパ」「ママ」や家族やペットの名前以外の言葉を３語以上言いますか。
はい　いいえ　20.4-18.0　L

50. 自分一人でスプーンやフォークを使って，あまりこぼさずに食べることができますか。
はい　いいえ　20.4-18.0　PS

51. 「パパ」「ママ」や家族やペットの名前以外の言葉を６語以上言いますか。
はい　いいえ　22.2-20.0　L

52. 積み木やブロックを４つ以上積み重ねて塔をつくることができますか。できない場合やいままでしたことがない場合は「いいえ」に○をつけて下さい。
はい　いいえ　22.5-20.5　FMA

53. 物につかまったりせずに，小さなボール（テニスボールなど）を前に蹴ることができますか。大きいボール（ビーチボールなど）ならできるという場合には「いいえ」に○をつけて下さい。
はい　いいえ　24.0-21.4　GM

54. パジャマ（上着でもズボンでも）やパンツを自分一人で脱げますか。オムツや帽子，靴下，靴の場合は「いいえ」に○をつけて下さい。
はい　いいえ　27.6-24.0　PS

9～24か月用

DENVER Ⅱ 予備判定票

氏　名 ＿＿＿＿＿＿

記録者　氏　名 ＿＿＿＿＿＿
　　　　続　柄 ＿＿＿＿＿＿

記　録　日　　年　　月　　日
生 年 月 日　　年　　月　　日
年 月 日 齢　　年　　月　　日
修正年月日齢　　年　　月　　日

以下の質問に順番にお答え下さい。「はい」「いいえ」のどちらかに○をつけて下さい。「いいえ」が３つ以上になったら，それ以降の質問にお答えになる必要はありません。

26. 椅子や机につかまらせると，しばらくの間（５秒間以上）一人で立っていることができますか。　はい　いいえ　10.5-9.2　GM

27. 一人で遊んでいる時に，声を出したり，まるで誰かと話しているような独り言を言っていますか。訳の分からないおしゃべりで結構です。　はい　いいえ　10.5-8.8　L

28. 仰向けやうつ伏せの状態，あるいはハイハイしている状態から，自分一人で座れますか。　はい　いいえ　10.6-9.4　GM

29. 下の図のように，レーズンやボタンなどの小さい物を，親指と他の指とでつまめますか。　はい　いいえ　10.6-9.1　FMA

30. 座っている状態から，自分一人でたんすやテーブルにつかまって立ち上がれますか。　はい　いいえ　11.1-9.7　GM

31. 「が」「ば」「だ」などを「ががが」「ばばば」「だだだ」のように３つ以上続けて言いますか。　はい　いいえ　11.6-9.7　L

32. 「ママ」「パパ」などのことばを言いますか。
どちらかが言えれば結構です。またはそれを意味する他の言葉でも結構です。また，ママやパパの本当の意味で言ってなくても構いません。　はい　いいえ　12.0-10.0　L

33. 手をたたいたり拍手をするとまねをしますか。　はい　いいえ　12.0-10.2　PS

34. 欲しい物がある時，泣かずに，それを指さしたり，あなたをひっぱったりして，欲しいという意思表示をすることができますか。　はい　いいえ　12.8-10.7　PS

35. あなたか他の大人が「バイバイ」と言って手を振ったら，そのまねをして手を振りますか。　はい　いいえ　12.9-11.1　PS

36. お子さんを立たせて，あなたが手を離しても，テーブルやたんすにつかまらずに，２秒間以上自分一人で立っていることができますか。　はい　いいえ　14.0-12.2　GM

37. 小さな物（小さなおもちゃや食べ物など）を手で持って，コップの中に入れて，しばらくもっていることができますか。　はい　いいえ　14.4-12.8　FMA

38. 10秒間以上，支えなしで，自分一人で立っていることができますか。　はい　いいえ　15.5-13.6　GM

39. あなたがお子さんの方にボールを転がしたり投げたりすると，お子さんはボールを転がしたり投げたりして，あなたに返しますか。今までしたことがない場合，あるいは手でもってきて直接あなたに手渡すようであれば「いいえ」に○をつけて下さい。　はい　いいえ　15.8-13.6　PS

40. テーブルや椅子につかまったり，床に手をついたりせずに，一人で身をかがめて物を拾って，もとの姿勢にもどることができますか。
はい　いいえ　16.4-14.5　GM

41. お子さんの前に紙を置いて，鉛筆を手に持たせたら，自分でなぐり書きをしますか。（あなたが手をそえたり，見本に書いてみせたりしてはいけません。）鉛筆をなめたり，鉛筆で机や紙をたたいたりするようであれば「いいえ」に○をつけて下さい。
はい　いいえ　16.6-14.8　FMA

42. 飲み口やフタのついていない普通のコップを一人で持って，あまりこぼさずに飲めますか。
はい　いいえ　16.7-14.3　PS

43. 転んだり左右によろけたりしないで，部屋を横切って自分一人で歩けますか。
はい　いいえ　17.4-15.4　GM

44. お母さんあるいはお父さんをちゃんと分かって「ママ」「かあさん」「パパ」「とうさん」などと言いますか。その他意味がわかっている言葉があれば結構です。
はい　いいえ　17.6-14.8　L

45. 簡単なお手伝い（おもちゃを片づけたり，言われた物を持ってきたりなど）ができますか。
はい　いいえ　18.5-16.4　PS

46. レーズンや小さなお菓子などがはいっている入れ物（ビンやコップなど）から傾けて出すことができますか。できない場合や今までにしたことがなければ「いいえ」に○をつけて下さい。
はい　いいえ　18.6-16.5　FMA

47. 「パパ」「ママ」や家族やペットの名前以外の言葉を2語以上言いますか。
はい　いいえ　19.0-16.7　L

48. つまずいたり，転んだりせずに，一人で部屋を横切って走ることができますか。
はい　いいえ　20.0-18.1　GM

49. 「パパ」「ママ」や家族やペットの名前以外の言葉を3語以上言いますか。
はい　いいえ　20.4-18.0　L

50. 自分一人でスプーンやフォークを使って，あまりこぼさずに食べることができますか。
はい　いいえ　20.4-18.0　PS

51. 「パパ」「ママ」や家族やペットの名前以外の言葉を6語以上言いますか。
はい　いいえ　22.2-20.0　L

52. 積み木やブロックを4つ以上積み重ねて塔をつくることができますか。できない場合やいままでしたことがない場合は「いいえ」に○をつけて下さい。
はい　いいえ　22.5-20.5　FMA

53. 物につかまったりせずに，小さなボール（テニスボールなど）を前に蹴ることができますか。大きいボール（ビーチボールなど）ならできるという場合には「いいえ」に○をつけて下さい。
はい　いいえ　24.0-21.4　GM

54. パジャマ（上着でもズボンでも）やパンツを自分一人で脱げますか。オムツや帽子，靴下，靴の場合は「いいえ」に○をつけて下さい。
はい　いいえ　27.6-24.0　PS

DENVERⅡ予備判定票

9～24か月用

氏　名 ＿＿＿＿＿＿

記録者　氏　名 ＿＿＿＿＿＿
続　柄 ＿＿＿＿＿＿

記録日　　年　　月　　日
生年月日　　年　　月　　日
年月日齢　　年　　月　　日
修正年月日齢　　年　　月　　日

以下の質問に順番にお答え下さい。「はい」「いいえ」のどちらかに○をつけて下さい。「いいえ」が３つ以上になったら，それ以降の質問にお答えになる必要はありません。

26. 椅子や机につかまらせると，しばらくの間（５秒間以上）一人で立っていることができますか。　はい　いいえ　10.5-9.2　GM

27. 一人で遊んでいる時に，声を出したり，まるで誰かと話しているような独り言を言っていますか。訳の分からないおしゃべりで結構です。　はい　いいえ　10.5-8.8　L

28. 仰向けやうつ伏せの状態，あるいはハイハイしている状態から，自分一人で座れますか。　はい　いいえ　10.6-9.4　GM

29. 下の図のように，レーズンやボタンなどの小さい物を，親指と他の指とでつまめますか。　はい　いいえ　10.6-9.1　FMA

30. 座っている状態から，自分一人でたんすやテーブルにつかまって立ち上がれますか。　はい　いいえ　11.1-9.7　GM

31. 「が」「ば」「だ」などを「ががが」「ばばば」「だだだ」のように３つ以上続けて言いますか。　はい　いいえ　11.6-9.7　L

32. 「ママ」「パパ」などのことばを言いますか。
どちらかが言えれば結構です。またはそれを意味する他の言葉でも結構です。また，ママやパパの本当の意味で言ってなくても構いません。　はい　いいえ　12.0-10.0　L

33. 手をたたいたり拍手をするとまねをしますか。　はい　いいえ　12.0-10.2　PS

34. 欲しい物がある時，泣かずに，それを指さしたり，あなたをひっぱったりして，欲しいという意思表示をすることができますか。　はい　いいえ　12.8-10.7　PS

35. あなたか他の大人が「バイバイ」と言って手を振ったら，そのまねをして手を振りますか。　はい　いいえ　12.9-11.1　PS

36. お子さんを立たせて，あなたが手を離しても，テーブルやたんすにつかまらずに，２秒間以上自分一人で立っていることができますか。　はい　いいえ　14.0-12.2　GM

37. 小さな物（小さなおもちゃや食べ物など）を手で持って，コップの中に入れて，しばらくもっていることができますか。　はい　いいえ　14.4-12.8　FMA

38. 10秒間以上，支えなしで，自分一人で立っていることができますか。　はい　いいえ　15.5-13.6　GM

39. あなたがお子さんの方にボールを転がしたり投げたりすると，お子さんはボールを転がしたり投げたりして，あなたに返しますか。今までしたことがない場合，あるいは手でもってきて直接あなたに手渡すようであれば「いいえ」に○をつけて下さい。　はい　いいえ　15.8-13.6　PS

40. テーブルや椅子につかまったり，床に手をついたりせずに，一人で身をかがめて物を拾って，もとの姿勢にもどることができますか。
はい　いいえ　16.4-14.5　GM

41. お子さんの前に紙を置いて，鉛筆を手に持たせたら，自分でなぐり書きをしますか。（あなたが手をそえたり，見本に書いてみせたりしてはいけません。）鉛筆をなめたり，鉛筆で机や紙をたたいたりするようであれば「いいえ」に○をつけて下さい。
はい　いいえ　16.6-14.8　FMA

42. 飲み口やフタのついていない普通のコップを一人で持って，あまりこぼさずに飲めますか。
はい　いいえ　16.7-14.3　PS

43. 転んだり左右によろけたりしないで，部屋を横切って自分一人で歩けますか。
はい　いいえ　17.4-15.4　GM

44. お母さんあるいはお父さんをちゃんと分かって「ママ」「かあさん」「パパ」「とうさん」などと言いますか。その他意味がわかっている言葉があれば結構です。
はい　いいえ　17.6-14.8　L

45. 簡単なお手伝い（おもちゃを片づけたり，言われた物を持ってきたりなど）ができますか。
はい　いいえ　18.5-16.4　PS

46. レーズンや小さなお菓子などがはいっている入れ物（ビンやコップなど）から傾けて出すことができますか。できない場合や今までにしたことがなければ「いいえ」に○をつけて下さい。
はい　いいえ　18.6-16.5　FMA

47. 「パパ」「ママ」や家族やペットの名前以外の言葉を２語以上言いますか。
はい　いいえ　19.0-16.7　L

48. つまずいたり，転んだりせずに，一人で部屋を横切って走ることができますか。
はい　いいえ　20.0-18.1　GM

49. 「パパ」「ママ」や家族やペットの名前以外の言葉を３語以上言いますか。
はい　いいえ　20.4-18.0　L

50. 自分一人でスプーンやフォークを使って，あまりこぼさずに食べることができますか。
はい　いいえ　20.4-18.0　PS

51. 「パパ」「ママ」や家族やペットの名前以外の言葉を６語以上言いますか。
はい　いいえ　22.2-20.0　L

52. 積み木やブロックを４つ以上積み重ねて塔をつくることができますか。できない場合やいままでしたことがない場合は「いいえ」に○をつけて下さい。
はい　いいえ　22.5-20.5　FMA

53. 物につかまったりせずに，小さなボール（テニスボールなど）を前に蹴ることができますか。大きいボール（ビーチボールなど）ならできるという場合には「いいえ」に○をつけて下さい。
はい　いいえ　24.0-21.4　GM

54. パジャマ（上着でもズボンでも）やパンツを自分一人で脱げますか。オムツや帽子，靴下，靴の場合は「いいえ」に○をつけて下さい。
はい　いいえ　27.6-24.0　PS

DENVER Ⅱ 予備判定票

9〜24か月用

氏　名 ______________

記録者　氏　名 ______________
　　　　続　柄 ______________

記録日　　年　月　日
生年月日　　年　月　日
年月日齢　　年　月　日
修正年月日齢　　年　月　日

以下の質問に順番にお答え下さい。「はい」「いいえ」のどちらかに○をつけて下さい。「いいえ」が3つ以上になったら，それ以降の質問にお答えになる必要はありません。

26. 椅子や机につかまらせると，しばらくの間（5秒間以上）一人で立っていることができますか。　はい　いいえ　10.5-9.2　GM

27. 一人で遊んでいる時に，声を出したり，まるで誰かと話しているような独り言を言っていますか。訳の分からないおしゃべりで結構です。　はい　いいえ　10.5-8.8　L

28. 仰向けやうつ伏せの状態，あるいはハイハイしている状態から，自分一人で座れますか。　はい　いいえ　10.6-9.4　GM

29. 下の図のように，レーズンやボタンなどの小さい物を，親指と他の指とでつまめますか。　はい　いいえ　10.6-9.1　FMA

30. 座っている状態から，自分一人でたんすやテーブルにつかまって立ち上がれますか。　はい　いいえ　11.1-9.7　GM

31. 「が」「ば」「だ」などを「ががが」「ばばば」「だだだ」のように3つ以上続けて言いますか。　はい　いいえ　11.6-9.7　L

32. 「ママ」「パパ」などのことばを言いますか。
どちらかが言えれば結構です。またはそれを意味する他の言葉でも結構です。また，ママやパパの本当の意味で言ってなくても構いません。　はい　いいえ　12.0-10.0　L

33. 手をたたいたり拍手をするとまねをしますか。　はい　いいえ　12.0-10.2　PS

34. 欲しい物がある時，泣かずに，それを指さしたり，あなたをひっぱったりして，欲しいという意思表示をすることができますか。　はい　いいえ　12.8-10.7　PS

35. あなたか他の大人が「バイバイ」と言って手を振ったら，そのまねをして手を振りますか。　はい　いいえ　12.9-11.1　PS

36. お子さんを立たせて，あなたが手を離しても，テーブルやたんすにつかまらずに，2秒間以上自分一人で立っていることができますか。　はい　いいえ　14.0-12.2　GM

37. 小さな物（小さなおもちゃや食べ物など）を手で持って，コップの中に入れて，しばらくもっていることができますか。　はい　いいえ　14.4-12.8　FMA

38. 10秒間以上，支えなしで，自分一人で立っていることができますか。　はい　いいえ　15.5-13.6　GM

39. あなたがお子さんの方にボールを転がしたり投げたりすると，お子さんはボールを転がしたり投げたりして，あなたに返しますか。今までしたことがない場合，あるいは手でもってきて直接あなたに手渡すようであれば「いいえ」に○をつけて下さい。　はい　いいえ　15.8-13.6　PS

40. テーブルや椅子につかまったり，床に手をついたりせずに，一人で身をかがめて物を拾って，もとの姿勢にもどることができますか。
はい　いいえ　16.4-14.5　GM

41. お子さんの前に紙を置いて，鉛筆を手に持たせたら，自分でなぐり書きをしますか。（あなたが手をそえたり，見本に書いてみせたりしてはいけません。）鉛筆をなめたり，鉛筆で机や紙をたたいたりするようであれば「いいえ」に○をつけて下さい。
はい　いいえ　16.6-14.8　FMA

42. 飲み口やフタのついていない普通のコップを一人で持って，あまりこぼさずに飲めますか。
はい　いいえ　16.7-14.3　PS

43. 転んだり左右によろけたりしないで，部屋を横切って自分一人で歩けますか。
はい　いいえ　17.4-15.4　GM

44. お母さんあるいはお父さんをちゃんと分かって「ママ」「かあさん」「パパ」「とうさん」などと言いますか。その他意味がわかっている言葉があれば結構です。
はい　いいえ　17.6-14.8　L

45. 簡単なお手伝い（おもちゃを片づけたり，言われた物を持ってきたりなど）ができますか。
はい　いいえ　18.5-16.4　PS

46. レーズンや小さなお菓子などがはいっている入れ物（ビンやコップなど）から傾けて出すことができますか。できない場合や今までにしたことがなければ「いいえ」に○をつけて下さい。
はい　いいえ　18.6-16.5　FMA

47. 「パパ」「ママ」や家族やペットの名前以外の言葉を2語以上言いますか。
はい　いいえ　19.0-16.7　L

48. つまずいたり，転んだりせずに，一人で部屋を横切って走ることができますか。
はい　いいえ　20.0-18.1　GM

49. 「パパ」「ママ」や家族やペットの名前以外の言葉を3語以上言いますか。
はい　いいえ　20.4-18.0　L

50. 自分一人でスプーンやフォークを使って，あまりこぼさずに食べることができますか。
はい　いいえ　20.4-18.0　PS

51. 「パパ」「ママ」や家族やペットの名前以外の言葉を6語以上言いますか。
はい　いいえ　22.2-20.0　L

52. 積み木やブロックを4つ以上積み重ねて塔をつくることができますか。できない場合やいままでしたことがない場合は「いいえ」に○をつけて下さい。
はい　いいえ　22.5-20.5　FMA

53. 物につかまったりせずに，小さなボール（テニスボールなど）を前に蹴ることができますか。大きいボール（ビーチボールなど）ならできるという場合には「いいえ」に○をつけて下さい。
はい　いいえ　24.0-21.4　GM

54. パジャマ（上着でもズボンでも）やパンツを自分一人で脱げますか。オムツや帽子，靴下，靴の場合は「いいえ」に○をつけて下さい。
はい　いいえ　27.6-24.0　PS

9〜24か月用

DENVERⅡ予備判定票

氏　名 ________

記録者　氏　名 ________
続　柄 ________

記録日　　年　月　日
生年月日　　年　月　日
年月日齢　　年　月　日
修正年月日齢　　年　月　日

以下の質問に順番にお答え下さい。「はい」「いいえ」のどちらかに○をつけて下さい。「いいえ」が3つ以上になったら，それ以降の質問にお答えになる必要はありません。

26. 椅子や机につかまらせると，しばらくの間（5秒間以上）一人で立っていることができますか。　はい　いいえ　10.5-9.2　GM

27. 一人で遊んでいる時に，声を出したり，まるで誰かと話しているような独り言を言っていますか。訳の分からないおしゃべりで結構です。　はい　いいえ　10.5-8.8　L

28. 仰向けやうつ伏せの状態，あるいはハイハイしている状態から，自分一人で座れますか。　はい　いいえ　10.6-9.4　GM

29. 下の図のように，レーズンやボタンなどの小さい物を，親指と他の指とでつまめますか。　はい　いいえ　10.6-9.1　FMA

30. 座っている状態から，自分一人でたんすやテーブルにつかまって立ち上がれますか。　はい　いいえ　11.1-9.7　GM

31. 「が」「ば」「だ」などを「ががが」「ばばば」「だだだ」のように3つ以上続けて言いますか。　はい　いいえ　11.6-9.7　L

32. 「ママ」「パパ」などのことばを言いますか。
どちらかが言えれば結構です。またはそれを意味する他の言葉でも結構です。また，ママやパパの本当の意味で言ってなくても構いません。　はい　いいえ　12.0-10.0　L

33. 手をたたいたり拍手をするとまねをしますか。　はい　いいえ　12.0-10.2　PS

34. 欲しい物がある時，泣かずに，それを指さしたり，あなたをひっぱったりして，欲しいという意思表示をすることができますか。　はい　いいえ　12.8-10.7　PS

35. あなたか他の大人が「バイバイ」と言って手を振ったら，そのまねをして手を振りますか。　はい　いいえ　12.9-11.1　PS

36. お子さんを立たせて，あなたが手を離しても，テーブルやたんすにつかまらずに，2秒間以上自分一人で立っていることができますか。　はい　いいえ　14.0-12.2　GM

37. 小さな物（小さなおもちゃや食べ物など）を手で持って，コップの中に入れて，しばらくもっていることができますか。　はい　いいえ　14.4-12.8　FMA

38. 10秒間以上，支えなしで，自分一人で立っていることができますか。　はい　いいえ　15.5-13.6　GM

39. あなたがお子さんの方にボールを転がしたり投げたりすると，お子さんはボールを転がしたり投げたりして，あなたに返しますか。今までしたことがない場合，あるいは手でもってきて直接あなたに手渡すようであれば「いいえ」に○をつけて下さい。　はい　いいえ　15.8-13.6　PS

40. テーブルや椅子につかまったり，床に手をついたりせずに，一人で身をかがめて物を拾って，もとの姿勢にもどることができますか。
はい　いいえ　16.4-14.5　GM

41. お子さんの前に紙を置いて，鉛筆を手に持たせたら，自分でなぐり書きをしますか。（あなたが手をそえたり，見本に書いてみせたりしてはいけません。）鉛筆をなめたり，鉛筆で机や紙をたたいたりするようであれば「いいえ」に○をつけて下さい。
はい　いいえ　16.6-14.8　FMA

42. 飲み口やフタのついていない普通のコップを一人で持って，あまりこぼさずに飲めますか。
はい　いいえ　16.7-14.3　PS

43. 転んだり左右によろけたりしないで，部屋を横切って自分一人で歩けますか。
はい　いいえ　17.4-15.4　GM

44. お母さんあるいはお父さんをちゃんと分かって「ママ」「かあさん」「パパ」「とうさん」などと言いますか。その他意味がわかっている言葉があれば結構です。
はい　いいえ　17.6-14.8　L

45. 簡単なお手伝い（おもちゃを片づけたり，言われた物を持ってきたりなど）ができますか。
はい　いいえ　18.5-16.4　PS

46. レーズンや小さなお菓子などがはいっている入れ物（ビンやコップなど）から傾けて出すことができますか。できない場合や今までにしたことがなければ「いいえ」に○をつけて下さい。
はい　いいえ　18.6-16.5　FMA

47. 「パパ」「ママ」や家族やペットの名前以外の言葉を2語以上言いますか。
はい　いいえ　19.0-16.7　L

48. つまずいたり，転んだりせずに，一人で部屋を横切って走ることができますか。
はい　いいえ　20.0-18.1　GM

49. 「パパ」「ママ」や家族やペットの名前以外の言葉を3語以上言いますか。
はい　いいえ　20.4-18.0　L

50. 自分一人でスプーンやフォークを使って，あまりこぼさずに食べることができますか。
はい　いいえ　20.4-18.0　PS

51. 「パパ」「ママ」や家族やペットの名前以外の言葉を6語以上言いますか。
はい　いいえ　22.2-20.0　L

52. 積み木やブロックを4つ以上積み重ねて塔をつくることができますか。できない場合やいままでしたことがない場合は「いいえ」に○をつけて下さい。
はい　いいえ　22.5-20.5　FMA

53. 物につかまったりせずに，小さなボール（テニスボールなど）を前に蹴ることができますか。大きいボール（ビーチボールなど）ならできるという場合には「いいえ」に○をつけて下さい。
はい　いいえ　24.0-21.4　GM

54. パジャマ（上着でもズボンでも）やパンツを自分一人で脱げますか。オムツや帽子，靴下，靴の場合は「いいえ」に○をつけて下さい。
はい　いいえ　27.6-24.0　PS

DENVER II 予備判定票

9～24か月用

氏　名 ＿＿＿＿＿＿

記録者　氏　名 ＿＿＿＿＿＿
　　　　続　柄 ＿＿＿＿＿＿

記録日　　年　月　日
生年月日　年　月　日
年月日齢　年　月　日
修正年月日齢　年　月　日

以下の質問に順番にお答え下さい。「はい」「いいえ」のどちらかに○をつけて下さい。「いいえ」が3つ以上になったら，それ以降の質問にお答えになる必要はありません。

26. 椅子や机につかまらせると，しばらくの間（5秒間以上）一人で立っていることができますか。　はい　いいえ　10.5-9.2　GM

27. 一人で遊んでいる時に，声を出したり，まるで誰かと話しているような独り言を言っていますか。訳の分からないおしゃべりで結構です。　はい　いいえ　10.5-8.8　L

28. 仰向けやうつ伏せの状態，あるいはハイハイしている状態から，自分一人で座れますか。　はい　いいえ　10.6-9.4　GM

29. 下の図のように，レーズンやボタンなどの小さい物を，親指と他の指とでつまめますか。　はい　いいえ　10.6-9.1　FMA

30. 座っている状態から，自分一人でたんすやテーブルにつかまって立ち上がれますか。　はい　いいえ　11.1-9.7　GM

31. 「が」「ば」「だ」などを「ががが」「ばばば」「だだだ」のように3つ以上続けて言いますか。　はい　いいえ　11.6-9.7　L

32. 「ママ」「パパ」などのことばを言いますか。
どちらかが言えれば結構です。またはそれを意味する他の言葉でも結構です。また，ママやパパの本当の意味で言ってなくても構いません。　はい　いいえ　12.0-10.0　L

33. 手をたたいたり拍手をするとまねをしますか。　はい　いいえ　12.0-10.2　PS

34. 欲しい物がある時，泣かずに，それを指さしたり，あなたをひっぱったりして，欲しいという意思表示をすることができますか。　はい　いいえ　12.8-10.7　PS

35. あなたか他の大人が「バイバイ」と言って手を振ったら，そのまねをして手を振りますか。　はい　いいえ　12.9-11.1　PS

36. お子さんを立たせて，あなたが手を離しても，テーブルやたんすにつかまらずに，2秒間以上自分一人で立っていることができますか。　はい　いいえ　14.0-12.2　GM

37. 小さな物（小さなおもちゃや食べ物など）を手で持って，コップの中に入れて，しばらくもっていることができますか。　はい　いいえ　14.4-12.8　FMA

38. 10秒間以上，支えなしで，自分一人で立っていることができますか。　はい　いいえ　15.5-13.6　GM

39. あなたがお子さんの方にボールを転がしたり投げたりすると，お子さんはボールを転がしたり投げたりして，あなたに返しますか。今までしたことがない場合，あるいは手でもってきて直接あなたに手渡すようであれば「いいえ」に○をつけて下さい。　はい　いいえ　15.8-13.6　PS

40. テーブルや椅子につかまったり，床に手をついたりせずに，一人で身をかがめて物を拾って，もとの姿勢にもどることができますか。
はい　いいえ　16.4-14.5　GM

41. お子さんの前に紙を置いて，鉛筆を手に持たせたら，自分でなぐり書きをしますか。(あなたが手をそえたり，見本に書いてみせたりしてはいけません。) 鉛筆をなめたり，鉛筆で机や紙をたたいたりするようであれば「いいえ」に○をつけて下さい。
はい　いいえ　16.6-14.8　FMA

42. 飲み口やフタのついていない普通のコップを一人で持って，あまりこぼさずに飲めますか。
はい　いいえ　16.7-14.3　PS

43. 転んだり左右によろけたりしないで，部屋を横切って自分一人で歩けますか。
はい　いいえ　17.4-15.4　GM

44. お母さんあるいはお父さんをちゃんと分かって「ママ」「かあさん」「パパ」「とうさん」などと言いますか。その他意味がわかっている言葉があれば結構です。
はい　いいえ　17.6-14.8　L

45. 簡単なお手伝い（おもちゃを片づけたり，言われた物を持ってきたりなど）ができますか。
はい　いいえ　18.5-16.4　PS

46. レーズンや小さなお菓子などがはいっている入れ物（ビンやコップなど）から傾けて出すことができますか。できない場合や今までにしたことがなければ「いいえ」に○をつけて下さい。
はい　いいえ　18.6-16.5　FMA

47. 「パパ」「ママ」や家族やペットの名前以外の言葉を 2 語以上言いますか。
はい　いいえ　19.0-16.7　L

48. つまずいたり，転んだりせずに，一人で部屋を横切って走ることができますか。
はい　いいえ　20.0-18.1　GM

49. 「パパ」「ママ」や家族やペットの名前以外の言葉を 3 語以上言いますか。
はい　いいえ　20.4-18.0　L

50. 自分一人でスプーンやフォークを使って，あまりこぼさずに食べることができますか。
はい　いいえ　20.4-18.0　PS

51. 「パパ」「ママ」や家族やペットの名前以外の言葉を 6 語以上言いますか。
はい　いいえ　22.2-20.0　L

52. 積み木やブロックを 4 つ以上積み重ねて塔をつくることができますか。できない場合やいままでしたことがない場合は「いいえ」に○をつけて下さい。
はい　いいえ　22.5-20.5　FMA

53. 物につかまったりせずに，小さなボール（テニスボールなど）を前に蹴ることができますか。大きいボール（ビーチボールなど）ならできるという場合には「いいえ」に○をつけて下さい。
はい　いいえ　24.0-21.4　GM

54. パジャマ（上着でもズボンでも）やパンツを自分一人で脱げますか。オムツや帽子，靴下，靴の場合は「いいえ」に○をつけて下さい。
はい　いいえ　27.6-24.0　PS

DENVER II 予備判定票

9～24か月用

氏　名 ＿＿＿＿＿＿

記録者　氏　名 ＿＿＿＿＿＿
　　　　続　柄 ＿＿＿＿＿＿

記録日　　年　月　日
生年月日　　年　月　日
年月日齢　　年　月　日
修正年月日齢　　年　月　日

以下の質問に順番にお答え下さい。「はい」「いいえ」のどちらかに○をつけて下さい。「いいえ」が３つ以上になったら，それ以降の質問にお答えになる必要はありません。

26. 椅子や机につかまらせると，しばらくの間（5秒間以上）一人で立っていることができますか。　はい　いいえ　10.5-9.2　GM

27. 一人で遊んでいる時に，声を出したり，まるで誰かと話しているような独り言を言っていますか。訳の分からないおしゃべりで結構です。　はい　いいえ　10.5-8.8　L

28. 仰向けやうつ伏せの状態，あるいはハイハイしている状態から，自分一人で座れますか。　はい　いいえ　10.6-9.4　GM

29. 下の図のように，レーズンやボタンなどの小さい物を，親指と他の指とでつまめますか。　はい　いいえ　10.6-9.1　FMA

30. 座っている状態から，自分一人でたんすやテーブルにつかまって立ち上がれますか。　はい　いいえ　11.1-9.7　GM

31. 「が」「ば」「だ」などを「ががが」「ばばば」「だだだ」のように3つ以上続けて言いますか。　はい　いいえ　11.6-9.7　L

32. 「ママ」「パパ」などのことばを言いますか。
どちらかが言えれば結構です。またはそれを意味する他の言葉でも結構です。また，ママやパパの本当の意味で言ってなくても構いません。　はい　いいえ　12.0-10.0　L

33. 手をたたいたり拍手をするとまねをしますか。　はい　いいえ　12.0-10.2　PS

34. 欲しい物がある時，泣かずに，それを指さしたり，あなたをひっぱったりして，欲しいという意思表示をすることができますか。　はい　いいえ　12.8-10.7　PS

35. あなたか他の大人が「バイバイ」と言って手を振ったら，そのまねをして手を振りますか。　はい　いいえ　12.9-11.1　PS

36. お子さんを立たせて，あなたが手を離しても，テーブルやたんすにつかまらずに，2秒間以上自分一人で立っていることができますか。　はい　いいえ　14.0-12.2　GM

37. 小さな物（小さなおもちゃや食べ物など）を手で持って，コップの中に入れて，しばらくもっていることができますか。　はい　いいえ　14.4-12.8　FMA

38. 10秒間以上，支えなしで，自分一人で立っていることができますか。　はい　いいえ　15.5-13.6　GM

39. あなたがお子さんの方にボールを転がしたり投げたりすると，お子さんはボールを転がしたり投げたりして，あなたに返しますか。今までしたことがない場合，あるいは手でもってきて直接あなたに手渡すようであれば「いいえ」に○をつけて下さい。　はい　いいえ　15.8-13.6　PS

40. テーブルや椅子につかまったり，床に手をついたりせずに，一人で身をかがめて物を拾って，もとの姿勢にもどることができますか。
はい　いいえ　16.4-14.5　GM

41. お子さんの前に紙を置いて，鉛筆を手に持たせたら，自分でなぐり書きをしますか。（あなたが手をそえたり，見本に書いてみせたりしてはいけません。）鉛筆をなめたり，鉛筆で机や紙をたたいたりするようであれば「いいえ」に○をつけて下さい。
はい　いいえ　16.6-14.8　FMA

42. 飲み口やフタのついていない普通のコップを一人で持って，あまりこぼさずに飲めますか。
はい　いいえ　16.7-14.3　PS

43. 転んだり左右によろけたりしないで，部屋を横切って自分一人で歩けますか。
はい　いいえ　17.4-15.4　GM

44. お母さんあるいはお父さんをちゃんと分かって「ママ」「かあさん」「パパ」「とうさん」などと言いますか。その他意味がわかっていう言葉があれば結構です。
はい　いいえ　17.6-14.8　L

45. 簡単なお手伝い（おもちゃを片づけたり，言われた物を持ってきたりなど）ができますか。
はい　いいえ　18.5-16.4　PS

46. レーズンや小さなお菓子などがはいっている入れ物（ビンやコップなど）から傾けて出すことができますか。できない場合や今までにしたことがなければ「いいえ」に○をつけて下さい。
はい　いいえ　18.6-16.5　FMA

47. 「パパ」「ママ」や家族やペットの名前以外の言葉を２語以上言いますか。
はい　いいえ　19.0-16.7　L

48. つまずいたり，転んだりせずに，一人で部屋を横切って走ることができますか。
はい　いいえ　20.0-18.1　GM

49. 「パパ」「ママ」や家族やペットの名前以外の言葉を３語以上言いますか。
はい　いいえ　20.4-18.0　L

50. 自分一人でスプーンやフォークを使って，あまりこぼさずに食べることができますか。
はい　いいえ　20.4-18.0　PS

51. 「パパ」「ママ」や家族やペットの名前以外の言葉を６語以上言いますか。
はい　いいえ　22.2-20.0　L

52. 積み木やブロックを４つ以上積み重ねて塔をつくることができますか。できない場合やいままでしたことがない場合は「いいえ」に○をつけて下さい。
はい　いいえ　22.5-20.5　FMA

53. 物につかまったりせずに，小さなボール（テニスボールなど）を前に蹴ることができますか。大きいボール（ビーチボールなど）ならできるという場合には「いいえ」に○をつけて下さい。
はい　いいえ　24.0-21.4　GM

54. パジャマ（上着でもズボンでも）やパンツを自分一人で脱げますか。オムツや帽子，靴下，靴の場合は「いいえ」に○をつけて下さい。
はい　いいえ　27.6-24.0　PS

DENVER II 予備判定票

9〜24か月用

氏　名 ＿＿＿＿＿＿

記録者　氏　名 ＿＿＿＿＿＿
続　柄 ＿＿＿＿＿＿

記録日　　年　月　日
生年月日　　年　月　日
年月日齢　　年　月　日
修正年月日齢　　年　月　日

以下の質問に順番にお答え下さい。「はい」「いいえ」のどちらかに○をつけて下さい。「いいえ」が3つ以上になったら，それ以降の質問にお答えになる必要はありません。

26. 椅子や机につかまらせると，しばらくの間（5秒間以上）一人で立っていることができますか。　はい　いいえ　10.5-9.2　GM

27. 一人で遊んでいる時に，声を出したり，まるで誰かと話しているような独り言を言っていますか。訳の分からないおしゃべりで結構です。　はい　いいえ　10.5-8.8　L

28. 仰向けやうつ伏せの状態，あるいはハイハイしている状態から，自分一人で座れますか。　はい　いいえ　10.6-9.4　GM

29. 下の図のように，レーズンやボタンなどの小さい物を，親指と他の指とでつまめますか。　はい　いいえ　10.6-9.1　FMA

30. 座っている状態から，自分一人でたんすやテーブルにつかまって立ち上がれますか。　はい　いいえ　11.1-9.7　GM

31. 「が」「ば」「だ」などを「ががが」「ばばば」「だだだ」のように3つ以上続けて言いますか。　はい　いいえ　11.6-9.7　L

32. 「ママ」「パパ」などのことばを言いますか。
どちらかが言えれば結構です。またはそれを意味する他の言葉でも結構です。また，ママやパパの本当の意味で言ってなくても構いません。　はい　いいえ　12.0-10.0　L

33. 手をたたいたり拍手をするとまねをしますか。　はい　いいえ　12.0-10.2　PS

34. 欲しい物がある時，泣かずに，それを指さしたり，あなたをひっぱったりして，欲しいという意思表示をすることができますか。　はい　いいえ　12.8-10.7　PS

35. あなたか他の大人が「バイバイ」と言って手を振ったら，そのまねをして手を振りますか。　はい　いいえ　12.9-11.1　PS

36. お子さんを立たせて，あなたが手を離しても，テーブルやたんすにつかまらずに，2秒間以上自分一人で立っていることができますか。　はい　いいえ　14.0-12.2　GM

37. 小さな物（小さなおもちゃや食べ物など）を手で持って，コップの中に入れて，しばらくもっていることができますか。　はい　いいえ　14.4-12.8　FMA

38. 10秒間以上，支えなしで，自分一人で立っていることができますか。　はい　いいえ　15.5-13.6　GM

39. あなたがお子さんの方にボールを転がしたり投げたりすると，お子さんはボールを転がしたり投げたりして，あなたに返しますか。今までしたことがない場合，あるいは手でもってきて直接あなたに手渡すようであれば「いいえ」に○をつけて下さい。　はい　いいえ　15.8-13.6　PS

40. テーブルや椅子につかまったり，床に手をついたりせずに，一人で身をかがめて物を拾って，もとの姿勢にもどることができますか。
はい　いいえ　16.4-14.5　GM

41. お子さんの前に紙を置いて，鉛筆を手に持たせたら，自分でなぐり書きをしますか。（あなたが手をそえたり，見本に書いてみせたりしてはいけません。）鉛筆をなめたり，鉛筆で机や紙をたたいたりするようであれば「いいえ」に○をつけて下さい。
はい　いいえ　16.6-14.8　FMA

42. 飲み口やフタのついていない普通のコップを一人で持って，あまりこぼさずに飲めますか。
はい　いいえ　16.7-14.3　PS

43. 転んだり左右によろけたりしないで，部屋を横切って自分一人で歩けますか。
はい　いいえ　17.4-15.4　GM

44. お母さんあるいはお父さんをちゃんと分かって「ママ」「かあさん」「パパ」「とうさん」などと言いますか。その他意味がわかっている言葉があれば結構です。
はい　いいえ　17.6-14.8　L

45. 簡単なお手伝い（おもちゃを片づけたり，言われた物を持ってきたりなど）ができますか。
はい　いいえ　18.5-16.4　PS

46. レーズンや小さなお菓子などがはいっている入れ物（ビンやコップなど）から傾けて出すことができますか。できない場合や今までにしたことがなければ「いいえ」に○をつけて下さい。
はい　いいえ　18.6-16.5　FMA

47. 「パパ」「ママ」や家族やペットの名前以外の言葉を２語以上言いますか。
はい　いいえ　19.0-16.7　L

48. つまずいたり，転んだりせずに，一人で部屋を横切って走ることができますか。
はい　いいえ　20.0-18.1　GM

49. 「パパ」「ママ」や家族やペットの名前以外の言葉を３語以上言いますか。
はい　いいえ　20.4-18.0　L

50. 自分一人でスプーンやフォークを使って，あまりこぼさずに食べることができますか。
はい　いいえ　20.4-18.0　PS

51. 「パパ」「ママ」や家族やペットの名前以外の言葉を６語以上言いますか。
はい　いいえ　22.2-20.0　L

52. 積み木やブロックを４つ以上積み重ねて塔をつくることができますか。できない場合やいままでしたことがない場合は「いいえ」に○をつけて下さい。
はい　いいえ　22.5-20.5　FMA

53. 物につかまったりせずに，小さなボール（テニスボールなど）を前に蹴ることができますか。大きいボール（ビーチボールなど）ならできるという場合には「いいえ」に○をつけて下さい。
はい　いいえ　24.0-21.4　GM

54. パジャマ（上着でもズボンでも）やパンツを自分一人で脱げますか。オムツや帽子，靴下，靴の場合は「いいえ」に○をつけて下さい。
はい　いいえ　27.6-24.0　PS

DENVER II 予備判定票

9～24か月用

氏　名 ＿＿＿＿＿＿

記録者　氏　名 ＿＿＿＿＿＿
　　　　続　柄 ＿＿＿＿＿＿

記録日　　年　月　日
生年月日　年　月　日
年月日齢　年　月　日
修正年月日齢　年　月　日

以下の質問に順番にお答え下さい。「はい」「いいえ」のどちらかに○をつけて下さい。「いいえ」が3つ以上になったら，それ以降の質問にお答えになる必要はありません。

26. 椅子や机につかまらせると，しばらくの間（5秒間以上）一人で立っていることができますか。　はい　いいえ　10.5-9.2　GM

27. 一人で遊んでいる時に，声を出したり，まるで誰かと話しているような独り言を言っていますか。訳の分からないおしゃべりで結構です。　はい　いいえ　10.5-8.8　L

28. 仰向けやうつ伏せの状態，あるいはハイハイしている状態から，自分一人で座れますか。　はい　いいえ　10.6-9.4　GM

29. 下の図のように，レーズンやボタンなどの小さい物を，親指と他の指とでつまめますか。　はい　いいえ　10.6-9.1　FMA

30. 座っている状態から，自分一人でたんすやテーブルにつかまって立ち上がれますか。　はい　いいえ　11.1-9.7　GM

31. 「が」「ば」「だ」などを「ががが」「ばばば」「だだだ」のように3つ以上続けて言いますか。　はい　いいえ　11.6-9.7　L

32. 「ママ」「パパ」などのことばを言いますか。どちらかが言えれば結構です。またはそれを意味する他の言葉でも結構です。また，ママやパパの本当の意味で言ってなくても構いません。　はい　いいえ　12.0-10.0　L

33. 手をたたいたり拍手をするとまねをしますか。　はい　いいえ　12.0-10.2　PS

34. 欲しい物がある時，泣かずに，それを指さしたり，あなたをひっぱったりして，欲しいという意思表示をすることができますか。　はい　いいえ　12.8-10.7　PS

35. あなたか他の大人が「バイバイ」と言って手を振ったら，そのまねをして手を振りますか。　はい　いいえ　12.9-11.1　PS

36. お子さんを立たせて，あなたが手を離しても，テーブルやたんすにつかまらずに，2秒間以上自分一人で立っていることができますか。　はい　いいえ　14.0-12.2　GM

37. 小さな物（小さなおもちゃや食べ物など）を手で持って，コップの中に入れて，しばらくもっていることができますか。　はい　いいえ　14.4-12.8　FMA

38. 10秒間以上，支えなしで，自分一人で立っていることができますか。　はい　いいえ　15.5-13.6　GM

39. あなたがお子さんの方にボールを転がしたり投げたりすると，お子さんはボールを転がしたり投げたりして，あなたに返しますか。今までしたことがない場合，あるいは手でもってきて直接あなたに手渡すようであれば「いいえ」に○をつけて下さい。　はい　いいえ　15.8-13.6　PS

40. テーブルや椅子につかまったり，床に手をついたりせずに，一人で身をかがめて物を拾って，もとの姿勢にもどることができますか。
はい　いいえ　16.4-14.5　GM

41. お子さんの前に紙を置いて，鉛筆を手に持たせたら，自分でなぐり書きをしますか。（あなたが手をそえたり，見本に書いてみせたりしてはいけません。）鉛筆をなめたり，鉛筆で机や紙をたたいたりするようであれば「いいえ」に○をつけて下さい。
はい　いいえ　16.6-14.8　FMA

42. 飲み口やフタのついていない普通のコップを一人で持って，あまりこぼさずに飲めますか。
はい　いいえ　16.7-14.3　PS

43. 転んだり左右によろけたりしないで，部屋を横切って自分一人で歩けますか。
はい　いいえ　17.4-15.4　GM

44. お母さんあるいはお父さんをちゃんと分かって「ママ」「かあさん」「パパ」「とうさん」などと言いますか。その他意味がわかっていう言葉があれば結構です。
はい　いいえ　17.6-14.8　L

45. 簡単なお手伝い（おもちゃを片づけたり，言われた物を持ってきたりなど）ができますか。
はい　いいえ　18.5-16.4　PS

46. レーズンや小さなお菓子などがはいっている入れ物（ビンやコップなど）から傾けて出すことができますか。できない場合や今までにしたことがなければ「いいえ」に○をつけて下さい。
はい　いいえ　18.6-16.5　FMA

47. 「パパ」「ママ」や家族やペットの名前以外の言葉を2語以上言いますか。
はい　いいえ　19.0-16.7　L

48. つまずいたり，転んだりせずに，一人で部屋を横切って走ることができますか。
はい　いいえ　20.0-18.1　GM

49. 「パパ」「ママ」や家族やペットの名前以外の言葉を3語以上言いますか。
はい　いいえ　20.4-18.0　L

50. 自分一人でスプーンやフォークを使って，あまりこぼさずに食べることができますか。
はい　いいえ　20.4-18.0　PS

51. 「パパ」「ママ」や家族やペットの名前以外の言葉を6語以上言いますか。
はい　いいえ　22.2-20.0　L

52. 積み木やブロックを4つ以上積み重ねて塔をつくることができますか。できない場合やいままでしたことがない場合は「いいえ」に○をつけて下さい。
はい　いいえ　22.5-20.5　FMA

53. 物につかまったりせずに，小さなボール（テニスボールなど）を前に蹴ることができますか。大きいボール（ビーチボールなど）ならできるという場合には「いいえ」に○をつけて下さい。
はい　いいえ　24.0-21.4　GM

54. パジャマ（上着でもズボンでも）やパンツを自分一人で脱げますか。オムツや帽子，靴下，靴の場合は「いいえ」に○をつけて下さい。
はい　いいえ　27.6-24.0　PS

9〜24か月用

DENVERⅡ予備判定票

氏　名		記録日	年　月　日
記録者　氏　名		生年月日	年　月　日
記録者　続　柄		年月日齢	年　月　日
		修正年月日齢	年　月　日

以下の質問に順番にお答え下さい。「はい」「いいえ」のどちらかに○をつけて下さい。「いいえ」が3つ以上になったら，それ以降の質問にお答えになる必要はありません。

26. 椅子や机につかまらせると，しばらくの間（5秒間以上）一人で立っていることができますか。　はい　いいえ　10.5-9.2　GM

27. 一人で遊んでいる時に，声を出したり，まるで誰かと話しているような独り言を言っていますか。訳の分からないおしゃべりで結構です。　はい　いいえ　10.5-8.8　L

28. 仰向けやうつ伏せの状態，あるいはハイハイしている状態から，自分一人で座れますか。　はい　いいえ　10.6-9.4　GM

29. 下の図のように，レーズンやボタンなどの小さい物を，親指と他の指とでつまめますか。　はい　いいえ　10.6-9.1　FMA

30. 座っている状態から，自分一人でたんすやテーブルにつかまって立ち上がれますか。　はい　いいえ　11.1-9.7　GM

31. 「が」「ば」「だ」などを「ががが」「ばばば」「だだだ」のように3つ以上続けて言いますか。　はい　いいえ　11.6-9.7　L

32. 「ママ」「パパ」などのことばを言いますか。どちらかが言えれば結構です。またはそれを意味する他の言葉でも結構です。また，ママやパパの本当の意味で言ってなくても構いません。　はい　いいえ　12.0-10.0　L

33. 手をたたいたり拍手をするとまねをしますか。　はい　いいえ　12.0-10.2　PS

34. 欲しい物がある時，泣かずに，それを指さしたり，あなたをひっぱったりして，欲しいという意思表示をすることができますか。　はい　いいえ　12.8-10.7　PS

35. あなたか他の大人が「バイバイ」と言って手を振ったら，そのまねをして手を振りますか。　はい　いいえ　12.9-11.1　PS

36. お子さんを立たせて，あなたが手を離しても，テーブルやたんすにつかまらずに，2秒間以上自分一人で立っていることができますか。　はい　いいえ　14.0-12.2　GM

37. 小さな物（小さなおもちゃや食べ物など）を手で持って，コップの中に入れて，しばらくもっていることができますか。　はい　いいえ　14.4-12.8　FMA

38. 10秒間以上，支えなしで，自分一人で立っていることができますか。　はい　いいえ　15.5-13.6　GM

39. あなたがお子さんの方にボールを転がしたり投げたりすると，お子さんはボールを転がしたり投げたりして，あなたに返しますか。今までしたことがない場合，あるいは手でもってきて直接あなたに手渡すようであれば「いいえ」に○をつけて下さい。　はい　いいえ　15.8-13.6　PS

40. テーブルや椅子につかまったり，床に手をついたりせずに，一人で身をかがめて物を拾って，もとの姿勢にもどることができますか。
はい　いいえ　16.4-14.5　GM

41. お子さんの前に紙を置いて，鉛筆を手に持たせたら，自分でなぐり書きをしますか。（あなたが手をそえたり，見本に書いてみせたりしてはいけません。）鉛筆をなめたり，鉛筆で机や紙をたたいたりするようであれば「いいえ」に○をつけて下さい。
はい　いいえ　16.6-14.8　FMA

42. 飲み口やフタのついていない普通のコップを一人で持って，あまりこぼさずに飲めますか。
はい　いいえ　16.7-14.3　PS

43. 転んだり左右によろけたりしないで，部屋を横切って自分一人で歩けますか。
はい　いいえ　17.4-15.4　GM

44. お母さんあるいはお父さんをちゃんと分かって「ママ」「かあさん」「パパ」「とうさん」などと言いますか。その他意味がわかっている言葉があれば結構です。
はい　いいえ　17.6-14.8　L

45. 簡単なお手伝い（おもちゃを片づけたり，言われた物を持ってきたりなど）ができますか。
はい　いいえ　18.5-16.4　PS

46. レーズンや小さなお菓子などがはいっている入れ物（ビンやコップなど）から傾けて出すことができますか。できない場合や今までにしたことがなければ「いいえ」に○をつけて下さい。
はい　いいえ　18.6-16.5　FMA

47. 「パパ」「ママ」や家族やペットの名前以外の言葉を２語以上言いますか。
はい　いいえ　19.0-16.7　L

48. つまずいたり，転んだりせずに，一人で部屋を横切って走ることができますか。
はい　いいえ　20.0-18.1　GM

49. 「パパ」「ママ」や家族やペットの名前以外の言葉を３語以上言いますか。
はい　いいえ　20.4-18.0　L

50. 自分一人でスプーンやフォークを使って，あまりこぼさずに食べることができますか。
はい　いいえ　20.4-18.0　PS

51. 「パパ」「ママ」や家族やペットの名前以外の言葉を６語以上言いますか。
はい　いいえ　22.2-20.0　L

52. 積み木やブロックを４つ以上積み重ねて塔をつくることができますか。できない場合やいままでしたことがない場合は「いいえ」に○をつけて下さい。
はい　いいえ　22.5-20.5　FMA

53. 物につかまったりせずに，小さなボール（テニスボールなど）を前に蹴ることができますか。大きいボール（ビーチボールなど）ならできるという場合には「いいえ」に○をつけて下さい。
はい　いいえ　24.0-21.4　GM

54. パジャマ（上着でもズボンでも）やパンツを自分一人で脱げますか。オムツや帽子，靴下，靴の場合は「いいえ」に○をつけて下さい。
はい　いいえ　27.6-24.0　PS

DENVERⅡ予備判定票

9〜24か月用

氏　名 ＿＿＿＿＿＿＿＿

記録者　氏　名 ＿＿＿＿＿＿＿＿
　　　　続　柄 ＿＿＿＿＿＿＿＿

記　録　日　　年　　月　　日
生 年 月 日　　年　　月　　日
年 月 日 齢　　年　　月　　日
修正年月日齢　　年　　月　　日

以下の質問に順番にお答え下さい。「はい」「いいえ」のどちらかに○をつけて下さい。「いいえ」が３つ以上になったら，それ以降の質問にお答えになる必要はありません。

26. 椅子や机につかまらせると，しばらくの間（５秒間以上）一人で立っていることができますか。　はい　いいえ　10.5-9.2　GM

27. 一人で遊んでいる時に，声を出したり，まるで誰かと話しているような独り言を言っていますか。訳の分からないおしゃべりで結構です。　はい　いいえ　10.5-8.8　L

28. 仰向けやうつ伏せの状態，あるいはハイハイしている状態から，自分一人で座れますか。　はい　いいえ　10.6-9.4　GM

29. 下の図のように，レーズンやボタンなどの小さい物を，親指と他の指とでつまめますか。　はい　いいえ　10.6-9.1　FMA

30. 座っている状態から，自分一人でたんすやテーブルにつかまって立ち上がれますか。　はい　いいえ　11.1-9.7　GM

31. 「が」「ば」「だ」などを「ががが」「ばばば」「だだだ」のように３つ以上続けて言いますか。　はい　いいえ　11.6-9.7　L

32. 「ママ」「パパ」などのことばを言いますか。
どちらかが言えれば結構です。またはそれを意味する他の言葉でも結構です。また，ママやパパの本当の意味で言ってなくても構いません。　はい　いいえ　12.0-10.0　L

33. 手をたたいたり拍手をするとまねをしますか。　はい　いいえ　12.0-10.2　PS

34. 欲しい物がある時，泣かずに，それを指さしたり，あなたをひっぱったりして，欲しいという意思表示をすることができますか。　はい　いいえ　12.8-10.7　PS

35. あなたか他の大人が「バイバイ」と言って手を振ったら，そのまねをして手を振りますか。　はい　いいえ　12.9-11.1　PS

36. お子さんを立たせて，あなたが手を離しても，テーブルやたんすにつかまらずに，２秒間以上自分一人で立っていることができますか。　はい　いいえ　14.0-12.2　GM

37. 小さな物（小さなおもちゃや食べ物など）を手で持って，コップの中に入れて，しばらくもっていることができますか。　はい　いいえ　14.4-12.8　FMA

38. 10秒間以上，支えなしで，自分一人で立っていることができますか。　はい　いいえ　15.5-13.6　GM

39. あなたがお子さんの方にボールを転がしたり投げたりすると，お子さんはボールを転がしたり投げたりして，あなたに返しますか。今までしたことがない場合，あるいは手でもってきて直接あなたに手渡すようであれば「いいえ」に○をつけて下さい。　はい　いいえ　15.8-13.6　PS

40. テーブルや椅子につかまったり，床に手をついたりせずに，一人で身をかがめて物を拾って，もとの姿勢にもどることができますか。
はい　いいえ　16.4-14.5　GM

41. お子さんの前に紙を置いて，鉛筆を手に持たせたら，自分でなぐり書きをしますか。（あなたが手をそえたり，見本に書いてみせたりしてはいけません。）鉛筆をなめたり，鉛筆で机や紙をたたいたりするようであれば「いいえ」に○をつけて下さい。
はい　いいえ　16.6-14.8　FMA

42. 飲み口やフタのついていない普通のコップを一人で持って，あまりこぼさずに飲めますか。
はい　いいえ　16.7-14.3　PS

43. 転んだり左右によろけたりしないで，部屋を横切って自分一人で歩けますか。
はい　いいえ　17.4-15.4　GM

44. お母さんあるいはお父さんをちゃんと分かって「ママ」「かあさん」「パパ」「とうさん」などと言いますか。その他意味がわかっている言葉があれば結構です。
はい　いいえ　17.6-14.8　L

45. 簡単なお手伝い（おもちゃを片づけたり，言われた物を持ってきたりなど）ができますか。
はい　いいえ　18.5-16.4　PS

46. レーズンや小さなお菓子などがはいっている入れ物（ビンやコップなど）から傾けて出すことができますか。できない場合や今までにしたことがなければ「いいえ」に○をつけて下さい。
はい　いいえ　18.6-16.5　FMA

47. 「パパ」「ママ」や家族やペットの名前以外の言葉を２語以上言いますか。
はい　いいえ　19.0-16.7　L

48. つまずいたり，転んだりせずに，一人で部屋を横切って走ることができますか。
はい　いいえ　20.0-18.1　GM

49. 「パパ」「ママ」や家族やペットの名前以外の言葉を３語以上言いますか。
はい　いいえ　20.4-18.0　L

50. 自分一人でスプーンやフォークを使って，あまりこぼさずに食べることができますか。
はい　いいえ　20.4-18.0　PS

51. 「パパ」「ママ」や家族やペットの名前以外の言葉を６語以上言いますか。
はい　いいえ　22.2-20.0　L

52. 積み木やブロックを４つ以上積み重ねて塔をつくることができますか。できない場合やいままでしたことがない場合は「いいえ」に○をつけて下さい。
はい　いいえ　22.5-20.5　FMA

53. 物につかまったりせずに，小さなボール（テニスボールなど）を前に蹴ることができますか。大きいボール（ビーチボールなど）ならできるという場合には「いいえ」に○をつけて下さい。
はい　いいえ　24.0-21.4　GM

54. パジャマ（上着でもズボンでも）やパンツを自分一人で脱げますか。オムツや帽子，靴下，靴の場合は「いいえ」に○をつけて下さい。
はい　いいえ　27.6-24.0　PS

9〜24か月用

DENVERⅡ予備判定票

氏　名 ＿＿＿＿＿＿

記録者　氏　名 ＿＿＿＿＿＿
　　　　続　柄 ＿＿＿＿＿＿

記録日　　年　月　日
生年月日　　年　月　日
年月日齢　　年　月　日
修正年月日齢　　年　月　日

以下の質問に順番にお答え下さい。「はい」「いいえ」のどちらかに○をつけて下さい。「いいえ」が３つ以上になったら，それ以降の質問にお答えになる必要はありません。

26. 椅子や机につかまらせると，しばらくの間（5秒間以上）一人で立っていることができますか。　はい　いいえ　10.5-9.2　GM

27. 一人で遊んでいる時に，声を出したり，まるで誰かと話しているような独り言を言っていますか。訳の分からないおしゃべりで結構です。　はい　いいえ　10.5-8.8　L

28. 仰向けやうつ伏せの状態，あるいはハイハイしている状態から，自分一人で座れますか。　はい　いいえ　10.6-9.4　GM

29. 下の図のように，レーズンやボタンなどの小さい物を，親指と他の指とでつまめますか。　はい　いいえ　10.6-9.1　FMA

30. 座っている状態から，自分一人でたんすやテーブルにつかまって立ち上がれますか。　はい　いいえ　11.1-9.7　GM

31. 「が」「ば」「だ」などを「ががが」「ばばば」「だだだ」のように3つ以上続けて言いますか。　はい　いいえ　11.6-9.7　L

32. 「ママ」「パパ」などのことばを言いますか。どちらかが言えれば結構です。またはそれを意味する他の言葉でも結構です。また，ママやパパの本当の意味で言ってなくても構いません。　はい　いいえ　12.0-10.0　L

33. 手をたたいたり拍手をするとまねをしますか。　はい　いいえ　12.0-10.2　PS

34. 欲しい物がある時，泣かずに，それを指さしたり，あなたをひっぱったりして，欲しいという意思表示をすることができますか。　はい　いいえ　12.8-10.7　PS

35. あなたか他の大人が「バイバイ」と言って手を振ったら，そのまねをして手を振りますか。　はい　いいえ　12.9-11.1　PS

36. お子さんを立たせて，あなたが手を離しても，テーブルやたんすにつかまらずに，2秒間以上自分一人で立っていることができますか。　はい　いいえ　14.0-12.2　GM

37. 小さな物（小さなおもちゃや食べ物など）を手で持って，コップの中に入れて，しばらくもっていることができますか。　はい　いいえ　14.4-12.8　FMA

38. 10秒間以上，支えなしで，自分一人で立っていることができますか。　はい　いいえ　15.5-13.6　GM

39. あなたがお子さんの方にボールを転がしたり投げたりすると，お子さんはボールを転がしたり投げたりして，あなたに返しますか。今までしたことがない場合，あるいは手でもってきて直接あなたに手渡すようであれば「いいえ」に○をつけて下さい。　はい　いいえ　15.8-13.6　PS

40. テーブルや椅子につかまったり，床に手をついたりせずに，一人で身をかがめて物を拾って，もとの姿勢にもどることができますか。
はい　いいえ　16.4-14.5　GM

41. お子さんの前に紙を置いて，鉛筆を手に持たせたら，自分でなぐり書きをしますか。（あなたが手をそえたり，見本に書いてみせたりしてはいけません。）鉛筆をなめたり，鉛筆で机や紙をたたいたりするようであれば「いいえ」に○をつけて下さい。
はい　いいえ　16.6-14.8　FMA

42. 飲み口やフタのついていない普通のコップを一人で持って，あまりこぼさずに飲めますか。
はい　いいえ　16.7-14.3　PS

43. 転んだり左右によろけたりしないで，部屋を横切って自分一人で歩けますか。
はい　いいえ　17.4-15.4　GM

44. お母さんあるいはお父さんをちゃんと分かって「ママ」「かあさん」「パパ」「とうさん」などと言いますか。その他意味がわかっている言葉があれば結構です。
はい　いいえ　17.6-14.8　L

45. 簡単なお手伝い（おもちゃを片づけたり，言われた物を持ってきたりなど）ができますか。
はい　いいえ　18.5-16.4　PS

46. レーズンや小さなお菓子などがはいっている入れ物（ビンやコップなど）から傾けて出すことができますか。できない場合や今までにしたことがなければ「いいえ」に○をつけて下さい。
はい　いいえ　18.6-16.5　FMA

47. 「パパ」「ママ」や家族やペットの名前以外の言葉を２語以上言いますか。
はい　いいえ　19.0-16.7　L

48. つまずいたり，転んだりせずに，一人で部屋を横切って走ることができますか。
はい　いいえ　20.0-18.1　GM

49. 「パパ」「ママ」や家族やペットの名前以外の言葉を３語以上言いますか。
はい　いいえ　20.4-18.0　L

50. 自分一人でスプーンやフォークを使って，あまりこぼさずに食べることができますか。
はい　いいえ　20.4-18.0　PS

51. 「パパ」「ママ」や家族やペットの名前以外の言葉を６語以上言いますか。
はい　いいえ　22.2-20.0　L

52. 積み木やブロックを４つ以上積み重ねて塔をつくることができますか。できない場合やいままでしたことがない場合は「いいえ」に○をつけて下さい。
はい　いいえ　22.5-20.5　FMA

53. 物につかまったりせずに，小さなボール（テニスボールなど）を前に蹴ることができますか。大きいボール（ビーチボールなど）ならできるという場合には「いいえ」に○をつけて下さい。
はい　いいえ　24.0-21.4　GM

54. パジャマ（上着でもズボンでも）やパンツを自分一人で脱げますか。オムツや帽子，靴下，靴の場合は「いいえ」に○をつけて下さい。
はい　いいえ　27.6-24.0　PS

DENVER Ⅱ予備判定票

9～24か月用

氏　　名 ＿＿＿＿＿＿＿＿

記録者　氏　　名 ＿＿＿＿＿＿＿＿

　　　　続　　柄 ＿＿＿＿＿＿＿＿

記　録　日　　年　　月　　日

生 年 月 日　　年　　月　　日

年 月 日 齢　　年　　月　　日

修正年月日齢　　年　　月　　日

以下の質問に順番にお答え下さい。「はい」「いいえ」のどちらかに○をつけて下さい。「いいえ」が３つ以上になったら，それ以降の質問にお答えになる必要はありません。

26. 椅子や机につかまらせると，しばらくの間（5秒間以上）一人で立っていることができますか。　はい　いいえ　10.5-9.2　GM

27. 一人で遊んでいる時に，声を出したり，まるで誰かと話しているような独り言を言っていますか。訳の分からないおしゃべりで結構です。　はい　いいえ　10.5-8.8　L

28. 仰向けやうつ伏せの状態，あるいはハイハイしている状態から，自分一人で座れますか。　はい　いいえ　10.6-9.4　GM

29. 下の図のように，レーズンやボタンなどの小さい物を，親指と他の指とでつまめますか。　はい　いいえ　10.6-9.1　FMA

30. 座っている状態から，自分一人でたんすやテーブルにつかまって立ち上がれますか。　はい　いいえ　11.1-9.7　GM

31. 「が」「ば」「だ」などを「ががが」「ばばば」「だだだ」のように3つ以上続けて言いますか。　はい　いいえ　11.6-9.7　L

32. 「ママ」「パパ」などのことばを言いますか。
どちらかが言えれば結構です。またはそれを意味する他の言葉でも結構です。また，ママやパパの本当の意味で言ってなくても構いません。　はい　いいえ　12.0-10.0　L

33. 手をたたいたり拍手をするとまねをしますか。　はい　いいえ　12.0-10.2　PS

34. 欲しい物がある時，泣かずに，それを指さしたり，あなたをひっぱったりして，欲しいという意思表示をすることができますか。　はい　いいえ　12.8-10.7　PS

35. あなたか他の大人が「バイバイ」と言って手を振ったら，そのまねをして手を振りますか。　はい　いいえ　12.9-11.1　PS

36. お子さんを立たせて，あなたが手を離しても，テーブルやたんすにつかまらずに，2秒間以上自分一人で立っていることができますか。　はい　いいえ　14.0-12.2　GM

37. 小さな物（小さなおもちゃや食べ物など）を手で持って，コップの中に入れて，しばらくもっていることができますか。　はい　いいえ　14.4-12.8　FMA

38. 10秒間以上，支えなしで，自分一人で立っていることができますか。　はい　いいえ　15.5-13.6　GM

39. あなたがお子さんの方にボールを転がしたり投げたりすると，お子さんはボールを転がしたり投げたりして，あなたに返しますか。今までしたことがない場合，あるいは手でもってきて直接あなたに手渡すようであれば「いいえ」に○をつけて下さい。　はい　いいえ　15.8-13.6　PS

40. テーブルや椅子につかまったり，床に手をついたりせずに，一人で身をかがめて物を拾って，もとの姿勢にもどることができますか。
はい　いいえ　16.4-14.5　GM

41. お子さんの前に紙を置いて，鉛筆を手に持たせたら，自分でなぐり書きをしますか。（あなたが手をそえたり，見本に書いてみせたりしてはいけません。）鉛筆をなめたり，鉛筆で机や紙をたたいたりするようであれば「いいえ」に○をつけて下さい。
はい　いいえ　16.6-14.8　FMA

42. 飲み口やフタのついていない普通のコップを一人で持って，あまりこぼさずに飲めますか。
はい　いいえ　16.7-14.3　PS

43. 転んだり左右によろけたりしないで，部屋を横切って自分一人で歩けますか。
はい　いいえ　17.4-15.4　GM

44. お母さんあるいはお父さんをちゃんと分かって「ママ」「かあさん」「パパ」「とうさん」などと言いますか。その他意味がわかっている言葉があれば結構です。
はい　いいえ　17.6-14.8　L

45. 簡単なお手伝い（おもちゃを片づけたり，言われた物を持ってきたりなど）ができますか。
はい　いいえ　18.5-16.4　PS

46. レーズンや小さなお菓子などがはいっている入れ物（ビンやコップなど）から傾けて出すことができますか。できない場合や今までにしたことがなければ「いいえ」に○をつけて下さい。
はい　いいえ　18.6-16.5　FMA

47. 「パパ」「ママ」や家族やペットの名前以外の言葉を 2 語以上言いますか。
はい　いいえ　19.0-16.7　L

48. つまずいたり，転んだりせずに，一人で部屋を横切って走ることができますか。
はい　いいえ　20.0-18.1　GM

49. 「パパ」「ママ」や家族やペットの名前以外の言葉を 3 語以上言いますか。
はい　いいえ　20.4-18.0　L

50. 自分一人でスプーンやフォークを使って，あまりこぼさずに食べることができますか。
はい　いいえ　20.4-18.0　PS

51. 「パパ」「ママ」や家族やペットの名前以外の言葉を 6 語以上言いますか。
はい　いいえ　22.2-20.0　L

52. 積み木やブロックを 4 つ以上積み重ねて塔をつくることができますか。できない場合やいままでしたことがない場合は「いいえ」に○をつけて下さい。
はい　いいえ　22.5-20.5　FMA

53. 物につかまったりせずに，小さなボール（テニスボールなど）を前に蹴ることができますか。大きいボール（ビーチボールなど）ならできるという場合には「いいえ」に○をつけて下さい。
はい　いいえ　24.0-21.4　GM

54. パジャマ（上着でもズボンでも）やパンツを自分一人で脱げますか。オムツや帽子，靴下，靴の場合は「いいえ」に○をつけて下さい。
はい　いいえ　27.6-24.0　PS

DENVERⅡ予備判定票

9〜24か月用

氏　名		記録日	年　月　日
記録者 氏　名		生年月日	年　月　日
記録者 続　柄		年月日齢	年　月　日
		修正年月日齢	年　月　日

以下の質問に順番にお答え下さい。「はい」「いいえ」のどちらかに○をつけて下さい。「いいえ」が３つ以上になったら，それ以降の質問にお答えになる必要はありません。

26. 椅子や机につかまらせると，しばらくの間（５秒間以上）一人で立っていることができますか。　はい　いいえ　10.5-9.2　GM

27. 一人で遊んでいる時に，声を出したり，まるで誰かと話しているような独り言を言っていますか。訳の分からないおしゃべりで結構です。　はい　いいえ　10.5-8.8　L

28. 仰向けやうつ伏せの状態，あるいはハイハイしている状態から，自分一人で座れますか。　はい　いいえ　10.6-9.4　GM

29. 下の図のように，レーズンやボタンなどの小さい物を，親指と他の指とでつまめますか。　はい　いいえ　10.6-9.1　FMA

30. 座っている状態から，自分一人でたんすやテーブルにつかまって立ち上がれますか。　はい　いいえ　11.1-9.7　GM

31. 「が」「ば」「だ」などを「ががが」「ばばば」「だだだ」のように３つ以上続けて言いますか。　はい　いいえ　11.6-9.7　L

32. 「ママ」「パパ」などのことばを言いますか。
どちらかが言えれば結構です。またはそれを意味する他の言葉でも結構です。また，ママやパパの本当の意味で言ってなくても構いません。　はい　いいえ　12.0-10.0　L

33. 手をたたいたり拍手をするとまねをしますか。　はい　いいえ　12.0-10.2　PS

34. 欲しい物がある時，泣かずに，それを指さしたり，あなたをひっぱったりして，欲しいという意思表示をすることができますか。　はい　いいえ　12.8-10.7　PS

35. あなたか他の大人が「バイバイ」と言って手を振ったら，そのまねをして手を振りますか。　はい　いいえ　12.9-11.1　PS

36. お子さんを立たせて，あなたが手を離しても，テーブルやたんすにつかまらずに，２秒間以上自分一人で立っていることができますか。　はい　いいえ　14.0-12.2　GM

37. 小さな物（小さなおもちゃや食べ物など）を手で持って，コップの中に入れて，しばらくもっていることができますか。　はい　いいえ　14.4-12.8　FMA

38. 10秒間以上，支えなしで，自分一人で立っていることができますか。　はい　いいえ　15.5-13.6　GM

39. あなたがお子さんの方にボールを転がしたり投げたりすると，お子さんはボールを転がしたり投げたりして，あなたに返しますか。今までしたことがない場合，あるいは手でもってきて直接あなたに手渡すようであれば「いいえ」に○をつけて下さい。　はい　いいえ　15.8-13.6　PS

40. テーブルや椅子につかまったり，床に手をついたりせずに，一人で身をかがめて物を拾って，もとの姿勢にもどることができますか。
はい　いいえ　16.4-14.5　GM

41. お子さんの前に紙を置いて，鉛筆を手に持たせたら，自分でなぐり書きをしますか。（あなたが手をそえたり，見本に書いてみせたりしてはいけません。）鉛筆をなめたり，鉛筆で机や紙をたたいたりするようであれば「いいえ」に○をつけて下さい。
はい　いいえ　16.6-14.8　FMA

42. 飲み口やフタのついていない普通のコップを一人で持って，あまりこぼさずに飲めますか。
はい　いいえ　16.7-14.3　PS

43. 転んだり左右によろけたりしないで，部屋を横切って自分一人で歩けますか。
はい　いいえ　17.4-15.4　GM

44. お母さんあるいはお父さんをちゃんと分かって「ママ」「かあさん」「パパ」「とうさん」などと言いますか。その他意味がわかっていう言葉があれば結構です。
はい　いいえ　17.6-14.8　L

45. 簡単なお手伝い（おもちゃを片づけたり，言われた物を持ってきたりなど）ができますか。
はい　いいえ　18.5-16.4　PS

46. レーズンや小さなお菓子などがはいっている入れ物（ビンやコップなど）から傾けて出すことができますか。できない場合や今までにしたことがなければ「いいえ」に○をつけて下さい。
はい　いいえ　18.6-16.5　FMA

47. 「パパ」「ママ」や家族やペットの名前以外の言葉を２語以上言いますか。
はい　いいえ　19.0-16.7　L

48. つまずいたり，転んだりせずに，一人で部屋を横切って走ることができますか。
はい　いいえ　20.0-18.1　GM

49. 「パパ」「ママ」や家族やペットの名前以外の言葉を３語以上言いますか。
はい　いいえ　20.4-18.0　L

50. 自分一人でスプーンやフォークを使って，あまりこぼさずに食べることができますか。
はい　いいえ　20.4-18.0　PS

51. 「パパ」「ママ」や家族やペットの名前以外の言葉を６語以上言いますか。
はい　いいえ　22.2-20.0　L

52. 積み木やブロックを４つ以上積み重ねて塔をつくることができますか。できない場合やいままでしたことがない場合は「いいえ」に○をつけて下さい。
はい　いいえ　22.5-20.5　FMA

53. 物につかまったりせずに，小さなボール（テニスボールなど）を前に蹴ることができますか。大きいボール（ビーチボールなど）ならできるという場合には「いいえ」に○をつけて下さい。
はい　いいえ　24.0-21.4　GM

54. パジャマ（上着でもズボンでも）やパンツを自分一人で脱げますか。オムツや帽子，靴下，靴の場合は「いいえ」に○をつけて下さい。
はい　いいえ　27.6-24.0　PS

9〜24か月用

DENVERⅡ予備判定票

氏　　名		記録日	年　月　日
		生年月日	年　月　日
記録者　氏　名		年月日齢	年　月　日
続　柄		修正年月日齢	年　月　日

以下の質問に順番にお答え下さい。「はい」「いいえ」のどちらかに○をつけて下さい。「いいえ」が３つ以上になったら，それ以降の質問にお答えになる必要はありません。

26. 椅子や机につかまらせると，しばらくの間（５秒間以上）一人で立っていることができますか。　はい　いいえ　10.5-9.2　GM

27. 一人で遊んでいる時に，声を出したり，まるで誰かと話しているような独り言を言っていますか。訳の分からないおしゃべりで結構です。　はい　いいえ　10.5-8.8　L

28. 仰向けやうつ伏せの状態，あるいはハイハイしている状態から，自分一人で座れますか。　はい　いいえ　10.6-9.4　GM

29. 下の図のように，レーズンやボタンなどの小さい物を，親指と他の指とでつまめますか。　はい　いいえ　10.6-9.1　FMA

30. 座っている状態から，自分一人でたんすやテーブルにつかまって立ち上がれますか。　はい　いいえ　11.1-9.7　GM

31. 「が」「ば」「だ」などを「ががが」「ばばば」「だだだ」のように３つ以上続けて言いますか。　はい　いいえ　11.6-9.7　L

32. 「ママ」「パパ」などのことばを言いますか。
どちらかが言えれば結構です。またはそれを意味する他の言葉でも結構です。また，ママやパパの本当の意味で言ってなくても構いません。　はい　いいえ　12.0-10.0　L

33. 手をたたいたり拍手をするとまねをしますか。　はい　いいえ　12.0-10.2　PS

34. 欲しい物がある時，泣かずに，それを指さしたり，あなたをひっぱったりして，欲しいという意思表示をすることができますか。　はい　いいえ　12.8-10.7　PS

35. あなたか他の大人が「バイバイ」と言って手を振ったら，そのまねをして手を振りますか。　はい　いいえ　12.9-11.1　PS

36. お子さんを立たせて，あなたが手を離しても，テーブルやたんすにつかまらずに，２秒間以上自分一人で立っていることができますか。　はい　いいえ　14.0-12.2　GM

37. 小さな物（小さなおもちゃや食べ物など）を手で持って，コップの中に入れて，しばらくもっていることができますか。　はい　いいえ　14.4-12.8　FMA

38. 10秒間以上，支えなしで，自分一人で立っていることができますか。　はい　いいえ　15.5-13.6　GM

39. あなたがお子さんの方にボールを転がしたり投げたりすると，お子さんはボールを転がしたり投げたりして，あなたに返しますか。今までしたことがない場合，あるいは手でもってきて直接あなたに手渡すようであれば「いいえ」に○をつけて下さい。　はい　いいえ　15.8-13.6　PS

40. テーブルや椅子につかまったり，床に手をついたりせずに，一人で身をかがめて物を拾って，もとの姿勢にもどることができますか。
はい　いいえ　16.4-14.5　GM

41. お子さんの前に紙を置いて，鉛筆を手に持たせたら，自分でなぐり書きをしますか。（あなたが手をそえたり，見本に書いてみせたりしてはいけません。）鉛筆をなめたり，鉛筆で机や紙をたたいたりするようであれば「いいえ」に○をつけて下さい。
はい　いいえ　16.6-14.8　FMA

42. 飲み口やフタのついていない普通のコップを一人で持って，あまりこぼさずに飲めますか。
はい　いいえ　16.7-14.3　PS

43. 転んだり左右によろけたりしないで，部屋を横切って自分一人で歩けますか。
はい　いいえ　17.4-15.4　GM

44. お母さんあるいはお父さんをちゃんと分かって「ママ」「かあさん」「パパ」「とうさん」などと言いますか。その他意味がわかっていう言葉があれば結構です。
はい　いいえ　17.6-14.8　L

45. 簡単なお手伝い（おもちゃを片づけたり，言われた物を持ってきたりなど）ができますか。
はい　いいえ　18.5-16.4　PS

46. レーズンや小さなお菓子などがはいっている入れ物（ビンやコップなど）から傾けて出すことができますか。できない場合や今までにしたことがなければ「いいえ」に○をつけて下さい。
はい　いいえ　18.6-16.5　FMA

47. 「パパ」「ママ」や家族やペットの名前以外の言葉を２語以上言いますか。
はい　いいえ　19.0-16.7　L

48. つまずいたり，転んだりせずに，一人で部屋を横切って走ることができますか。
はい　いいえ　20.0-18.1　GM

49. 「パパ」「ママ」や家族やペットの名前以外の言葉を３語以上言いますか。
はい　いいえ　20.4-18.0　L

50. 自分一人でスプーンやフォークを使って，あまりこぼさずに食べることができますか。
はい　いいえ　20.4-18.0　PS

51. 「パパ」「ママ」や家族やペットの名前以外の言葉を６語以上言いますか。
はい　いいえ　22.2-20.0　L

52. 積み木やブロックを４つ以上積み重ねて塔をつくることができますか。できない場合やいままでしたことがない場合は「いいえ」に○をつけて下さい。
はい　いいえ　22.5-20.5　FMA

53. 物につかまったりせずに，小さなボール（テニスボールなど）を前に蹴ることができますか。大きいボール（ビーチボールなど）ならできるという場合には「いいえ」に○をつけて下さい。
はい　いいえ　24.0-21.4　GM

54. パジャマ（上着でもズボンでも）やパンツを自分一人で脱げますか。オムツや帽子，靴下，靴の場合は「いいえ」に○をつけて下さい。
はい　いいえ　27.6-24.0　PS

9～24か月用

DENVERⅡ予備判定票

氏　名 ＿＿＿＿＿＿

記録者　氏　名 ＿＿＿＿＿＿
　　　　続　柄 ＿＿＿＿＿＿

記録日　　年　月　日
生年月日　　年　月　日
年月日齢　　年　月　日
修正年月日齢　　年　月　日

以下の質問に順番にお答え下さい。「はい」「いいえ」のどちらかに○をつけて下さい。「いいえ」が３つ以上になったら，それ以降の質問にお答えになる必要はありません。

26. 椅子や机につかまらせると，しばらくの間（5秒間以上）一人で立っていることができますか。　はい　いいえ　10.5-9.2　GM

27. 一人で遊んでいる時に，声を出したり，まるで誰かと話しているような独り言を言っていますか。訳の分からないおしゃべりで結構です。　はい　いいえ　10.5-8.8　L

28. 仰向けやうつ伏せの状態，あるいはハイハイしている状態から，自分一人で座れますか。　はい　いいえ　10.6-9.4　GM

29. 下の図のように，レーズンやボタンなどの小さい物を，親指と他の指とでつまめますか。　はい　いいえ　10.6-9.1　FMA

30. 座っている状態から，自分一人でたんすやテーブルにつかまって立ち上がれますか。　はい　いいえ　11.1-9.7　GM

31. 「が」「ば」「だ」などを「ががが」「ばばば」「だだだ」のように3つ以上続けて言いますか。　はい　いいえ　11.6-9.7　L

32. 「ママ」「パパ」などのことばを言いますか。
どちらかが言えれば結構です。またはそれを意味する他の言葉でも結構です。また，ママやパパの本当の意味で言ってなくても構いません。　はい　いいえ　12.0-10.0　L

33. 手をたたいたり拍手をするとまねをしますか。　はい　いいえ　12.0-10.2　PS

34. 欲しい物がある時，泣かずに，それを指さしたり，あなたをひっぱったりして，欲しいという意思表示をすることができますか。　はい　いいえ　12.8-10.7　PS

35. あなたか他の大人が「バイバイ」と言って手を振ったら，そのまねをして手を振りますか。　はい　いいえ　12.9-11.1　PS

36. お子さんを立たせて，あなたが手を離しても，テーブルやたんすにつかまらずに，2秒間以上自分一人で立っていることができますか。　はい　いいえ　14.0-12.2　GM

37. 小さな物（小さなおもちゃや食べ物など）を手で持って，コップの中に入れて，しばらくもっていることができますか。　はい　いいえ　14.4-12.8　FMA

38. 10秒間以上，支えなしで，自分一人で立っていることができますか。　はい　いいえ　15.5-13.6　GM

39. あなたがお子さんの方にボールを転がしたり投げたりすると，お子さんはボールを転がしたり投げたりして，あなたに返しますか。今までしたことがない場合，あるいは手でもってきて直接あなたに手渡すようであれば「いいえ」に○をつけて下さい。　はい　いいえ　15.8-13.6　PS

40. テーブルや椅子につかまったり，床に手をついたりせずに，一人で身をかがめて物を拾って，もとの姿勢にもどることができますか。
はい　いいえ　16.4-14.5　GM

41. お子さんの前に紙を置いて，鉛筆を手に持たせたら，自分でなぐり書きをしますか。（あなたが手をそえたり，見本に書いてみせたりしてはいけません。）鉛筆をなめたり，鉛筆で机や紙をたたいたりするようであれば「いいえ」に○をつけて下さい。
はい　いいえ　16.6-14.8　FMA

42. 飲み口やフタのついていない普通のコップを一人で持って，あまりこぼさずに飲めますか。
はい　いいえ　16.7-14.3　PS

43. 転んだり左右によろけたりしないで，部屋を横切って自分一人で歩けますか。
はい　いいえ　17.4-15.4　GM

44. お母さんあるいはお父さんをちゃんと分かって「ママ」「かあさん」「パパ」「とうさん」などと言いますか。その他意味がわかっていう言葉があれば結構です。
はい　いいえ　17.6-14.8　L

45. 簡単なお手伝い（おもちゃを片づけたり，言われた物を持ってきたりなど）ができますか。
はい　いいえ　18.5-16.4　PS

46. レーズンや小さなお菓子などがはいっている入れ物（ビンやコップなど）から傾けて出すことができますか。できない場合や今までにしたことがなければ「いいえ」に○をつけて下さい。
はい　いいえ　18.6-16.5　FMA

47. 「パパ」「ママ」や家族やペットの名前以外の言葉を2語以上言いますか。
はい　いいえ　19.0-16.7　L

48. つまずいたり，転んだりせずに，一人で部屋を横切って走ることができますか。
はい　いいえ　20.0-18.1　GM

49. 「パパ」「ママ」や家族やペットの名前以外の言葉を3語以上言いますか。
はい　いいえ　20.4-18.0　L

50. 自分一人でスプーンやフォークを使って，あまりこぼさずに食べることができますか。
はい　いいえ　20.4-18.0　PS

51. 「パパ」「ママ」や家族やペットの名前以外の言葉を6語以上言いますか。
はい　いいえ　22.2-20.0　L

52. 積み木やブロックを4つ以上積み重ねて塔をつくることができますか。できない場合やいままでしたことがない場合は「いいえ」に○をつけて下さい。
はい　いいえ　22.5-20.5　FMA

53. 物につかまったりせずに，小さなボール（テニスボールなど）を前に蹴ることができますか。大きいボール（ビーチボールなど）ならできるという場合には「いいえ」に○をつけて下さい。
はい　いいえ　24.0-21.4　GM

54. パジャマ（上着でもズボンでも）やパンツを自分一人で脱げますか。オムツや帽子，靴下，靴の場合は「いいえ」に○をつけて下さい。
はい　いいえ　27.6-24.0　PS

9〜24か月用

DENVERⅡ予備判定票

氏　　名 ＿＿＿＿＿＿

記録者　氏　　名 ＿＿＿＿＿＿

　　　　続　　柄 ＿＿＿＿＿＿

記　録　日 ＿＿年＿＿月＿＿日

生 年 月 日 ＿＿年＿＿月＿＿日

年 月 日 齢 ＿＿年＿＿月＿＿日

修正年月日齢 ＿＿年＿＿月＿＿日

以下の質問に順番にお答え下さい。「はい」「いいえ」のどちらかに○をつけて下さい。「いいえ」が３つ以上になったら，それ以降の質問にお答えになる必要はありません。

26. 椅子や机につかまらせると，しばらくの間（5秒間以上）一人で立っていることができますか。　はい　いいえ　10.5-9.2　GM

27. 一人で遊んでいる時に，声を出したり，まるで誰かと話しているような独り言を言っていますか。訳の分からないおしゃべりで結構です。　はい　いいえ　10.5-8.8　L

28. 仰向けやうつ伏せの状態，あるいはハイハイしている状態から，自分一人で座れますか。　はい　いいえ　10.6-9.4　GM

29. 下の図のように，レーズンやボタンなどの小さい物を，親指と他の指とでつまめますか。　はい　いいえ　10.6-9.1　FMA

30. 座っている状態から，自分一人でたんすやテーブルにつかまって立ち上がれますか。　はい　いいえ　11.1-9.7　GM

31. 「が」「ば」「だ」などを「ががが」「ばばば」「だだだ」のように３つ以上続けて言いますか。　はい　いいえ　11.6-9.7　L

32. 「ママ」「パパ」などのことばを言いますか。
どちらかが言えれば結構です。またはそれを意味する他の言葉でも結構です。また，ママやパパの本当の意味で言ってなくても構いません。　はい　いいえ　12.0-10.0　L

33. 手をたたいたり拍手をするとまねをしますか。　はい　いいえ　12.0-10.2　PS

34. 欲しい物がある時，泣かずに，それを指さしたり，あなたをひっぱったりして，欲しいという意思表示をすることができますか。　はい　いいえ　12.8-10.7　PS

35. あなたか他の大人が「バイバイ」と言って手を振ったら，そのまねをして手を振りますか。　はい　いいえ　12.9-11.1　PS

36. お子さんを立たせて，あなたが手を離しても，テーブルやたんすにつかまらずに，２秒間以上自分一人で立っていることができますか。　はい　いいえ　14.0-12.2　GM

37. 小さな物（小さなおもちゃや食べ物など）を手で持って，コップの中に入れて，しばらくもっていることができますか。　はい　いいえ　14.4-12.8　FMA

38. 10秒間以上，支えなしで，自分一人で立っていることができますか。　はい　いいえ　15.5-13.6　GM

39. あなたがお子さんの方にボールを転がしたり投げたりすると，お子さんはボールを転がしたり投げたりして，あなたに返しますか。今までしたことがない場合，あるいは手でもってきて直接あなたに手渡すようであれば「いいえ」に○をつけて下さい。　はい　いいえ　15.8-13.6　PS

40. テーブルや椅子につかまったり，床に手をついたりせずに，一人で身をかがめて物を拾って，もとの姿勢にもどることができますか。
はい　いいえ　16.4-14.5　GM

41. お子さんの前に紙を置いて，鉛筆を手に持たせたら，自分でなぐり書きをしますか。（あなたが手をそえたり，見本に書いてみせたりしてはいけません。）鉛筆をなめたり，鉛筆で机や紙をたたいたりするようであれば「いいえ」に○をつけて下さい。
はい　いいえ　16.6-14.8　FMA

42. 飲み口やフタのついていない普通のコップを一人で持って，あまりこぼさずに飲めますか。
はい　いいえ　16.7-14.3　PS

43. 転んだり左右によろけたりしないで，部屋を横切って自分一人で歩けますか。
はい　いいえ　17.4-15.4　GM

44. お母さんあるいはお父さんをちゃんと分かって「ママ」「かあさん」「パパ」「とうさん」などと言いますか。その他意味がわかっていう言葉があれば結構です。
はい　いいえ　17.6-14.8　L

45. 簡単なお手伝い（おもちゃを片づけたり，言われた物を持ってきたりなど）ができますか。
はい　いいえ　18.5-16.4　PS

46. レーズンや小さなお菓子などがはいっている入れ物（ビンやコップなど）から傾けて出すことができますか。できない場合や今までにしたことがなければ「いいえ」に○をつけて下さい。
はい　いいえ　18.6-16.5　FMA

47. 「パパ」「ママ」や家族やペットの名前以外の言葉を２語以上言いますか。
はい　いいえ　19.0-16.7　L

48. つまずいたり，転んだりせずに，一人で部屋を横切って走ることができますか。
はい　いいえ　20.0-18.1　GM

49. 「パパ」「ママ」や家族やペットの名前以外の言葉を３語以上言いますか。
はい　いいえ　20.4-18.0　L

50. 自分一人でスプーンやフォークを使って，あまりこぼさずに食べることができますか。
はい　いいえ　20.4-18.0　PS

51. 「パパ」「ママ」や家族やペットの名前以外の言葉を６語以上言いますか。
はい　いいえ　22.2-20.0　L

52. 積み木やブロックを４つ以上積み重ねて塔をつくることができますか。できない場合やいままでしたことがない場合は「いいえ」に○をつけて下さい。
はい　いいえ　22.5-20.5　FMA

53. 物につかまったりせずに，小さなボール（テニスボールなど）を前に蹴ることができますか。大きいボール（ビーチボールなど）ならできるという場合には「いいえ」に○をつけて下さい。
はい　いいえ　24.0-21.4　GM

54. パジャマ（上着でもズボンでも）やパンツを自分一人で脱げますか。オムツや帽子，靴下，靴の場合は「いいえ」に○をつけて下さい。
はい　いいえ　27.6-24.0　PS

9〜24か月用

DENVER II 予備判定票

氏　　名 ＿＿＿＿＿＿

記録者　氏　　名 ＿＿＿＿＿＿
　　　　続　　柄 ＿＿＿＿＿＿

記　録　日　　年　　月　　日
生年月日　　年　　月　　日
年月日齢　　年　　月　　日
修正年月日齢　　年　　月　　日

以下の質問に順番にお答え下さい。「はい」「いいえ」のどちらかに○をつけて下さい。「いいえ」が３つ以上になったら，それ以降の質問にお答えになる必要はありません。

26. 椅子や机につかまらせると，しばらくの間（５秒間以上）一人で立っていることができますか。　はい　いいえ　10.5-9.2　GM

27. 一人で遊んでいる時に，声を出したり，まるで誰かと話しているような独り言を言っていますか。訳の分からないおしゃべりで結構です。　はい　いいえ　10.5-8.8　L

28. 仰向けやうつ伏せの状態，あるいはハイハイしている状態から，自分一人で座れますか。　はい　いいえ　10.6-9.4　GM

29. 下の図のように，レーズンやボタンなどの小さい物を，親指と他の指とでつまめますか。　はい　いいえ　10.6-9.1　FMA

30. 座っている状態から，自分一人でたんすやテーブルにつかまって立ち上がれますか。　はい　いいえ　11.1-9.7　GM

31. 「が」「ば」「だ」などを「ががが」「ばばば」「だだだ」のように３つ以上続けて言いますか。　はい　いいえ　11.6-9.7　L

32. 「ママ」「パパ」などのことばを言いますか。
どちらかが言えれば結構です。またはそれを意味する他の言葉でも結構です。また，ママやパパの本当の意味で言ってなくても構いません。　はい　いいえ　12.0-10.0　L

33. 手をたたいたり拍手をするとまねをしますか。　はい　いいえ　12.0-10.2　PS

34. 欲しい物がある時，泣かずに，それを指さしたり，あなたをひっぱったりして，欲しいという意思表示をすることができますか。　はい　いいえ　12.8-10.7　PS

35. あなたか他の大人が「バイバイ」と言って手を振ったら，そのまねをして手を振りますか。　はい　いいえ　12.9-11.1　PS

36. お子さんを立たせて，あなたが手を離しても，テーブルやたんすにつかまらずに，２秒間以上自分一人で立っていることができますか。　はい　いいえ　14.0-12.2　GM

37. 小さな物（小さなおもちゃや食べ物など）を手で持って，コップの中に入れて，しばらくもっていることができますか。　はい　いいえ　14.4-12.8　FMA

38. 10秒間以上，支えなしで，自分一人で立っていることができますか。　はい　いいえ　15.5-13.6　GM

39. あなたがお子さんの方にボールを転がしたり投げたりすると，お子さんはボールを転がしたり投げたりして，あなたに返しますか。今までしたことがない場合，あるいは手でもってきて直接あなたに手渡すようであれば「いいえ」に○をつけて下さい。　はい　いいえ　15.8-13.6　PS

40. テーブルや椅子につかまったり，床に手をついたりせずに，一人で身をかがめて物を拾って，もとの姿勢にもどることができますか。
はい　いいえ　16.4-14.5　GM

41. お子さんの前に紙を置いて，鉛筆を手に持たせたら，自分でなぐり書きをしますか。（あなたが手をそえたり，見本に書いてみせたりしてはいけません。）鉛筆をなめたり，鉛筆で机や紙をたたいたりするようであれば「いいえ」に○をつけて下さい。
はい　いいえ　16.6-14.8　FMA

42. 飲み口やフタのついていない普通のコップを一人で持って，あまりこぼさずに飲めますか。
はい　いいえ　16.7-14.3　PS

43. 転んだり左右によろけたりしないで，部屋を横切って自分一人で歩けますか。
はい　いいえ　17.4-15.4　GM

44. お母さんあるいはお父さんをちゃんと分かって「ママ」「かあさん」「パパ」「とうさん」などと言いますか。その他意味がわかっていう言葉があれば結構です。
はい　いいえ　17.6-14.8　L

45. 簡単なお手伝い（おもちゃを片づけたり，言われた物を持ってきたりなど）ができますか。
はい　いいえ　18.5-16.4　PS

46. レーズンや小さなお菓子などがはいっている入れ物（ビンやコップなど）から傾けて出すことができますか。できない場合や今までにしたことがなければ「いいえ」に○をつけて下さい。
はい　いいえ　18.6-16.5　FMA

47. 「パパ」「ママ」や家族やペットの名前以外の言葉を２語以上言いますか。
はい　いいえ　19.0-16.7　L

48. つまずいたり，転んだりせずに，一人で部屋を横切って走ることができますか。
はい　いいえ　20.0-18.1　GM

49. 「パパ」「ママ」や家族やペットの名前以外の言葉を３語以上言いますか。
はい　いいえ　20.4-18.0　L

50. 自分一人でスプーンやフォークを使って，あまりこぼさずに食べることができますか。
はい　いいえ　20.4-18.0　PS

51. 「パパ」「ママ」や家族やペットの名前以外の言葉を６語以上言いますか。
はい　いいえ　22.2-20.0　L

52. 積み木やブロックを４つ以上積み重ねて塔をつくることができますか。できない場合やいままでしたことがない場合は「いいえ」に○をつけて下さい。
はい　いいえ　22.5-20.5　FMA

53. 物につかまったりせずに，小さなボール（テニスボールなど）を前に蹴ることができますか。大きいボール（ビーチボールなど）ならできるという場合には「いいえ」に○をつけて下さい。
はい　いいえ　24.0-21.4　GM

54. パジャマ（上着でもズボンでも）やパンツを自分一人で脱げますか。オムツや帽子，靴下，靴の場合は「いいえ」に○をつけて下さい。
はい　いいえ　27.6-24.0　PS

9～24か月用

DENVERⅡ予備判定票

氏　名 ＿＿＿＿＿＿

記録者　氏　名 ＿＿＿＿＿＿　続　柄 ＿＿＿＿＿＿

記　録　日　　年　　月　　日
生　年　月　日　　年　　月　　日
年　月　日　齢　　年　　月　　日
修正年月日齢　　年　　月　　日

以下の質問に順番にお答え下さい。「はい」「いいえ」のどちらかに○をつけて下さい。「いいえ」が３つ以上になったら，それ以降の質問にお答えになる必要はありません。

26. 椅子や机につかまらせると，しばらくの間（５秒間以上）一人で立っていることができますか。　はい　いいえ　10.5-9.2　GM

27. 一人で遊んでいる時に，声を出したり，まるで誰かと話しているような独り言を言っていますか。訳の分からないおしゃべりで結構です。　はい　いいえ　10.5-8.8　L

28. 仰向けやうつ伏せの状態，あるいはハイハイしている状態から，自分一人で座れますか。　はい　いいえ　10.6-9.4　GM

29. 下の図のように，レーズンやボタンなどの小さい物を，親指と他の指とでつまめますか。　はい　いいえ　10.6-9.1　FMA

30. 座っている状態から，自分一人でたんすやテーブルにつかまって立ち上がれますか。　はい　いいえ　11.1-9.7　GM

31. 「が」「ば」「だ」などを「ががが」「ばばば」「だだだ」のように３つ以上続けて言いますか。　はい　いいえ　11.6-9.7　L

32. 「ママ」「パパ」などのことばを言いますか。
どちらかが言えれば結構です。またはそれを意味する他の言葉でも結構です。また，ママやパパの本当の意味で言ってなくても構いません。　はい　いいえ　12.0-10.0　L

33. 手をたたいたり拍手をするとまねをしますか。　はい　いいえ　12.0-10.2　PS

34. 欲しい物がある時，泣かずに，それを指さしたり，あなたをひっぱったりして，欲しいという意思表示をすることができますか。　はい　いいえ　12.8-10.7　PS

35. あなたか他の大人が「バイバイ」と言って手を振ったら，そのまねをして手を振りますか。　はい　いいえ　12.9-11.1　PS

36. お子さんを立たせて，あなたが手を離しても，テーブルやたんすにつかまらずに，２秒間以上自分一人で立っていることができますか。　はい　いいえ　14.0-12.2　GM

37. 小さな物（小さなおもちゃや食べ物など）を手で持って，コップの中に入れて，しばらくもっていることができますか。　はい　いいえ　14.4-12.8　FMA

38. 10秒間以上，支えなしで，自分一人で立っていることができますか。　はい　いいえ　15.5-13.6　GM

39. あなたがお子さんの方にボールを転がしたり投げたりすると，お子さんはボールを転がしたり投げたりして，あなたに返しますか。今までしたことがない場合，あるいは手でもってきて直接あなたに手渡すようであれば「いいえ」に○をつけて下さい。　はい　いいえ　15.8-13.6　PS

40. テーブルや椅子につかまったり，床に手をついたりせずに，一人で身をかがめて物を拾って，もとの姿勢にもどることができますか。
はい　いいえ　16.4-14.5　GM

41. お子さんの前に紙を置いて，鉛筆を手に持たせたら，自分でなぐり書きをしますか。（あなたが手をそえたり，見本に書いてみせたりしてはいけません。）鉛筆をなめたり，鉛筆で机や紙をたたいたりするようであれば「いいえ」に○をつけて下さい。
はい　いいえ　16.6-14.8　FMA

42. 飲み口やフタのついていない普通のコップを一人で持って，あまりこぼさずに飲めますか。
はい　いいえ　16.7-14.3　PS

43. 転んだり左右によろけたりしないで，部屋を横切って自分一人で歩けますか。
はい　いいえ　17.4-15.4　GM

44. お母さんあるいはお父さんをちゃんと分かって「ママ」「かあさん」「パパ」「とうさん」などと言いますか。その他意味がわかっていう言葉があれば結構です。
はい　いいえ　17.6-14.8　L

45. 簡単なお手伝い（おもちゃを片づけたり，言われた物を持ってきたりなど）ができますか。
はい　いいえ　18.5-16.4　PS

46. レーズンや小さなお菓子などがはいっている入れ物（ビンやコップなど）から傾けて出すことができますか。できない場合や今までにしたことがなければ「いいえ」に○をつけて下さい。
はい　いいえ　18.6-16.5　FMA

47. 「パパ」「ママ」や家族やペットの名前以外の言葉を２語以上言いますか。
はい　いいえ　19.0-16.7　L

48. つまずいたり，転んだりせずに，一人で部屋を横切って走ることができますか。
はい　いいえ　20.0-18.1　GM

49. 「パパ」「ママ」や家族やペットの名前以外の言葉を３語以上言いますか。
はい　いいえ　20.4-18.0　L

50. 自分一人でスプーンやフォークを使って，あまりこぼさずに食べることができますか。
はい　いいえ　20.4-18.0　PS

51. 「パパ」「ママ」や家族やペットの名前以外の言葉を６語以上言いますか。
はい　いいえ　22.2-20.0　L

52. 積み木やブロックを４つ以上積み重ねて塔をつくることができますか。できない場合やいままでしたことがない場合は「いいえ」に○をつけて下さい。
はい　いいえ　22.5-20.5　FMA

53. 物につかまったりせずに，小さなボール（テニスボールなど）を前に蹴ることができますか。大きいボール（ビーチボールなど）ならできるという場合には「いいえ」に○をつけて下さい。
はい　いいえ　24.0-21.4　GM

54. パジャマ（上着でもズボンでも）やパンツを自分一人で脱げますか。オムツや帽子，靴下，靴の場合は「いいえ」に○をつけて下さい。
はい　いいえ　27.6-24.0　PS

DENVER II 予備判定票

9～24か月用

氏　名 ＿＿＿＿＿＿

記録者　氏　名 ＿＿＿＿＿＿

続　柄 ＿＿＿＿＿＿

記録日　　年　　月　　日

生年月日　　年　　月　　日

年月日齢　　年　　月　　日

修正年月日齢　　年　　月　　日

以下の質問に順番にお答え下さい。「はい」「いいえ」のどちらかに○をつけて下さい。「いいえ」が3つ以上になったら，それ以降の質問にお答えになる必要はありません。

26. 椅子や机につかまらせると，しばらくの間（5秒間以上）一人で立っていることができますか。　はい　いいえ　10.5-9.2　GM

27. 一人で遊んでいる時に，声を出したり，まるで誰かと話しているような独り言を言っていますか。訳の分からないおしゃべりで結構です。　はい　いいえ　10.5-8.8　L

28. 仰向けやうつ伏せの状態，あるいはハイハイしている状態から，自分一人で座れますか。　はい　いいえ　10.6-9.4　GM

29. 下の図のように，レーズンやボタンなどの小さい物を，親指と他の指とでつまめますか。　はい　いいえ　10.6-9.1　FMA

30. 座っている状態から，自分一人でたんすやテーブルにつかまって立ち上がれますか。　はい　いいえ　11.1-9.7　GM

31. 「が」「ば」「だ」などを「ががが」「ばばば」「だだだ」のように3つ以上続けて言いますか。　はい　いいえ　11.6-9.7　L

32. 「ママ」「パパ」などのことばを言いますか。
どちらかが言えれば結構です。またはそれを意味する他の言葉でも結構です。また，ママやパパの本当の意味で言ってなくても構いません。　はい　いいえ　12.0-10.0　L

33. 手をたたいたり拍手をするとまねをしますか。　はい　いいえ　12.0-10.2　PS

34. 欲しい物がある時，泣かずに，それを指さしたり，あなたをひっぱったりして，欲しいという意思表示をすることができますか。　はい　いいえ　12.8-10.7　PS

35. あなたか他の大人が「バイバイ」と言って手を振ったら，そのまねをして手を振りますか。　はい　いいえ　12.9-11.1　PS

36. お子さんを立たせて，あなたが手を離しても，テーブルやたんすにつかまらずに，2秒間以上自分一人で立っていることができますか。　はい　いいえ　14.0-12.2　GM

37. 小さな物（小さなおもちゃや食べ物など）を手で持って，コップの中に入れて，しばらくもっていることができますか。　はい　いいえ　14.4-12.8　FMA

38. 10秒間以上，支えなしで，自分一人で立っていることができますか。　はい　いいえ　15.5-13.6　GM

39. あなたがお子さんの方にボールを転がしたり投げたりすると，お子さんはボールを転がしたり投げたりして，あなたに返しますか。今までしたことがない場合，あるいは手でもってきて直接あなたに手渡すようであれば「いいえ」に○をつけて下さい。　はい　いいえ　15.8-13.6　PS

40. テーブルや椅子につかまったり，床に手をついたりせずに，一人で身をかがめて物を拾って，もとの姿勢にもどることができますか。
はい　いいえ　16.4-14.5　GM

41. お子さんの前に紙を置いて，鉛筆を手に持たせたら，自分でなぐり書きをしますか。（あなたが手をそえたり，見本に書いてみせたりしてはいけません。）鉛筆をなめたり，鉛筆で机や紙をたたいたりするようであれば「いいえ」に○をつけて下さい。
はい　いいえ　16.6-14.8　FMA

42. 飲み口やフタのついていない普通のコップを一人で持って，あまりこぼさずに飲めますか。
はい　いいえ　16.7-14.3　PS

43. 転んだり左右によろけたりしないで，部屋を横切って自分一人で歩けますか。
はい　いいえ　17.4-15.4　GM

44. お母さんあるいはお父さんをちゃんと分かって「ママ」「かあさん」「パパ」「とうさん」などと言いますか。その他意味がわかっている言葉があれば結構です。
はい　いいえ　17.6-14.8　L

45. 簡単なお手伝い（おもちゃを片づけたり，言われた物を持ってきたりなど）ができますか。
はい　いいえ　18.5-16.4　PS

46. レーズンや小さなお菓子などがはいっている入れ物（ビンやコップなど）から傾けて出すことができますか。できない場合や今までにしたことがなければ「いいえ」に○をつけて下さい。
はい　いいえ　18.6-16.5　FMA

47. 「パパ」「ママ」や家族やペットの名前以外の言葉を２語以上言いますか。
はい　いいえ　19.0-16.7　L

48. つまずいたり，転んだりせずに，一人で部屋を横切って走ることができますか。
はい　いいえ　20.0-18.1　GM

49. 「パパ」「ママ」や家族やペットの名前以外の言葉を３語以上言いますか。
はい　いいえ　20.4-18.0　L

50. 自分一人でスプーンやフォークを使って，あまりこぼさずに食べることができますか。
はい　いいえ　20.4-18.0　PS

51. 「パパ」「ママ」や家族やペットの名前以外の言葉を６語以上言いますか。
はい　いいえ　22.2-20.0　L

52. 積み木やブロックを４つ以上積み重ねて塔をつくることができますか。できない場合やいままでしたことがない場合は「いいえ」に○をつけて下さい。
はい　いいえ　22.5-20.5　FMA

53. 物につかまったりせずに，小さなボール（テニスボールなど）を前に蹴ることができますか。大きいボール（ビーチボールなど）ならできるという場合には「いいえ」に○をつけて下さい。
はい　いいえ　24.0-21.4　GM

54. パジャマ（上着でもズボンでも）やパンツを自分一人で脱げますか。オムツや帽子，靴下，靴の場合は「いいえ」に○をつけて下さい。
はい　いいえ　27.6-24.0　PS

9〜24か月用

DENVER II 予備判定票

氏　名 ＿＿＿＿＿＿

記録者　氏　名 ＿＿＿＿＿＿

続　柄 ＿＿＿＿＿＿

記録日　　年　月　日
生年月日　　年　月　日
年月日齢　　年　月　日
修正年月日齢　　年　月　日

以下の質問に順番にお答え下さい。「はい」「いいえ」のどちらかに○をつけて下さい。「いいえ」が3つ以上になったら，それ以降の質問にお答えになる必要はありません。

26. 椅子や机につかまらせると，しばらくの間（5秒間以上）一人で立っていることができますか。　はい　いいえ　10.5-9.2　GM

27. 一人で遊んでいる時に，声を出したり，まるで誰かと話しているような独り言を言っていますか。訳の分からないおしゃべりで結構です。　はい　いいえ　10.5-8.8　L

28. 仰向けやうつ伏せの状態，あるいはハイハイしている状態から，自分一人で座れますか。　はい　いいえ　10.6-9.4　GM

29. 下の図のように，レーズンやボタンなどの小さい物を，親指と他の指とでつまめますか。　はい　いいえ　10.6-9.1　FMA

30. 座っている状態から，自分一人でたんすやテーブルにつかまって立ち上がれますか。　はい　いいえ　11.1-9.7　GM

31. 「が」「ば」「だ」などを「ががが」「ばばば」「だだだ」のように3つ以上続けて言いますか。　はい　いいえ　11.6-9.7　L

32. 「ママ」「パパ」などのことばを言いますか。
どちらかが言えれば結構です。またはそれを意味する他の言葉でも結構です。また，ママやパパの本当の意味で言ってなくても構いません。　はい　いいえ　12.0-10.0　L

33. 手をたたいたり拍手をするとまねをしますか。　はい　いいえ　12.0-10.2　PS

34. 欲しい物がある時，泣かずに，それを指さしたり，あなたをひっぱったりして，欲しいという意思表示をすることができますか。　はい　いいえ　12.8-10.7　PS

35. あなたか他の大人が「バイバイ」と言って手を振ったら，そのまねをして手を振りますか。　はい　いいえ　12.9-11.1　PS

36. お子さんを立たせて，あなたが手を離しても，テーブルやたんすにつかまらずに，2秒間以上自分一人で立っていることができますか。　はい　いいえ　14.0-12.2　GM

37. 小さな物（小さなおもちゃや食べ物など）を手で持って，コップの中に入れて，しばらくもっていることができますか。　はい　いいえ　14.4-12.8　FMA

38. 10秒間以上，支えなしで，自分一人で立っていることができますか。　はい　いいえ　15.5-13.6　GM

39. あなたがお子さんの方にボールを転がしたり投げたりすると，お子さんはボールを転がしたり投げたりして，あなたに返しますか。今までしたことがない場合，あるいは手でもってきて直接あなたに手渡すようであれば「いいえ」に○をつけて下さい。　はい　いいえ　15.8-13.6　PS

40. テーブルや椅子につかまったり，床に手をついたりせずに，一人で身をかがめて物を拾って，もとの姿勢にもどることができますか。
はい　いいえ　16.4-14.5　GM

41. お子さんの前に紙を置いて，鉛筆を手に持たせたら，自分でなぐり書きをしますか。（あなたが手をそえたり，見本に書いてみせたりしてはいけません。）鉛筆をなめたり，鉛筆で机や紙をたたいたりするようであれば「いいえ」に○をつけて下さい。
はい　いいえ　16.6-14.8　FMA

42. 飲み口やフタのついていない普通のコップを一人で持って，あまりこぼさずに飲めますか。
はい　いいえ　16.7-14.3　PS

43. 転んだり左右によろけたりしないで，部屋を横切って自分一人で歩けますか。
はい　いいえ　17.4-15.4　GM

44. お母さんあるいはお父さんをちゃんと分かって「ママ」「かあさん」「パパ」「とうさん」などと言いますか。その他意味がわかっていう言葉があれば結構です。
はい　いいえ　17.6-14.8　L

45. 簡単なお手伝い（おもちゃを片づけたり，言われた物を持ってきたりなど）ができますか。
はい　いいえ　18.5-16.4　PS

46. レーズンや小さなお菓子などがはいっている入れ物（ビンやコップなど）から傾けて出すことができますか。できない場合や今までにしたことがなければ「いいえ」に○をつけて下さい。
はい　いいえ　18.6-16.5　FMA

47. 「パパ」「ママ」や家族やペットの名前以外の言葉を２語以上言いますか。
はい　いいえ　19.0-16.7　L

48. つまずいたり，転んだりせずに，一人で部屋を横切って走ることができますか。
はい　いいえ　20.0-18.1　GM

49. 「パパ」「ママ」や家族やペットの名前以外の言葉を３語以上言いますか。
はい　いいえ　20.4-18.0　L

50. 自分一人でスプーンやフォークを使って，あまりこぼさずに食べることができますか。
はい　いいえ　20.4-18.0　PS

51. 「パパ」「ママ」や家族やペットの名前以外の言葉を６語以上言いますか。
はい　いいえ　22.2-20.0　L

52. 積み木やブロックを４つ以上積み重ねて塔をつくることができますか。できない場合やいままでしたことがない場合は「いいえ」に○をつけて下さい。
はい　いいえ　22.5-20.5　FMA

53. 物につかまったりせずに，小さなボール（テニスボールなど）を前に蹴ることができますか。大きいボール（ビーチボールなど）ならできるという場合には「いいえ」に○をつけて下さい。
はい　いいえ　24.0-21.4　GM

54. パジャマ（上着でもズボンでも）やパンツを自分一人で脱げますか。オムツや帽子，靴下，靴の場合は「いいえ」に○をつけて下さい。
はい　いいえ　27.6-24.0　PS

9～24か月用

DENVER II 予備判定票

氏　名		記録日	年　月　日
		生年月日	年　月　日
記録者 氏　名		年月日齢	年　月　日
続　柄		修正年月日齢	年　月　日

以下の質問に順番にお答え下さい。「はい」「いいえ」のどちらかに○をつけて下さい。「いいえ」が３つ以上になったら，それ以降の質問にお答えになる必要はありません。

26. 椅子や机につかまらせると，しばらくの間（５秒間以上）一人で立っていることができますか。　はい　いいえ　10.5-9.2　GM

27. 一人で遊んでいる時に，声を出したり，まるで誰かと話しているような独り言を言っていますか。訳の分からないおしゃべりで結構です。　はい　いいえ　10.5-8.8　L

28. 仰向けやうつ伏せの状態，あるいはハイハイしている状態から，自分一人で座れますか。　はい　いいえ　10.6-9.4　GM

29. 下の図のように，レーズンやボタンなどの小さい物を，親指と他の指とでつまめますか。　はい　いいえ　10.6-9.1　FMA

30. 座っている状態から，自分一人でたんすやテーブルにつかまって立ち上がれますか。　はい　いいえ　11.1-9.7　GM

31. 「が」「ば」「だ」などを「ががが」「ばばば」「だだだ」のように３つ以上続けて言いますか。　はい　いいえ　11.6-9.7　L

32. 「ママ」「パパ」などのことばを言いますか。
どちらかが言えれば結構です。またはそれを意味する他の言葉でも結構です。また，ママやパパの本当の意味で言ってなくても構いません。　はい　いいえ　12.0-10.0　L

33. 手をたたいたり拍手をするとまねをしますか。　はい　いいえ　12.0-10.2　PS

34. 欲しい物がある時，泣かずに，それを指さしたり，あなたをひっぱったりして，欲しいという意思表示をすることができますか。　はい　いいえ　12.8-10.7　PS

35. あなたか他の大人が「バイバイ」と言って手を振ったら，そのまねをして手を振りますか。　はい　いいえ　12.9-11.1　PS

36. お子さんを立たせて，あなたが手を離しても，テーブルやたんすにつかまらずに，２秒間以上自分一人で立っていることができますか。　はい　いいえ　14.0-12.2　GM

37. 小さな物（小さなおもちゃや食べ物など）を手で持って，コップの中に入れて，しばらくもっていることができますか。　はい　いいえ　14.4-12.8　FMA

38. 10秒間以上，支えなしで，自分一人で立っていることができますか。　はい　いいえ　15.5-13.6　GM

39. あなたがお子さんの方にボールを転がしたり投げたりすると，お子さんはボールを転がしたり投げたりして，あなたに返しますか。今までしたことがない場合，あるいは手でもってきて直接あなたに手渡すようであれば「いいえ」に○をつけて下さい。　はい　いいえ　15.8-13.6　PS

40. テーブルや椅子につかまったり，床に手をついたりせずに，一人で身をかがめて物を拾って，もとの姿勢にもどることができますか。
はい　いいえ　16.4-14.5　GM

41. お子さんの前に紙を置いて，鉛筆を手に持たせたら，自分でなぐり書きをしますか。（あなたが手をそえたり，見本に書いてみせたりしてはいけません。）鉛筆をなめたり，鉛筆で机や紙をたたいたりするようであれば「いいえ」に○をつけて下さい。
はい　いいえ　16.6-14.8　FMA

42. 飲み口やフタのついていない普通のコップを一人で持って，あまりこぼさずに飲めますか。
はい　いいえ　16.7-14.3　PS

43. 転んだり左右によろけたりしないで，部屋を横切って自分一人で歩けますか。
はい　いいえ　17.4-15.4　GM

44. お母さんあるいはお父さんをちゃんと分かって「ママ」「かあさん」「パパ」「とうさん」などと言いますか。その他意味がわかっている言葉があれば結構です。
はい　いいえ　17.6-14.8　L

45. 簡単なお手伝い（おもちゃを片づけたり，言われた物を持ってきたりなど）ができますか。
はい　いいえ　18.5-16.4　PS

46. レーズンや小さなお菓子などがはいっている入れ物（ビンやコップなど）から傾けて出すことができますか。できない場合や今までにしたことがなければ「いいえ」に○をつけて下さい。
はい　いいえ　18.6-16.5　FMA

47. 「パパ」「ママ」や家族やペットの名前以外の言葉を２語以上言いますか。
はい　いいえ　19.0-16.7　L

48. つまずいたり，転んだりせずに，一人で部屋を横切って走ることができますか。
はい　いいえ　20.0-18.1　GM

49. 「パパ」「ママ」や家族やペットの名前以外の言葉を３語以上言いますか。
はい　いいえ　20.4-18.0　L

50. 自分一人でスプーンやフォークを使って，あまりこぼさずに食べることができますか。
はい　いいえ　20.4-18.0　PS

51. 「パパ」「ママ」や家族やペットの名前以外の言葉を６語以上言いますか。
はい　いいえ　22.2-20.0　L

52. 積み木やブロックを４つ以上積み重ねて塔をつくることができますか。できない場合やいままでしたことがない場合は「いいえ」に○をつけて下さい。
はい　いいえ　22.5-20.5　FMA

53. 物につかまったりせずに，小さなボール（テニスボールなど）を前に蹴ることができますか。大きいボール（ビーチボールなど）ならできるという場合には「いいえ」に○をつけて下さい。
はい　いいえ　24.0-21.4　GM

54. パジャマ（上着でもズボンでも）やパンツを自分一人で脱げますか。オムツや帽子，靴下，靴の場合は「いいえ」に○をつけて下さい。
はい　いいえ　27.6-24.0　PS

9～24か月用

DENVERⅡ予備判定票

氏　名 ＿＿＿＿＿＿
記録者　氏　名 ＿＿＿＿＿＿
続　柄 ＿＿＿＿＿＿

記録日　年　月　日
生年月日　年　月　日
年月日齢　年　月　日
修正年月日齢　年　月　日

以下の質問に順番にお答え下さい。「はい」「いいえ」のどちらかに○をつけて下さい。「いいえ」が3つ以上になったら，それ以降の質問にお答えになる必要はありません。

26. 椅子や机につかまらせると，しばらくの間（5秒間以上）一人で立っていることができますか。　はい　いいえ　10.5-9.2　GM

27. 一人で遊んでいる時に，声を出したり，まるで誰かと話しているような独り言を言っていますか。訳の分からないおしゃべりで結構です。　はい　いいえ　10.5-8.8　L

28. 仰向けやうつ伏せの状態，あるいはハイハイしている状態から，自分一人で座れますか。　はい　いいえ　10.6-9.4　GM

29. 下の図のように，レーズンやボタンなどの小さい物を，親指と他の指とでつまめますか。　はい　いいえ　10.6-9.1　FMA

30. 座っている状態から，自分一人でたんすやテーブルにつかまって立ち上がれますか。　はい　いいえ　11.1-9.7　GM

31. 「が」「ば」「だ」などを「ががが」「ばばば」「だだだ」のように3つ以上続けて言いますか。　はい　いいえ　11.6-9.7　L

32. 「ママ」「パパ」などのことばを言いますか。
どちらかが言えれば結構です。またはそれを意味する他の言葉でも結構です。また，ママやパパの本当の意味で言ってなくても構いません。　はい　いいえ　12.0-10.0　L

33. 手をたたいたり拍手をするとまねをしますか。　はい　いいえ　12.0-10.2　PS

34. 欲しい物がある時，泣かずに，それを指さしたり，あなたをひっぱったりして，欲しいという意思表示をすることができますか。　はい　いいえ　12.8-10.7　PS

35. あなたか他の大人が「バイバイ」と言って手を振ったら，そのまねをして手を振りますか。　はい　いいえ　12.9-11.1　PS

36. お子さんを立たせて，あなたが手を離しても，テーブルやたんすにつかまらずに，2秒間以上自分一人で立っていることができますか。　はい　いいえ　14.0-12.2　GM

37. 小さな物（小さなおもちゃや食べ物など）を手で持って，コップの中に入れて，しばらくもっていることができますか。　はい　いいえ　14.4-12.8　FMA

38. 10秒間以上，支えなしで，自分一人で立っていることができますか。　はい　いいえ　15.5-13.6　GM

39. あなたがお子さんの方にボールを転がしたり投げたりすると，お子さんはボールを転がしたり投げたりして，あなたに返しますか。今までしたことがない場合，あるいは手でもってきて直接あなたに手渡すようであれば「いいえ」に○をつけて下さい。　はい　いいえ　15.8-13.6　PS

40. テーブルや椅子につかまったり，床に手をついたりせずに，一人で身をかがめて物を拾って，もとの姿勢にもどることができますか。
はい　いいえ　16.4-14.5　GM

41. お子さんの前に紙を置いて，鉛筆を手に持たせたら，自分でなぐり書きをしますか。（あなたが手をそえたり，見本に書いてみせたりしてはいけません。）鉛筆をなめたり，鉛筆で机や紙をたたいたりするようであれば「いいえ」に○をつけて下さい。
はい　いいえ　16.6-14.8　FMA

42. 飲み口やフタのついていない普通のコップを一人で持って，あまりこぼさずに飲めますか。
はい　いいえ　16.7-14.3　PS

43. 転んだり左右によろけたりしないで，部屋を横切って自分一人で歩けますか。
はい　いいえ　17.4-15.4　GM

44. お母さんあるいはお父さんをちゃんと分かって「ママ」「かあさん」「パパ」「とうさん」などと言いますか。その他意味がわかっている言葉があれば結構です。
はい　いいえ　17.6-14.8　L

45. 簡単なお手伝い（おもちゃを片づけたり，言われた物を持ってきたりなど）ができますか。
はい　いいえ　18.5-16.4　PS

46. レーズンや小さなお菓子などがはいっている入れ物（ビンやコップなど）から傾けて出すことができますか。できない場合や今までにしたことがなければ「いいえ」に○をつけて下さい。
はい　いいえ　18.6-16.5　FMA

47. 「パパ」「ママ」や家族やペットの名前以外の言葉を２語以上言いますか。
はい　いいえ　19.0-16.7　L

48. つまずいたり，転んだりせずに，一人で部屋を横切って走ることができますか。
はい　いいえ　20.0-18.1　GM

49. 「パパ」「ママ」や家族やペットの名前以外の言葉を３語以上言いますか。
はい　いいえ　20.4-18.0　L

50. 自分一人でスプーンやフォークを使って，あまりこぼさずに食べることができますか。
はい　いいえ　20.4-18.0　PS

51. 「パパ」「ママ」や家族やペットの名前以外の言葉を６語以上言いますか。
はい　いいえ　22.2-20.0　L

52. 積み木やブロックを４つ以上積み重ねて塔をつくることができますか。できない場合やいままでしたことがない場合は「いいえ」に○をつけて下さい。
はい　いいえ　22.5-20.5　FMA

53. 物につかまったりせずに，小さなボール（テニスボールなど）を前に蹴ることができますか。大きいボール（ビーチボールなど）ならできるという場合には「いいえ」に○をつけて下さい。
はい　いいえ　24.0-21.4　GM

54. パジャマ（上着でもズボンでも）やパンツを自分一人で脱げますか。オムツや帽子，靴下，靴の場合は「いいえ」に○をつけて下さい。
はい　いいえ　27.6-24.0　PS

DENVER Ⅱ 予備判定票

9～24か月用

氏　　名 ________

記録者　氏　　名 ________
　　　　続　　柄 ________

記　録　日 ＿年＿月＿日
生 年 月 日 ＿年＿月＿日
年 月 日 齢 ＿年＿月＿日
修正年月日齢 ＿年＿月＿日

以下の質問に順番にお答え下さい。「はい」「いいえ」のどちらかに○をつけて下さい。「いいえ」が３つ以上になったら，それ以降の質問にお答えになる必要はありません。

26. 椅子や机につかまらせると，しばらくの間（５秒間以上）一人で立っていることができますか。　はい　いいえ　10.5-9.2　GM

27. 一人で遊んでいる時に，声を出したり，まるで誰かと話しているような独り言を言っていますか。訳の分からないおしゃべりで結構です。　はい　いいえ　10.5-8.8　L

28. 仰向けやうつ伏せの状態，あるいはハイハイしている状態から，自分一人で座れますか。　はい　いいえ　10.6-9.4　GM

29. 下の図のように，レーズンやボタンなどの小さい物を，親指と他の指とでつまめますか。　はい　いいえ　10.6-9.1　FMA

30. 座っている状態から，自分一人でたんすやテーブルにつかまって立ち上がれますか。　はい　いいえ　11.1-9.7　GM

31. 「が」「ば」「だ」などを「ががが」「ばばば」「だだだ」のように３つ以上続けて言いますか。　はい　いいえ　11.6-9.7　L

32. 「ママ」「パパ」などのことばを言いますか。
どちらかが言えれば結構です。またはそれを意味する他の言葉でも結構です。また，ママやパパの本当の意味で言ってなくても構いません。　はい　いいえ　12.0-10.0　L

33. 手をたたいたり拍手をするとまねをしますか。　はい　いいえ　12.0-10.2　PS

34. 欲しい物がある時，泣かずに，それを指さしたり，あなたをひっぱったりして，欲しいという意思表示をすることができますか。　はい　いいえ　12.8-10.7　PS

35. あなたか他の大人が「バイバイ」と言って手を振ったら，そのまねをして手を振りますか。　はい　いいえ　12.9-11.1　PS

36. お子さんを立たせて，あなたが手を離しても，テーブルやたんすにつかまらずに，２秒間以上自分一人で立っていることができますか。　はい　いいえ　14.0-12.2　GM

37. 小さな物（小さなおもちゃや食べ物など）を手で持って，コップの中に入れて，しばらくもっていることができますか。　はい　いいえ　14.4-12.8　FMA

38. 10秒間以上，支えなしで，自分一人で立っていることができますか。　はい　いいえ　15.5-13.6　GM

39. あなたがお子さんの方にボールを転がしたり投げたりすると，お子さんはボールを転がしたり投げたりして，あなたに返しますか。今までしたことがない場合，あるいは手でもってきて直接あなたに手渡すようであれば「いいえ」に○をつけて下さい。　はい　いいえ　15.8-13.6　PS

40. テーブルや椅子につかまったり，床に手をついたりせずに，一人で身をかがめて物を拾って，もとの姿勢にもどることができますか。
はい　いいえ　16.4-14.5　GM

41. お子さんの前に紙を置いて，鉛筆を手に持たせたら，自分でなぐり書きをしますか。(あなたが手をそえたり，見本に書いてみせたりしてはいけません。) 鉛筆をなめたり，鉛筆で机や紙をたたいたりするようであれば「いいえ」に○をつけて下さい。
はい　いいえ　16.6-14.8　FMA

42. 飲み口やフタのついていない普通のコップを一人で持って，あまりこぼさずに飲めますか。
はい　いいえ　16.7-14.3　PS

43. 転んだり左右によろけたりしないで，部屋を横切って自分一人で歩けますか。
はい　いいえ　17.4-15.4　GM

44. お母さんあるいはお父さんをちゃんと分かって「ママ」「かあさん」「パパ」「とうさん」などと言いますか。その他意味がわかっている言葉があれば結構です。
はい　いいえ　17.6-14.8　L

45. 簡単なお手伝い（おもちゃを片づけたり，言われた物を持ってきたりなど）ができますか。
はい　いいえ　18.5-16.4　PS

46. レーズンや小さなお菓子などがはいっている入れ物（ビンやコップなど）から傾けて出すことができますか。できない場合や今までにしたことがなければ「いいえ」に○をつけて下さい。
はい　いいえ　18.6-16.5　FMA

47. 「パパ」「ママ」や家族やペットの名前以外の言葉を 2 語以上言いますか。
はい　いいえ　19.0-16.7　L

48. つまずいたり，転んだりせずに，一人で部屋を横切って走ることができますか。
はい　いいえ　20.0-18.1　GM

49. 「パパ」「ママ」や家族やペットの名前以外の言葉を 3 語以上言いますか。
はい　いいえ　20.4-18.0　L

50. 自分一人でスプーンやフォークを使って，あまりこぼさずに食べることができますか。
はい　いいえ　20.4-18.0　PS

51. 「パパ」「ママ」や家族やペットの名前以外の言葉を 6 語以上言いますか。
はい　いいえ　22.2-20.0　L

52. 積み木やブロックを 4 つ以上積み重ねて塔をつくることができますか。できない場合やいままでしたことがない場合は「いいえ」に○をつけて下さい。
はい　いいえ　22.5-20.5　FMA

53. 物につかまったりせずに，小さなボール（テニスボールなど）を前に蹴ることができますか。大きいボール（ビーチボールなど）ならできるという場合には「いいえ」に○をつけて下さい。
はい　いいえ　24.0-21.4　GM

54. パジャマ（上着でもズボンでも）やパンツを自分一人で脱げますか。オムツや帽子，靴下，靴の場合は「いいえ」に○をつけて下さい。
はい　いいえ　27.6-24.0　PS

9〜24か月用

DENVER Ⅱ予備判定票

氏　名 ＿＿＿＿＿＿

記録者　氏　名 ＿＿＿＿＿＿
続　柄 ＿＿＿＿＿＿

記録日　　年　　月　　日
生年月日　　年　　月　　日
年月日齢　　年　　月　　日
修正年月日齢　　年　　月　　日

以下の質問に順番にお答え下さい。「はい」「いいえ」のどちらかに○をつけて下さい。「いいえ」が３つ以上になったら，それ以降の質問にお答えになる必要はありません。

26. 椅子や机につかまらせると，しばらくの間（５秒間以上）一人で立っていることができますか。　はい　いいえ　10.5-9.2　GM

27. 一人で遊んでいる時に，声を出したり，まるで誰かと話しているような独り言を言っていますか。訳の分からないおしゃべりで結構です。　はい　いいえ　10.5-8.8　L

28. 仰向けやうつ伏せの状態，あるいはハイハイしている状態から，自分一人で座れますか。　はい　いいえ　10.6-9.4　GM

29. 下の図のように，レーズンやボタンなどの小さい物を，親指と他の指とでつまめますか。　はい　いいえ　10.6-9.1　FMA

30. 座っている状態から，自分一人でたんすやテーブルにつかまって立ち上がれますか。　はい　いいえ　11.1-9.7　GM

31. 「が」「ば」「だ」などを「ががが」「ばばば」「だだだ」のように３つ以上続けて言いますか。　はい　いいえ　11.6-9.7　L

32. 「ママ」「パパ」などのことばを言いますか。
どちらかが言えれば結構です。またはそれを意味する他の言葉でも結構です。また，ママやパパの本当の意味で言ってなくても構いません。　はい　いいえ　12.0-10.0　L

33. 手をたたいたり拍手をするとまねをしますか。　はい　いいえ　12.0-10.2　PS

34. 欲しい物がある時，泣かずに，それを指さしたり，あなたをひっぱったりして，欲しいという意思表示をすることができますか。　はい　いいえ　12.8-10.7　PS

35. あなたか他の大人が「バイバイ」と言って手を振ったら，そのまねをして手を振りますか。　はい　いいえ　12.9-11.1　PS

36. お子さんを立たせて，あなたが手を離しても，テーブルやたんすにつかまらずに，２秒間以上自分一人で立っていることができますか。　はい　いいえ　14.0-12.2　GM

37. 小さな物（小さなおもちゃや食べ物など）を手で持って，コップの中に入れて，しばらくもっていることができますか。　はい　いいえ　14.4-12.8　FMA

38. 10秒間以上，支えなしで，自分一人で立っていることができますか。　はい　いいえ　15.5-13.6　GM

39. あなたがお子さんの方にボールを転がしたり投げたりすると，お子さんはボールを転がしたり投げたりして，あなたに返しますか。今までしたことがない場合，あるいは手でもってきて直接あなたに手渡すようであれば「いいえ」に○をつけて下さい。　はい　いいえ　15.8-13.6　PS

40. テーブルや椅子につかまったり，床に手をついたりせずに，一人で身をかがめて物を拾って，もとの姿勢にもどることができますか。
はい　いいえ　16.4-14.5　GM

41. お子さんの前に紙を置いて，鉛筆を手に持たせたら，自分でなぐり書きをしますか。（あなたが手をそえたり，見本に書いてみせたりしてはいけません。）鉛筆をなめたり，鉛筆で机や紙をたたいたりするようであれば「いいえ」に○をつけて下さい。
はい　いいえ　16.6-14.8　FMA

42. 飲み口やフタのついていない普通のコップを一人で持って，あまりこぼさずに飲めますか。
はい　いいえ　16.7-14.3　PS

43. 転んだり左右によろけたりしないで，部屋を横切って自分一人で歩けますか。
はい　いいえ　17.4-15.4　GM

44. お母さんあるいはお父さんをちゃんと分かって「ママ」「かあさん」「パパ」「とうさん」などと言いますか。その他意味がわかっている言葉があれば結構です。
はい　いいえ　17.6-14.8　L

45. 簡単なお手伝い（おもちゃを片づけたり，言われた物を持ってきたりなど）ができますか。
はい　いいえ　18.5-16.4　PS

46. レーズンや小さなお菓子などがはいっている入れ物（ビンやコップなど）から傾けて出すことができますか。できない場合や今までにしたことがなければ「いいえ」に○をつけて下さい。
はい　いいえ　18.6-16.5　FMA

47. 「パパ」「ママ」や家族やペットの名前以外の言葉を２語以上言いますか。
はい　いいえ　19.0-16.7　L

48. つまずいたり，転んだりせずに，一人で部屋を横切って走ることができますか。
はい　いいえ　20.0-18.1　GM

49. 「パパ」「ママ」や家族やペットの名前以外の言葉を３語以上言いますか。
はい　いいえ　20.4-18.0　L

50. 自分一人でスプーンやフォークを使って，あまりこぼさずに食べることができますか。
はい　いいえ　20.4-18.0　PS

51. 「パパ」「ママ」や家族やペットの名前以外の言葉を６語以上言いますか。
はい　いいえ　22.2-20.0　L

52. 積み木やブロックを４つ以上積み重ねて塔をつくることができますか。できない場合やいままでしたことがない場合は「いいえ」に○をつけて下さい。
はい　いいえ　22.5-20.5　FMA

53. 物につかまったりせずに，小さなボール（テニスボールなど）を前に蹴ることができますか。大きいボール（ビーチボールなど）ならできるという場合には「いいえ」に○をつけて下さい。
はい　いいえ　24.0-21.4　GM

54. パジャマ（上着でもズボンでも）やパンツを自分一人で脱げますか。オムツや帽子，靴下，靴の場合は「いいえ」に○をつけて下さい。
はい　いいえ　27.6-24.0　PS

DENVERⅡ予備判定票

9〜24か月用

氏　名 ＿＿＿＿＿＿＿＿　　記録日　　年　　月　　日

生年月日　　年　　月　　日

記録者　氏　名 ＿＿＿＿＿＿＿＿　　年月日齢　　年　　月　　日

続　柄 ＿＿＿＿＿＿＿＿　　修正年月日齢　　年　　月　　日

以下の質問に順番にお答え下さい。「はい」「いいえ」のどちらかに○をつけて下さい。「いいえ」が3つ以上になったら，それ以降の質問にお答えになる必要はありません。

26. 椅子や机につかまらせると，しばらくの間（5秒間以上）一人で立っていることができますか。　はい　いいえ　10.5-9.2　GM

27. 一人で遊んでいる時に，声を出したり，まるで誰かと話しているような独り言を言っていますか。訳の分からないおしゃべりで結構です。　はい　いいえ　10.5-8.8　L

28. 仰向けやうつ伏せの状態，あるいはハイハイしている状態から，自分一人で座れますか。　はい　いいえ　10.6-9.4　GM

29. 下の図のように，レーズンやボタンなどの小さい物を，親指と他の指とでつまめますか。　はい　いいえ　10.6-9.1　FMA

30. 座っている状態から，自分一人でたんすやテーブルにつかまって立ち上がれますか。　はい　いいえ　11.1-9.7　GM

31. 「が」「ば」「だ」などを「ががが」「ばばば」「だだだ」のように3つ以上続けて言いますか。　はい　いいえ　11.6-9.7　L

32. 「ママ」「パパ」などのことばを言いますか。
どちらかが言えれば結構です。またはそれを意味する他の言葉でも結構です。また，ママやパパの本当の意味で言ってなくても構いません。　はい　いいえ　12.0-10.0　L

33. 手をたたいたり拍手をするとまねをしますか。　はい　いいえ　12.0-10.2　PS

34. 欲しい物がある時，泣かずに，それを指さしたり，あなたをひっぱったりして，欲しいという意思表示をすることができますか。　はい　いいえ　12.8-10.7　PS

35. あなたか他の大人が「バイバイ」と言って手を振ったら，そのまねをして手を振りますか。　はい　いいえ　12.9-11.1　PS

36. お子さんを立たせて，あなたが手を離しても，テーブルやたんすにつかまらずに，2秒間以上自分一人で立っていることができますか。　はい　いいえ　14.0-12.2　GM

37. 小さな物（小さなおもちゃや食べ物など）を手で持って，コップの中に入れて，しばらくもっていることができますか。　はい　いいえ　14.4-12.8　FMA

38. 10秒間以上，支えなしで，自分一人で立っていることができますか。　はい　いいえ　15.5-13.6　GM

39. あなたがお子さんの方にボールを転がしたり投げたりすると，お子さんはボールを転がしたり投げたりして，あなたに返しますか。今までしたことがない場合，あるいは手でもってきて直接あなたに手渡すようであれば「いいえ」に○をつけて下さい。　はい　いいえ　15.8-13.6　PS

40. テーブルや椅子につかまったり，床に手をついたりせずに，一人で身をかがめて物を拾って，もとの姿勢にもどることができますか。
はい　いいえ　16.4-14.5　GM

41. お子さんの前に紙を置いて，鉛筆を手に持たせたら，自分でなぐり書きをしますか。（あなたが手をそえたり，見本に書いてみせたりしてはいけません。）鉛筆をなめたり，鉛筆で机や紙をたたいたりするようであれば「いいえ」に○をつけて下さい。
はい　いいえ　16.6-14.8　FMA

42. 飲み口やフタのついていない普通のコップを一人で持って，あまりこぼさずに飲めますか。
はい　いいえ　16.7-14.3　PS

43. 転んだり左右によろけたりしないで，部屋を横切って自分一人で歩けますか。
はい　いいえ　17.4-15.4　GM

44. お母さんあるいはお父さんをちゃんと分かって「ママ」「かあさん」「パパ」「とうさん」などと言いますか。その他意味がわかっている言葉があれば結構です。
はい　いいえ　17.6-14.8　L

45. 簡単なお手伝い（おもちゃを片づけたり，言われた物を持ってきたりなど）ができますか。
はい　いいえ　18.5-16.4　PS

46. レーズンや小さなお菓子などがはいっている入れ物（ビンやコップなど）から傾けて出すことができますか。できない場合や今までにしたことがなければ「いいえ」に○をつけて下さい。
はい　いいえ　18.6-16.5　FMA

47. 「パパ」「ママ」や家族やペットの名前以外の言葉を２語以上言いますか。
はい　いいえ　19.0-16.7　L

48. つまずいたり，転んだりせずに，一人で部屋を横切って走ることができますか。
はい　いいえ　20.0-18.1　GM

49. 「パパ」「ママ」や家族やペットの名前以外の言葉を３語以上言いますか。
はい　いいえ　20.4-18.0　L

50. 自分一人でスプーンやフォークを使って，あまりこぼさずに食べることができますか。
はい　いいえ　20.4-18.0　PS

51. 「パパ」「ママ」や家族やペットの名前以外の言葉を６語以上言いますか。
はい　いいえ　22.2-20.0　L

52. 積み木やブロックを４つ以上積み重ねて塔をつくることができますか。できない場合やいままでしたことがない場合は「いいえ」に○をつけて下さい。
はい　いいえ　22.5-20.5　FMA

53. 物につかまったりせずに，小さなボール（テニスボールなど）を前に蹴ることができますか。大きいボール（ビーチボールなど）ならできるという場合には「いいえ」に○をつけて下さい。
はい　いいえ　24.0-21.4　GM

54. パジャマ（上着でもズボンでも）やパンツを自分一人で脱げますか。オムツや帽子，靴下，靴の場合は「いいえ」に○をつけて下さい。
はい　いいえ　27.6-24.0　PS

DENVERⅡ予備判定票

9～24か月用

氏　名 ＿＿＿＿＿＿

記録者　氏　名 ＿＿＿＿＿＿
　　　　続　柄 ＿＿＿＿＿＿

記　録　日　　年　　月　　日
生 年 月 日　　年　　月　　日
年 月 日 齢　　年　　月　　日
修正年月日齢　　年　　月　　日

以下の質問に順番にお答え下さい。「はい」「いいえ」のどちらかに○をつけて下さい。「いいえ」が３つ以上になったら，それ以降の質問にお答えになる必要はありません。

26. 椅子や机につかまらせると，しばらくの間（5秒間以上）一人で立っていることができますか。　はい　いいえ　10.5-9.2　GM

27. 一人で遊んでいる時に，声を出したり，まるで誰かと話しているような独り言を言っていますか。訳の分からないおしゃべりで結構です。　はい　いいえ　10.5-8.8　L

28. 仰向けやうつ伏せの状態，あるいはハイハイしている状態から，自分一人で座れますか。　はい　いいえ　10.6-9.4　GM

29. 下の図のように，レーズンやボタンなどの小さい物を，親指と他の指とでつまめますか。　はい　いいえ　10.6-9.1　FMA

30. 座っている状態から，自分一人でたんすやテーブルにつかまって立ち上がれますか。　はい　いいえ　11.1-9.7　GM

31. 「が」「ば」「だ」などを「ががが」「ばばば」「だだだ」のように３つ以上続けて言いますか。　はい　いいえ　11.6-9.7　L

32. 「ママ」「パパ」などのことばを言いますか。
どちらかが言えれば結構です。またはそれを意味する他の言葉でも結構です。また，ママやパパの本当の意味で言ってなくても構いません。　はい　いいえ　12.0-10.0　L

33. 手をたたいたり拍手をするとまねをしますか。　はい　いいえ　12.0-10.2　PS

34. 欲しい物がある時，泣かずに，それを指さしたり，あなたをひっぱったりして，欲しいという意思表示をすることができますか。　はい　いいえ　12.8-10.7　PS

35. あなたか他の大人が「バイバイ」と言って手を振ったら，そのまねをして手を振りますか。　はい　いいえ　12.9-11.1　PS

36. お子さんを立たせて，あなたが手を離しても，テーブルやたんすにつかまらずに，２秒間以上自分一人で立っていることができますか。　はい　いいえ　14.0-12.2　GM

37. 小さな物（小さなおもちゃや食べ物など）を手で持って，コップの中に入れて，しばらくもっていることができますか。　はい　いいえ　14.4-12.8　FMA

38. 10秒間以上，支えなしで，自分一人で立っていることができますか。　はい　いいえ　15.5-13.6　GM

39. あなたがお子さんの方にボールを転がしたり投げたりすると，お子さんはボールを転がしたり投げたりして，あなたに返しますか。今までしたことがない場合，あるいは手でもってきて直接あなたに手渡すようであれば「いいえ」に○をつけて下さい。　はい　いいえ　15.8-13.6　PS

40. テーブルや椅子につかまったり，床に手をついたりせずに，一人で身をかがめて物を拾って，もとの姿勢にもどることができますか。
はい　いいえ　16.4-14.5　GM

41. お子さんの前に紙を置いて，鉛筆を手に持たせたら，自分でなぐり書きをしますか。（あなたが手をそえたり，見本に書いてみせたりしてはいけません。）鉛筆をなめたり，鉛筆で机や紙をたたいたりするようであれば「いいえ」に○をつけて下さい。
はい　いいえ　16.6-14.8　FMA

42. 飲み口やフタのついていない普通のコップを一人で持って，あまりこぼさずに飲めますか。
はい　いいえ　16.7-14.3　PS

43. 転んだり左右によろけたりしないで，部屋を横切って自分一人で歩けますか。
はい　いいえ　17.4-15.4　GM

44. お母さんあるいはお父さんをちゃんと分かって「ママ」「かあさん」「パパ」「とうさん」などと言いますか。その他意味がわかっていう言葉があれば結構です。
はい　いいえ　17.6-14.8　L

45. 簡単なお手伝い（おもちゃを片づけたり，言われた物を持ってきたりなど）ができますか。
はい　いいえ　18.5-16.4　PS

46. レーズンや小さなお菓子などがはいっている入れ物（ビンやコップなど）から傾けて出すことができますか。できない場合や今までにしたことがなければ「いいえ」に○をつけて下さい。
はい　いいえ　18.6-16.5　FMA

47. 「パパ」「ママ」や家族やペットの名前以外の言葉を2語以上言いますか。
はい　いいえ　19.0-16.7　L

48. つまずいたり，転んだりせずに，一人で部屋を横切って走ることができますか。
はい　いいえ　20.0-18.1　GM

49. 「パパ」「ママ」や家族やペットの名前以外の言葉を3語以上言いますか。
はい　いいえ　20.4-18.0　L

50. 自分一人でスプーンやフォークを使って，あまりこぼさずに食べることができますか。
はい　いいえ　20.4-18.0　PS

51. 「パパ」「ママ」や家族やペットの名前以外の言葉を6語以上言いますか。
はい　いいえ　22.2-20.0　L

52. 積み木やブロックを4つ以上積み重ねて塔をつくることができますか。できない場合やいままでしたことがない場合は「いいえ」に○をつけて下さい。
はい　いいえ　22.5-20.5　FMA

53. 物につかまったりせずに，小さなボール（テニスボールなど）を前に蹴ることができますか。大きいボール（ビーチボールなど）ならできるという場合には「いいえ」に○をつけて下さい。
はい　いいえ　24.0-21.4　GM

54. パジャマ（上着でもズボンでも）やパンツを自分一人で脱げますか。オムツや帽子，靴下，靴の場合は「いいえ」に○をつけて下さい。
はい　いいえ　27.6-24.0　PS

DENVER II 予備判定票

9〜24か月用

氏　名 ____________

記録者　氏　名 ____________
続　柄 ____________

記録日　　年　月　日
生年月日　　年　月　日
年月日齢　　年　月　日
修正年月日齢　　年　月　日

以下の質問に順番にお答え下さい。「はい」「いいえ」のどちらかに○をつけて下さい。「いいえ」が３つ以上になったら，それ以降の質問にお答えになる必要はありません。

26. 椅子や机につかまらせると，しばらくの間（５秒間以上）一人で立っていることができますか。　はい　いいえ　10.5-9.2　GM

27. 一人で遊んでいる時に，声を出したり，まるで誰かと話しているような独り言を言っていますか。訳の分からないおしゃべりで結構です。　はい　いいえ　10.5-8.8　L

28. 仰向けやうつ伏せの状態，あるいはハイハイしている状態から，自分一人で座れますか。　はい　いいえ　10.6-9.4　GM

29. 下の図のように，レーズンやボタンなどの小さい物を，親指と他の指とでつまめますか。　はい　いいえ　10.6-9.1　FMA

30. 座っている状態から，自分一人でたんすやテーブルにつかまって立ち上がれますか。　はい　いいえ　11.1-9.7　GM

31. 「が」「ば」「だ」などを「ががが」「ばばば」「だだだ」のように３つ以上続けて言いますか。　はい　いいえ　11.6-9.7　L

32. 「ママ」「パパ」などのことばを言いますか。
どちらかが言えれば結構です。またはそれを意味する他の言葉でも結構です。また，ママやパパの本当の意味で言ってなくても構いません。　はい　いいえ　12.0-10.0　L

33. 手をたたいたり拍手をするとまねをしますか。　はい　いいえ　12.0-10.2　PS

34. 欲しい物がある時，泣かずに，それを指さしたり，あなたをひっぱったりして，欲しいという意思表示をすることができますか。　はい　いいえ　12.8-10.7　PS

35. あなたか他の大人が「バイバイ」と言って手を振ったら，そのまねをして手を振りますか。　はい　いいえ　12.9-11.1　PS

36. お子さんを立たせて，あなたが手を離しても，テーブルやたんすにつかまらずに，２秒間以上自分一人で立っていることができますか。　はい　いいえ　14.0-12.2　GM

37. 小さな物（小さなおもちゃや食べ物など）を手で持って，コップの中に入れて，しばらくもっていることができますか。　はい　いいえ　14.4-12.8　FMA

38. 10秒間以上，支えなしで，自分一人で立っていることができますか。　はい　いいえ　15.5-13.6　GM

39. あなたがお子さんの方にボールを転がしたり投げたりすると，お子さんはボールを転がしたり投げたりして，あなたに返しますか。今までしたことがない場合，あるいは手でもってきて直接あなたに手渡すようであれば「いいえ」に○をつけて下さい。　はい　いいえ　15.8-13.6　PS

40. テーブルや椅子につかまったり，床に手をついたりせずに，一人で身をかがめて物を拾って，もとの姿勢にもどることができますか。
はい　いいえ　16.4-14.5　GM

41. お子さんの前に紙を置いて，鉛筆を手に持たせたら，自分でなぐり書きをしますか。（あなたが手をそえたり，見本に書いてみせたりしてはいけません。）鉛筆をなめたり，鉛筆で机や紙をたたいたりするようであれば「いいえ」に○をつけて下さい。
はい　いいえ　16.6-14.8　FMA

42. 飲み口やフタのついていない普通のコップを一人で持って，あまりこぼさずに飲めますか。
はい　いいえ　16.7-14.3　PS

43. 転んだり左右によろけたりしないで，部屋を横切って自分一人で歩けますか。
はい　いいえ　17.4-15.4　GM

44. お母さんあるいはお父さんをちゃんと分かって「ママ」「かあさん」「パパ」「とうさん」などと言いますか。その他意味がわかっている言葉があれば結構です。
はい　いいえ　17.6-14.8　L

45. 簡単なお手伝い（おもちゃを片づけたり，言われた物を持ってきたりなど）ができますか。
はい　いいえ　18.5-16.4　PS

46. レーズンや小さなお菓子などがはいっている入れ物（ビンやコップなど）から傾けて出すことができますか。できない場合や今までにしたことがなければ「いいえ」に○をつけて下さい。
はい　いいえ　18.6-16.5　FMA

47. 「パパ」「ママ」や家族やペットの名前以外の言葉を２語以上言いますか。
はい　いいえ　19.0-16.7　L

48. つまずいたり，転んだりせずに，一人で部屋を横切って走ることができますか。
はい　いいえ　20.0-18.1　GM

49. 「パパ」「ママ」や家族やペットの名前以外の言葉を３語以上言いますか。
はい　いいえ　20.4-18.0　L

50. 自分一人でスプーンやフォークを使って，あまりこぼさずに食べることができますか。
はい　いいえ　20.4-18.0　PS

51. 「パパ」「ママ」や家族やペットの名前以外の言葉を６語以上言いますか。
はい　いいえ　22.2-20.0　L

52. 積み木やブロックを４つ以上積み重ねて塔をつくることができますか。できない場合やいままでしたことがない場合は「いいえ」に○をつけて下さい。
はい　いいえ　22.5-20.5　FMA

53. 物につかまったりせずに，小さなボール（テニスボールなど）を前に蹴ることができますか。大きいボール（ビーチボールなど）ならできるという場合には「いいえ」に○をつけて下さい。
はい　いいえ　24.0-21.4　GM

54. パジャマ（上着でもズボンでも）やパンツを自分一人で脱げますか。オムツや帽子，靴下，靴の場合は「いいえ」に○をつけて下さい。
はい　いいえ　27.6-24.0　PS

DENVERⅡ予備判定票

9〜24か月用

氏　名 ＿＿＿＿＿＿

記録者　氏　名 ＿＿＿＿＿＿

続　柄 ＿＿＿＿＿＿

記録日　　年　月　日
生年月日　　年　月　日
年月日齢　　年　月　日
修正年月日齢　　年　月　日

以下の質問に順番にお答え下さい。「はい」「いいえ」のどちらかに○をつけて下さい。「いいえ」が３つ以上になったら，それ以降の質問にお答えになる必要はありません。

26. 椅子や机につかまらせると，しばらくの間（５秒間以上）一人で立っていることができますか。　はい　いいえ　10.5-9.2　GM

27. 一人で遊んでいる時に，声を出したり，まるで誰かと話しているような独り言を言っていますか。訳の分からないおしゃべりで結構です。　はい　いいえ　10.5-8.8　L

28. 仰向けやうつ伏せの状態，あるいはハイハイしている状態から，自分一人で座れますか。　はい　いいえ　10.6-9.4　GM

29. 下の図のように，レーズンやボタンなどの小さい物を，親指と他の指とでつまめますか。　はい　いいえ　10.6-9.1　FMA

30. 座っている状態から，自分一人でたんすやテーブルにつかまって立ち上がれますか。　はい　いいえ　11.1-9.7　GM

31. 「が」「ば」「だ」などを「ががが」「ばばば」「だだだ」のように３つ以上続けて言いますか。　はい　いいえ　11.6-9.7　L

32. 「ママ」「パパ」などのことばを言いますか。
どちらかが言えれば結構です。またはそれを意味する他の言葉でも結構です。また，ママやパパの本当の意味で言ってなくても構いません。　はい　いいえ　12.0-10.0　L

33. 手をたたいたり拍手をするとまねをしますか。　はい　いいえ　12.0-10.2　PS

34. 欲しい物がある時，泣かずに，それを指さしたり，あなたをひっぱったりして，欲しいという意思表示をすることができますか。　はい　いいえ　12.8-10.7　PS

35. あなたか他の大人が「バイバイ」と言って手を振ったら，そのまねをして手を振りますか。　はい　いいえ　12.9-11.1　PS

36. お子さんを立たせて，あなたが手を離しても，テーブルやたんすにつかまらずに，２秒間以上自分一人で立っていることができますか。　はい　いいえ　14.0-12.2　GM

37. 小さな物（小さなおもちゃや食べ物など）を手で持って，コップの中に入れて，しばらくもっていることができますか。　はい　いいえ　14.4-12.8　FMA

38. 10秒間以上，支えなしで，自分一人で立っていることができますか。　はい　いいえ　15.5-13.6　GM

39. あなたがお子さんの方にボールを転がしたり投げたりすると，お子さんはボールを転がしたり投げたりして，あなたに返しますか。今までしたことがない場合，あるいは手でもってきて直接あなたに手渡すようであれば「いいえ」に○をつけて下さい。　はい　いいえ　15.8-13.6　PS

40. テーブルや椅子につかまったり，床に手をついたりせずに，一人で身をかがめて物を拾って，もとの姿勢にもどることができますか。
はい　いいえ　16.4-14.5　GM

41. お子さんの前に紙を置いて，鉛筆を手に持たせたら，自分でなぐり書きをしますか。（あなたが手をそえたり，見本に書いてみせたりしてはいけません。）鉛筆をなめたり，鉛筆で机や紙をたたいたりするようであれば「いいえ」に○をつけて下さい。
はい　いいえ　16.6-14.8　FMA

42. 飲み口やフタのついていない普通のコップを一人で持って，あまりこぼさずに飲めますか。
はい　いいえ　16.7-14.3　PS

43. 転んだり左右によろけたりしないで，部屋を横切って自分一人で歩けますか。
はい　いいえ　17.4-15.4　GM

44. お母さんあるいはお父さんをちゃんと分かって「ママ」「かあさん」「パパ」「とうさん」などと言いますか。その他意味がわかっていう言葉があれば結構です。
はい　いいえ　17.6-14.8　L

45. 簡単なお手伝い（おもちゃを片づけたり，言われた物を持ってきたりなど）ができますか。
はい　いいえ　18.5-16.4　PS

46. レーズンや小さなお菓子などがはいっている入れ物（ビンやコップなど）から傾けて出すことができますか。できない場合や今までにしたことがなければ「いいえ」に○をつけて下さい。
はい　いいえ　18.6-16.5　FMA

47. 「パパ」「ママ」や家族やペットの名前以外の言葉を２語以上言いますか。
はい　いいえ　19.0-16.7　L

48. つまずいたり，転んだりせずに，一人で部屋を横切って走ることができますか。
はい　いいえ　20.0-18.1　GM

49. 「パパ」「ママ」や家族やペットの名前以外の言葉を３語以上言いますか。
はい　いいえ　20.4-18.0　L

50. 自分一人でスプーンやフォークを使って，あまりこぼさずに食べることができますか。
はい　いいえ　20.4-18.0　PS

51. 「パパ」「ママ」や家族やペットの名前以外の言葉を６語以上言いますか。
はい　いいえ　22.2-20.0　L

52. 積み木やブロックを４つ以上積み重ねて塔をつくることができますか。できない場合やいままでしたことがない場合は「いいえ」に○をつけて下さい。
はい　いいえ　22.5-20.5　FMA

53. 物につかまったりせずに，小さなボール（テニスボールなど）を前に蹴ることができますか。大きいボール（ビーチボールなど）ならできるという場合には「いいえ」に○をつけて下さい。
はい　いいえ　24.0-21.4　GM

54. パジャマ（上着でもズボンでも）やパンツを自分一人で脱げますか。オムツや帽子，靴下，靴の場合は「いいえ」に○をつけて下さい。
はい　いいえ　27.6-24.0　PS

9〜24か月用

DENVERⅡ予備判定票

氏　　名 ＿＿＿＿＿＿

記録者　氏　　名 ＿＿＿＿＿＿

続　　柄 ＿＿＿＿＿＿

記　録　日 ＿＿年＿＿月＿＿日

生 年 月 日 ＿＿年＿＿月＿＿日

年 月 日 齢 ＿＿年＿＿月＿＿日

修正年月日齢 ＿＿年＿＿月＿＿日

以下の質問に順番にお答え下さい。「はい」「いいえ」のどちらかに○をつけて下さい。「いいえ」が3つ以上になったら，それ以降の質問にお答えになる必要はありません。

26. 椅子や机につかまらせると，しばらくの間（5秒間以上）一人で立っていることができますか。　はい　いいえ　10.5-9.2　GM

27. 一人で遊んでいる時に，声を出したり，まるで誰かと話しているような独り言を言っていますか。訳の分からないおしゃべりで結構です。　はい　いいえ　10.5-8.8　L

28. 仰向けやうつ伏せの状態，あるいはハイハイしている状態から，自分一人で座れますか。　はい　いいえ　10.6-9.4　GM

29. 下の図のように，レーズンやボタンなどの小さい物を，親指と他の指とでつまめますか。　はい　いいえ　10.6-9.1　FMA

30. 座っている状態から，自分一人でたんすやテーブルにつかまって立ち上がれますか。　はい　いいえ　11.1-9.7　GM

31. 「が」「ば」「だ」などを「ががが」「ばばば」「だだだ」のように3つ以上続けて言いますか。　はい　いいえ　11.6-9.7　L

32. 「ママ」「パパ」などのことばを言いますか。
どちらかが言えれば結構です。またはそれを意味する他の言葉でも結構です。また，ママやパパの本当の意味で言ってなくても構いません。　はい　いいえ　12.0-10.0　L

33. 手をたたいたり拍手をするとまねをしますか。　はい　いいえ　12.0-10.2　PS

34. 欲しい物がある時，泣かずに，それを指さしたり，あなたをひっぱったりして，欲しいという意思表示をすることができますか。　はい　いいえ　12.8-10.7　PS

35. あなたか他の大人が「バイバイ」と言って手を振ったら，そのまねをして手を振りますか。　はい　いいえ　12.9-11.1　PS

36. お子さんを立たせて，あなたが手を離しても，テーブルやたんすにつかまらずに，2秒間以上自分一人で立っていることができますか。　はい　いいえ　14.0-12.2　GM

37. 小さな物（小さなおもちゃや食べ物など）を手で持って，コップの中に入れて，しばらくもっていることができますか。　はい　いいえ　14.4-12.8　FMA

38. 10秒間以上，支えなしで，自分一人で立っていることができますか。　はい　いいえ　15.5-13.6　GM

39. あなたがお子さんの方にボールを転がしたり投げたりすると，お子さんはボールを転がしたり投げたりして，あなたに返しますか。今までしたことがない場合，あるいは手でもってきて直接あなたに手渡すようであれば「いいえ」に○をつけて下さい。　はい　いいえ　15.8-13.6　PS

40. テーブルや椅子につかまったり，床に手をついたりせずに，一人で身をかがめて物を拾って，もとの姿勢にもどることができますか。
はい　いいえ　16.4-14.5　GM

41. お子さんの前に紙を置いて，鉛筆を手に持たせたら，自分でなぐり書きをしますか。（あなたが手をそえたり，見本に書いてみせたりしてはいけません。）鉛筆をなめたり，鉛筆で机や紙をたたいたりするようであれば「いいえ」に○をつけて下さい。
はい　いいえ　16.6-14.8　FMA

42. 飲み口やフタのついていない普通のコップを一人で持って，あまりこぼさずに飲めますか。
はい　いいえ　16.7-14.3　PS

43. 転んだり左右によろけたりしないで，部屋を横切って自分一人で歩けますか。
はい　いいえ　17.4-15.4　GM

44. お母さんあるいはお父さんをちゃんと分かって「ママ」「かあさん」「パパ」「とうさん」などと言いますか。その他意味がわかっていう言葉があれば結構です。
はい　いいえ　17.6-14.8　L

45. 簡単なお手伝い（おもちゃを片づけたり，言われた物を持ってきたりなど）ができますか。
はい　いいえ　18.5-16.4　PS

46. レーズンや小さなお菓子などがはいっている入れ物（ビンやコップなど）から傾けて出すことができますか。できない場合や今までにしたことがなければ「いいえ」に○をつけて下さい。
はい　いいえ　18.6-16.5　FMA

47. 「パパ」「ママ」や家族やペットの名前以外の言葉を２語以上言いますか。
はい　いいえ　19.0-16.7　L

48. つまずいたり，転んだりせずに，一人で部屋を横切って走ることができますか。
はい　いいえ　20.0-18.1　GM

49. 「パパ」「ママ」や家族やペットの名前以外の言葉を３語以上言いますか。
はい　いいえ　20.4-18.0　L

50. 自分一人でスプーンやフォークを使って，あまりこぼさずに食べることができますか。
はい　いいえ　20.4-18.0　PS

51. 「パパ」「ママ」や家族やペットの名前以外の言葉を６語以上言いますか。
はい　いいえ　22.2-20.0　L

52. 積み木やブロックを４つ以上積み重ねて塔をつくることができますか。できない場合やいままでしたことがない場合は「いいえ」に○をつけて下さい。
はい　いいえ　22.5-20.5　FMA

53. 物につかまったりせずに，小さなボール（テニスボールなど）を前に蹴ることができますか。大きいボール（ビーチボールなど）ならできるという場合には「いいえ」に○をつけて下さい。
はい　いいえ　24.0-21.4　GM

54. パジャマ（上着でもズボンでも）やパンツを自分一人で脱げますか。オムツや帽子，靴下，靴の場合は「いいえ」に○をつけて下さい。
はい　いいえ　27.6-24.0　PS

9～24か月用

DENVER Ⅱ予備判定票

氏　　名 ＿＿＿＿＿＿＿＿

記録者　氏　名 ＿＿＿＿＿＿＿＿
　　　　続　柄 ＿＿＿＿＿＿＿＿

記録日	年	月	日
生年月日	年	月	日
年月日齢	年	月	日
修正年月日齢	年	月	日

以下の質問に順番にお答え下さい。「はい」「いいえ」のどちらかに○をつけて下さい。「いいえ」が３つ以上になったら，それ以降の質問にお答えになる必要はありません。

26. 椅子や机につかまらせると，しばらくの間（５秒間以上）一人で立っていることができますか。　はい　いいえ　10.5-9.2　GM

27. 一人で遊んでいる時に，声を出したり，まるで誰かと話しているような独り言を言っていますか。訳の分からないおしゃべりで結構です。　はい　いいえ　10.5-8.8　L

28. 仰向けやうつ伏せの状態，あるいはハイハイしている状態から，自分一人で座れますか。　はい　いいえ　10.6-9.4　GM

29. 下の図のように，レーズンやボタンなどの小さい物を，親指と他の指とでつまめますか。　はい　いいえ　10.6-9.1　FMA

30. 座っている状態から，自分一人でたんすやテーブルにつかまって立ち上がれますか。　はい　いいえ　11.1-9.7　GM

31. 「が」「ば」「だ」などを「ががが」「ばばば」「だだだ」のように３つ以上続けて言いますか。　はい　いいえ　11.6-9.7　L

32. 「ママ」「パパ」などのことばを言いますか。
どちらかが言えれば結構です。またはそれを意味する他の言葉でも結構です。また，ママやパパの本当の意味で言ってなくても構いません。　はい　いいえ　12.0-10.0　L

33. 手をたたいたり拍手をするとまねをしますか。　はい　いいえ　12.0-10.2　PS

34. 欲しい物がある時，泣かずに，それを指さしたり，あなたをひっぱったりして，欲しいという意思表示をすることができますか。　はい　いいえ　12.8-10.7　PS

35. あなたか他の大人が「バイバイ」と言って手を振ったら，そのまねをして手を振りますか。　はい　いいえ　12.9-11.1　PS

36. お子さんを立たせて，あなたが手を離しても，テーブルやたんすにつかまらずに，２秒間以上自分一人で立っていることができますか。　はい　いいえ　14.0-12.2　GM

37. 小さな物（小さなおもちゃや食べ物など）を手で持って，コップの中に入れて，しばらくもっていることができますか。　はい　いいえ　14.4-12.8　FMA

38. 10秒間以上，支えなしで，自分一人で立っていることができますか。　はい　いいえ　15.5-13.6　GM

39. あなたがお子さんの方にボールを転がしたり投げたりすると，お子さんはボールを転がしたり投げたりして，あなたに返しますか。今までしたことがない場合，あるいは手でもってきて直接あなたに手渡すようであれば「いいえ」に○をつけて下さい。　はい　いいえ　15.8-13.6　PS

40. テーブルや椅子につかまったり，床に手をついたりせずに，一人で身をかがめて物を拾って，もとの姿勢にもどることができますか。
はい　いいえ　16.4-14.5　GM

41. お子さんの前に紙を置いて，鉛筆を手に持たせたら，自分でなぐり書きをしますか。（あなたが手をそえたり，見本に書いてみせたりしてはいけません。）鉛筆をなめたり，鉛筆で机や紙をたたいたりするようであれば「いいえ」に○をつけて下さい。
はい　いいえ　16.6-14.8　FMA

42. 飲み口やフタのついていない普通のコップを一人で持って，あまりこぼさずに飲めますか。
はい　いいえ　16.7-14.3　PS

43. 転んだり左右によろけたりしないで，部屋を横切って自分一人で歩けますか。
はい　いいえ　17.4-15.4　GM

44. お母さんあるいはお父さんをちゃんと分かって「ママ」「かあさん」「パパ」「とうさん」などと言いますか。その他意味がわかっていう言葉があれば結構です。
はい　いいえ　17.6-14.8　L

45. 簡単なお手伝い（おもちゃを片づけたり，言われた物を持ってきたりなど）ができますか。
はい　いいえ　18.5-16.4　PS

46. レーズンや小さなお菓子などがはいっている入れ物（ビンやコップなど）から傾けて出すことができますか。できない場合や今までにしたことがなければ「いいえ」に○をつけて下さい。
はい　いいえ　18.6-16.5　FMA

47. 「パパ」「ママ」や家族やペットの名前以外の言葉を2語以上言いますか。
はい　いいえ　19.0-16.7　L

48. つまずいたり，転んだりせずに，一人で部屋を横切って走ることができますか。
はい　いいえ　20.0-18.1　GM

49. 「パパ」「ママ」や家族やペットの名前以外の言葉を3語以上言いますか。
はい　いいえ　20.4-18.0　L

50. 自分一人でスプーンやフォークを使って，あまりこぼさずに食べることができますか。
はい　いいえ　20.4-18.0　PS

51. 「パパ」「ママ」や家族やペットの名前以外の言葉を6語以上言いますか。
はい　いいえ　22.2-20.0　L

52. 積み木やブロックを4つ以上積み重ねて塔をつくることができますか。できない場合やいままでしたことがない場合は「いいえ」に○をつけて下さい。
はい　いいえ　22.5-20.5　FMA

53. 物につかまったりせずに，小さなボール（テニスボールなど）を前に蹴ることができますか。大きいボール（ビーチボールなど）ならできるという場合には「いいえ」に○をつけて下さい。
はい　いいえ　24.0-21.4　GM

54. パジャマ（上着でもズボンでも）やパンツを自分一人で脱げますか。オムツや帽子，靴下，靴の場合は「いいえ」に○をつけて下さい。
はい　いいえ　27.6-24.0　PS

DENVER II 予備判定票

9～24か月用

氏　　名 ＿＿＿＿＿＿

記録者　氏　名 ＿＿＿＿＿＿
　　　　続　柄 ＿＿＿＿＿＿

記　録　日　　年　　月　　日
生 年 月 日　　年　　月　　日
年 月 日 齢　　年　　月　　日
修正年月日齢　　年　　月　　日

以下の質問に順番にお答え下さい。「はい」「いいえ」のどちらかに○をつけて下さい。「いいえ」が3つ以上になったら，それ以降の質問にお答えになる必要はありません。

26. 椅子や机につかまらせると，しばらくの間（5秒間以上）一人で立っていることができますか。　はい　いいえ　10.5-9.2　GM

27. 一人で遊んでいる時に，声を出したり，まるで誰かと話しているような独り言を言っていますか。訳の分からないおしゃべりで結構です。　はい　いいえ　10.5-8.8　L

28. 仰向けやうつ伏せの状態，あるいはハイハイしている状態から，自分一人で座れますか。　はい　いいえ　10.6-9.4　GM

29. 下の図のように，レーズンやボタンなどの小さい物を，親指と他の指とでつまめますか。　はい　いいえ　10.6-9.1　FMA

30. 座っている状態から，自分一人でたんすやテーブルにつかまって立ち上がれますか。　はい　いいえ　11.1-9.7　GM

31. 「が」「ば」「だ」などを「ががが」「ばばば」「だだだ」のように3つ以上続けて言いますか。　はい　いいえ　11.6-9.7　L

32. 「ママ」「パパ」などのことばを言いますか。
どちらかが言えれば結構です。またはそれを意味する他の言葉でも結構です。また，ママやパパの本当の意味で言ってなくても構いません。　はい　いいえ　12.0-10.0　L

33. 手をたたいたり拍手をするとまねをしますか。　はい　いいえ　12.0-10.2　PS

34. 欲しい物がある時，泣かずに，それを指さしたり，あなたをひっぱったりして，欲しいという意思表示をすることができますか。　はい　いいえ　12.8-10.7　PS

35. あなたか他の大人が「バイバイ」と言って手を振ったら，そのまねをして手を振りますか。　はい　いいえ　12.9-11.1　PS

36. お子さんを立たせて，あなたが手を離しても，テーブルやたんすにつかまらずに，2秒間以上自分一人で立っていることができますか。　はい　いいえ　14.0-12.2　GM

37. 小さな物（小さなおもちゃや食べ物など）を手で持って，コップの中に入れて，しばらくもっていることができますか。　はい　いいえ　14.4-12.8　FMA

38. 10秒間以上，支えなしで，自分一人で立っていることができますか。　はい　いいえ　15.5-13.6　GM

39. あなたがお子さんの方にボールを転がしたり投げたりすると，お子さんはボールを転がしたり投げたりして，あなたに返しますか。今までしたことがない場合，あるいは手でもってきて直接あなたに手渡すようであれば「いいえ」に○をつけて下さい。　はい　いいえ　15.8-13.6　PS

40. テーブルや椅子につかまったり，床に手をついたりせずに，一人で身をかがめて物を拾って，もとの姿勢にもどることができますか。
はい　いいえ　16.4-14.5　GM

41. お子さんの前に紙を置いて，鉛筆を手に持たせたら，自分でなぐり書きをしますか。（あなたが手をそえたり，見本に書いてみせたりしてはいけません。）鉛筆をなめたり，鉛筆で机や紙をたたいたりするようであれば「いいえ」に○をつけて下さい。
はい　いいえ　16.6-14.8　FMA

42. 飲み口やフタのついていない普通のコップを一人で持って，あまりこぼさずに飲めますか。
はい　いいえ　16.7-14.3　PS

43. 転んだり左右によろけたりしないで，部屋を横切って自分一人で歩けますか。
はい　いいえ　17.4-15.4　GM

44. お母さんあるいはお父さんをちゃんと分かって「ママ」「かあさん」「パパ」「とうさん」などと言いますか。その他意味がわかっていう言葉があれば結構です。
はい　いいえ　17.6-14.8　L

45. 簡単なお手伝い（おもちゃを片づけたり，言われた物を持ってきたりなど）ができますか。
はい　いいえ　18.5-16.4　PS

46. レーズンや小さなお菓子などがはいっている入れ物（ビンやコップなど）から傾けて出すことができますか。できない場合や今までにしたことがなければ「いいえ」に○をつけて下さい。
はい　いいえ　18.6-16.5　FMA

47. 「パパ」「ママ」や家族やペットの名前以外の言葉を 2 語以上言いますか。
はい　いいえ　19.0-16.7　L

48. つまずいたり，転んだりせずに，一人で部屋を横切って走ることができますか。
はい　いいえ　20.0-18.1　GM

49. 「パパ」「ママ」や家族やペットの名前以外の言葉を 3 語以上言いますか。
はい　いいえ　20.4-18.0　L

50. 自分一人でスプーンやフォークを使って，あまりこぼさずに食べることができますか。
はい　いいえ　20.4-18.0　PS

51. 「パパ」「ママ」や家族やペットの名前以外の言葉を 6 語以上言いますか。
はい　いいえ　22.2-20.0　L

52. 積み木やブロックを 4 つ以上積み重ねて塔をつくることができますか。できない場合やいままでしたことがない場合は「いいえ」に○をつけて下さい。
はい　いいえ　22.5-20.5　FMA

53. 物につかまったりせずに，小さなボール（テニスボールなど）を前に蹴ることができますか。大きいボール（ビーチボールなど）ならできるという場合には「いいえ」に○をつけて下さい。
はい　いいえ　24.0-21.4　GM

54. パジャマ（上着でもズボンでも）やパンツを自分一人で脱げますか。オムツや帽子，靴下，靴の場合は「いいえ」に○をつけて下さい。
はい　いいえ　27.6-24.0　PS

9〜24か月用

DENVERⅡ予備判定票

氏　名		記録日	年　月　日
記録者 氏名		生年月日	年　月　日
記録者 続柄		年月日齢	年　月　日
		修正年月日齢	年　月　日

以下の質問に順番にお答え下さい。「はい」「いいえ」のどちらかに○をつけて下さい。「いいえ」が３つ以上になったら，それ以降の質問にお答えになる必要はありません。

26. 椅子や机につかまらせると，しばらくの間（5秒間以上）一人で立っていることができますか。　はい　いいえ　10.5-9.2　GM

27. 一人で遊んでいる時に，声を出したり，まるで誰かと話しているような独り言を言っていますか。訳の分からないおしゃべりで結構です。　はい　いいえ　10.5-8.8　L

28. 仰向けやうつ伏せの状態，あるいはハイハイしている状態から，自分一人で座れますか。　はい　いいえ　10.6-9.4　GM

29. 下の図のように，レーズンやボタンなどの小さい物を，親指と他の指とでつまめますか。　はい　いいえ　10.6-9.1　FMA

30. 座っている状態から，自分一人でたんすやテーブルにつかまって立ち上がれますか。　はい　いいえ　11.1-9.7　GM

31. 「が」「ば」「だ」などを「ががが」「ばばば」「だだだ」のように3つ以上続けて言いますか。　はい　いいえ　11.6-9.7　L

32. 「ママ」「パパ」などのことばを言いますか。
どちらかが言えれば結構です。またはそれを意味する他の言葉でも結構です。また，ママやパパの本当の意味で言ってなくても構いません。　はい　いいえ　12.0-10.0　L

33. 手をたたいたり拍手をするとまねをしますか。　はい　いいえ　12.0-10.2　PS

34. 欲しい物がある時，泣かずに，それを指さしたり，あなたをひっぱったりして，欲しいという意思表示をすることができますか。　はい　いいえ　12.8-10.7　PS

35. あなたか他の大人が「バイバイ」と言って手を振ったら，そのまねをして手を振りますか。　はい　いいえ　12.9-11.1　PS

36. お子さんを立たせて，あなたが手を離しても，テーブルやたんすにつかまらずに，2秒間以上自分一人で立っていることができますか。　はい　いいえ　14.0-12.2　GM

37. 小さな物（小さなおもちゃや食べ物など）を手で持って，コップの中に入れて，しばらくもっていることができますか。　はい　いいえ　14.4-12.8　FMA

38. 10秒間以上，支えなしで，自分一人で立っていることができますか。　はい　いいえ　15.5-13.6　GM

39. あなたがお子さんの方にボールを転がしたり投げたりすると，お子さんはボールを転がしたり投げたりして，あなたに返しますか。今までしたことがない場合，あるいは手でもってきて直接あなたに手渡すようであれば「いいえ」に○をつけて下さい。　はい　いいえ　15.8-13.6　PS

40. テーブルや椅子につかまったり，床に手をついたりせずに，一人で身をかがめて物を拾って，もとの姿勢にもどることができますか。
はい　いいえ　16.4-14.5　GM

41. お子さんの前に紙を置いて，鉛筆を手に持たせたら，自分でなぐり書きをしますか。（あなたが手をそえたり，見本に書いてみせたりしてはいけません。）鉛筆をなめたり，鉛筆で机や紙をたたいたりするようであれば「いいえ」に○をつけて下さい。
はい　いいえ　16.6-14.8　FMA

42. 飲み口やフタのついていない普通のコップを一人で持って，あまりこぼさずに飲めますか。
はい　いいえ　16.7-14.3　PS

43. 転んだり左右によろけたりしないで，部屋を横切って自分一人で歩けますか。
はい　いいえ　17.4-15.4　GM

44. お母さんあるいはお父さんをちゃんと分かって「ママ」「かあさん」「パパ」「とうさん」などと言いますか。その他意味がわかっている言葉があれば結構です。
はい　いいえ　17.6-14.8　L

45. 簡単なお手伝い（おもちゃを片づけたり，言われた物を持ってきたりなど）ができますか。
はい　いいえ　18.5-16.4　PS

46. レーズンや小さなお菓子などがはいっている入れ物（ビンやコップなど）から傾けて出すことができますか。できない場合や今までにしたことがなければ「いいえ」に○をつけて下さい。
はい　いいえ　18.6-16.5　FMA

47. 「パパ」「ママ」や家族やペットの名前以外の言葉を２語以上言いますか。
はい　いいえ　19.0-16.7　L

48. つまずいたり，転んだりせずに，一人で部屋を横切って走ることができますか。
はい　いいえ　20.0-18.1　GM

49. 「パパ」「ママ」や家族やペットの名前以外の言葉を３語以上言いますか。
はい　いいえ　20.4-18.0　L

50. 自分一人でスプーンやフォークを使って，あまりこぼさずに食べることができますか。
はい　いいえ　20.4-18.0　PS

51. 「パパ」「ママ」や家族やペットの名前以外の言葉を６語以上言いますか。
はい　いいえ　22.2-20.0　L

52. 積み木やブロックを４つ以上積み重ねて塔をつくることができますか。できない場合やいままでしたことがない場合は「いいえ」に○をつけて下さい。
はい　いいえ　22.5-20.5　FMA

53. 物につかまったりせずに，小さなボール（テニスボールなど）を前に蹴ることができますか。大きいボール（ビーチボールなど）ならできるという場合には「いいえ」に○をつけて下さい。
はい　いいえ　24.0-21.4　GM

54. パジャマ（上着でもズボンでも）やパンツを自分一人で脱げますか。オムツや帽子，靴下，靴の場合は「いいえ」に○をつけて下さい。
はい　いいえ　27.6-24.0　PS

DENVERⅡ予備判定票

9〜24か月用

氏名		記録日	年　月　日
記録者 氏名		生年月日	年　月　日
記録者 続柄		年月日齢	年　月　日
		修正年月日齢	年　月　日

以下の質問に順番にお答え下さい。「はい」「いいえ」のどちらかに○をつけて下さい。「いいえ」が3つ以上になったら，それ以降の質問にお答えになる必要はありません。

26. 椅子や机につかまらせると，しばらくの間（5秒間以上）一人で立っていることができますか。　はい　いいえ　10.5-9.2　GM

27. 一人で遊んでいる時に，声を出したり，まるで誰かと話しているような独り言を言っていますか。訳の分からないおしゃべりで結構です。　はい　いいえ　10.5-8.8　L

28. 仰向けやうつ伏せの状態，あるいはハイハイしている状態から，自分一人で座れますか。　はい　いいえ　10.6-9.4　GM

29. 下の図のように，レーズンやボタンなどの小さい物を，親指と他の指とでつまめますか。　はい　いいえ　10.6-9.1　FMA

30. 座っている状態から，自分一人でたんすやテーブルにつかまって立ち上がれますか。　はい　いいえ　11.1-9.7　GM

31. 「が」「ば」「だ」などを「ががが」「ばばば」「だだだ」のように3つ以上続けて言いますか。　はい　いいえ　11.6-9.7　L

32. 「ママ」「パパ」などのことばを言いますか。どちらかが言えれば結構です。またはそれを意味する他の言葉でも結構です。また，ママやパパの本当の意味で言ってなくても構いません。　はい　いいえ　12.0-10.0　L

33. 手をたたいたり拍手をするとまねをしますか。　はい　いいえ　12.0-10.2　PS

34. 欲しい物がある時，泣かずに，それを指さしたり，あなたをひっぱったりして，欲しいという意思表示をすることができますか。　はい　いいえ　12.8-10.7　PS

35. あなたか他の大人が「バイバイ」と言って手を振ったら，そのまねをして手を振りますか。　はい　いいえ　12.9-11.1　PS

36. お子さんを立たせて，あなたが手を離しても，テーブルやたんすにつかまらずに，2秒間以上自分一人で立っていることができますか。　はい　いいえ　14.0-12.2　GM

37. 小さな物（小さなおもちゃや食べ物など）を手で持って，コップの中に入れて，しばらくもっていることができますか。　はい　いいえ　14.4-12.8　FMA

38. 10秒間以上，支えなしで，自分一人で立っていることができますか。　はい　いいえ　15.5-13.6　GM

39. あなたがお子さんの方にボールを転がしたり投げたりすると，お子さんはボールを転がしたり投げたりして，あなたに返しますか。今までしたことがない場合，あるいは手でもってきて直接あなたに手渡すようであれば「いいえ」に○をつけて下さい。　はい　いいえ　15.8-13.6　PS

40. テーブルや椅子につかまったり，床に手をついたりせずに，一人で身をかがめて物を拾って，もとの姿勢にもどることができますか。
はい　いいえ　16.4-14.5　GM

41. お子さんの前に紙を置いて，鉛筆を手に持たせたら，自分でなぐり書きをしますか。（あなたが手をそえたり，見本に書いてみせたりしてはいけません。）鉛筆をなめたり，鉛筆で机や紙をたたいたりするようであれば「いいえ」に○をつけて下さい。
はい　いいえ　16.6-14.8　FMA

42. 飲み口やフタのついていない普通のコップを一人で持って，あまりこぼさずに飲めますか。
はい　いいえ　16.7-14.3　PS

43. 転んだり左右によろけたりしないで，部屋を横切って自分一人で歩けますか。
はい　いいえ　17.4-15.4　GM

44. お母さんあるいはお父さんをちゃんと分かって「ママ」「かあさん」「パパ」「とうさん」などと言いますか。その他意味がわかっている言葉があれば結構です。
はい　いいえ　17.6-14.8　L

45. 簡単なお手伝い（おもちゃを片づけたり，言われた物を持ってきたりなど）ができますか。
はい　いいえ　18.5-16.4　PS

46. レーズンや小さなお菓子などがはいっている入れ物（ビンやコップなど）から傾けて出すことができますか。できない場合や今までにしたことがなければ「いいえ」に○をつけて下さい。
はい　いいえ　18.6-16.5　FMA

47. 「パパ」「ママ」や家族やペットの名前以外の言葉を２語以上言いますか。
はい　いいえ　19.0-16.7　L

48. つまずいたり，転んだりせずに，一人で部屋を横切って走ることができますか。
はい　いいえ　20.0-18.1　GM

49. 「パパ」「ママ」や家族やペットの名前以外の言葉を３語以上言いますか。
はい　いいえ　20.4-18.0　L

50. 自分一人でスプーンやフォークを使って，あまりこぼさずに食べることができますか。
はい　いいえ　20.4-18.0　PS

51. 「パパ」「ママ」や家族やペットの名前以外の言葉を６語以上言いますか。
はい　いいえ　22.2-20.0　L

52. 積み木やブロックを４つ以上積み重ねて塔をつくることができますか。できない場合やいままでしたことがない場合は「いいえ」に○をつけて下さい。
はい　いいえ　22.5-20.5　FMA

53. 物につかまったりせずに，小さなボール（テニスボールなど）を前に蹴ることができますか。大きいボール（ビーチボールなど）ならできるという場合には「いいえ」に○をつけて下さい。
はい　いいえ　24.0-21.4　GM

54. パジャマ（上着でもズボンでも）やパンツを自分一人で脱げますか。オムツや帽子，靴下，靴の場合は「いいえ」に○をつけて下さい。
はい　いいえ　27.6-24.0　PS

9～24か月用

DENVERⅡ予備判定票

氏　　名 ________

記録者　氏　名 ________
　　　　続　柄 ________

記　録　日　　年　　月　　日
生 年 月 日　　年　　月　　日
年 月 日 齢　　年　　月　　日
修正年月日齢　　年　　月　　日

以下の質問に順番にお答え下さい。「はい」「いいえ」のどちらかに○をつけて下さい。「いいえ」が３つ以上になったら，それ以降の質問にお答えになる必要はありません。

26. 椅子や机につかまらせると，しばらくの間（5秒間以上）一人で立っていることができますか。　はい　いいえ　10.5-9.2　GM

27. 一人で遊んでいる時に，声を出したり，まるで誰かと話しているような独り言を言っていますか。訳の分からないおしゃべりで結構です。　はい　いいえ　10.5-8.8　L

28. 仰向けやうつ伏せの状態，あるいはハイハイしている状態から，自分一人で座れますか。　はい　いいえ　10.6-9.4　GM

29. 下の図のように，レーズンやボタンなどの小さい物を，親指と他の指とでつまめますか。　はい　いいえ　10.6-9.1　FMA

30. 座っている状態から，自分一人でたんすやテーブルにつかまって立ち上がれますか。　はい　いいえ　11.1-9.7　GM

31. 「が」「ば」「だ」などを「ががが」「ばばば」「だだだ」のように3つ以上続けて言いますか。　はい　いいえ　11.6-9.7　L

32. 「ママ」「パパ」などのことばを言いますか。
どちらかが言えれば結構です。またはそれを意味する他の言葉でも結構です。また，ママやパパの本当の意味で言ってなくても構いません。　はい　いいえ　12.0-10.0　L

33. 手をたたいたり拍手をするとまねをしますか。　はい　いいえ　12.0-10.2　PS

34. 欲しい物がある時，泣かずに，それを指さしたり，あなたをひっぱったりして，欲しいという意思表示をすることができますか。　はい　いいえ　12.8-10.7　PS

35. あなたか他の大人が「バイバイ」と言って手を振ったら，そのまねをして手を振りますか。　はい　いいえ　12.9-11.1　PS

36. お子さんを立たせて，あなたが手を離しても，テーブルやたんすにつかまらずに，2秒間以上自分一人で立っていることができますか。　はい　いいえ　14.0-12.2　GM

37. 小さな物（小さなおもちゃや食べ物など）を手で持って，コップの中に入れて，しばらくもっていることができますか。　はい　いいえ　14.4-12.8　FMA

38. 10秒間以上，支えなしで，自分一人で立っていることができますか。　はい　いいえ　15.5-13.6　GM

39. あなたがお子さんの方にボールを転がしたり投げたりすると，お子さんはボールを転がしたり投げたりして，あなたに返しますか。今までしたことがない場合，あるいは手でもってきて直接あなたに手渡すようであれば「いいえ」に○をつけて下さい。　はい　いいえ　15.8-13.6　PS

40. テーブルや椅子につかまったり，床に手をついたりせずに，一人で身をかがめて物を拾って，もとの姿勢にもどることができますか。
はい　いいえ　16.4-14.5　GM

41. お子さんの前に紙を置いて，鉛筆を手に持たせたら，自分でなぐり書きをしますか。（あなたが手をそえたり，見本に書いてみせたりしてはいけません。）鉛筆をなめたり，鉛筆で机や紙をたたいたりするようであれば「いいえ」に○をつけて下さい。
はい　いいえ　16.6-14.8　FMA

42. 飲み口やフタのついていない普通のコップを一人で持って，あまりこぼさずに飲めますか。
はい　いいえ　16.7-14.3　PS

43. 転んだり左右によろけたりしないで，部屋を横切って自分一人で歩けますか。
はい　いいえ　17.4-15.4　GM

44. お母さんあるいはお父さんをちゃんと分かって「ママ」「かあさん」「パパ」「とうさん」などと言いますか。その他意味がわかっている言葉があれば結構です。
はい　いいえ　17.6-14.8　L

45. 簡単なお手伝い（おもちゃを片づけたり，言われた物を持ってきたりなど）ができますか。
はい　いいえ　18.5-16.4　PS

46. レーズンや小さなお菓子などがはいっている入れ物（ビンやコップなど）から傾けて出すことができますか。できない場合や今までにしたことがなければ「いいえ」に○をつけて下さい。
はい　いいえ　18.6-16.5　FMA

47. 「パパ」「ママ」や家族やペットの名前以外の言葉を２語以上言いますか。
はい　いいえ　19.0-16.7　L

48. つまずいたり，転んだりせずに，一人で部屋を横切って走ることができますか。
はい　いいえ　20.0-18.1　GM

49. 「パパ」「ママ」や家族やペットの名前以外の言葉を３語以上言いますか。
はい　いいえ　20.4-18.0　L

50. 自分一人でスプーンやフォークを使って，あまりこぼさずに食べることができますか。
はい　いいえ　20.4-18.0　PS

51. 「パパ」「ママ」や家族やペットの名前以外の言葉を６語以上言いますか。
はい　いいえ　22.2-20.0　L

52. 積み木やブロックを４つ以上積み重ねて塔をつくることができますか。できない場合やいままでしたことがない場合は「いいえ」に○をつけて下さい。
はい　いいえ　22.5-20.5　FMA

53. 物につかまったりせずに，小さなボール（テニスボールなど）を前に蹴ることができますか。大きいボール（ビーチボールなど）ならできるという場合には「いいえ」に○をつけて下さい。
はい　いいえ　24.0-21.4　GM

54. パジャマ（上着でもズボンでも）やパンツを自分一人で脱げますか。オムツや帽子，靴下，靴の場合は「いいえ」に○をつけて下さい。
はい　いいえ　27.6-24.0　PS

DENVERⅡ予備判定票

9〜24か月用

氏　名		記録日	年	月	日
記録者　氏　名		生年月日	年	月	日
記録者　続　柄		年月日齢	年	月	日
		修正年月日齢	年	月	日

以下の質問に順番にお答え下さい。「はい」「いいえ」のどちらかに○をつけて下さい。「いいえ」が3つ以上になったら，それ以降の質問にお答えになる必要はありません。

26. 椅子や机につかまらせると，しばらくの間（5秒間以上）一人で立っていることができますか。　はい　いいえ　10.5-9.2　GM

27. 一人で遊んでいる時に，声を出したり，まるで誰かと話しているような独り言を言っていますか。訳の分からないおしゃべりで結構です。　はい　いいえ　10.5-8.8　L

28. 仰向けやうつ伏せの状態，あるいはハイハイしている状態から，自分一人で座れますか。　はい　いいえ　10.6-9.4　GM

29. 下の図のように，レーズンやボタンなどの小さい物を，親指と他の指とでつまめますか。　はい　いいえ　10.6-9.1　FMA

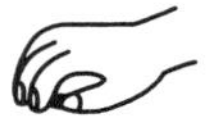

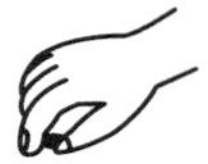

30. 座っている状態から，自分一人でたんすやテーブルにつかまって立ち上がれますか。　はい　いいえ　11.1-9.7　GM

31. 「が」「ば」「だ」などを「ががが」「ばばば」「だだだ」のように3つ以上続けて言いますか。　はい　いいえ　11.6-9.7　L

32. 「ママ」「パパ」などのことばを言いますか。どちらかが言えれば結構です。またはそれを意味する他の言葉でも結構です。また，ママやパパの本当の意味で言ってなくても構いません。　はい　いいえ　12.0-10.0　L

33. 手をたたいたり拍手をするとまねをしますか。　はい　いいえ　12.0-10.2　PS

34. 欲しい物がある時，泣かずに，それを指さしたり，あなたをひっぱったりして，欲しいという意思表示をすることができますか。　はい　いいえ　12.8-10.7　PS

35. あなたか他の大人が「バイバイ」と言って手を振ったら，そのまねをして手を振りますか。　はい　いいえ　12.9-11.1　PS

36. お子さんを立たせて，あなたが手を離しても，テーブルやたんすにつかまらずに，2秒間以上自分一人で立っていることができますか。　はい　いいえ　14.0-12.2　GM

37. 小さな物（小さなおもちゃや食べ物など）を手で持って，コップの中に入れて，しばらくもっていることができますか。　はい　いいえ　14.4-12.8　FMA

38. 10秒間以上，支えなしで，自分一人で立っていることができますか。　はい　いいえ　15.5-13.6　GM

39. あなたがお子さんの方にボールを転がしたり投げたりすると，お子さんはボールを転がしたり投げたりして，あなたに返しますか。今までしたことがない場合，あるいは手でもってきて直接あなたに手渡すようであれば「いいえ」に○をつけて下さい。　はい　いいえ　15.8-13.6　PS

40. テーブルや椅子につかまったり，床に手をついたりせずに，一人で身をかがめて物を拾って，もとの姿勢にもどることができますか。
はい　いいえ　16.4-14.5　GM

41. お子さんの前に紙を置いて，鉛筆を手に持たせたら，自分でなぐり書きをしますか。（あなたが手をそえたり，見本に書いてみせたりしてはいけません。）鉛筆をなめたり，鉛筆で机や紙をたたいたりするようであれば「いいえ」に○をつけて下さい。
はい　いいえ　16.6-14.8　FMA

42. 飲み口やフタのついていない普通のコップを一人で持って，あまりこぼさずに飲めますか。
はい　いいえ　16.7-14.3　PS

43. 転んだり左右によろけたりしないで，部屋を横切って自分一人で歩けますか。
はい　いいえ　17.4-15.4　GM

44. お母さんあるいはお父さんをちゃんと分かって「ママ」「かあさん」「パパ」「とうさん」などと言いますか。その他意味がわかっている言葉があれば結構です。
はい　いいえ　17.6-14.8　L

45. 簡単なお手伝い（おもちゃを片づけたり，言われた物を持ってきたりなど）ができますか。
はい　いいえ　18.5-16.4　PS

46. レーズンや小さなお菓子などがはいっている入れ物（ビンやコップなど）から傾けて出すことができますか。できない場合や今までにしたことがなければ「いいえ」に○をつけて下さい。
はい　いいえ　18.6-16.5　FMA

47. 「パパ」「ママ」や家族やペットの名前以外の言葉を２語以上言いますか。
はい　いいえ　19.0-16.7　L

48. つまずいたり，転んだりせずに，一人で部屋を横切って走ることができますか。
はい　いいえ　20.0-18.1　GM

49. 「パパ」「ママ」や家族やペットの名前以外の言葉を３語以上言いますか。
はい　いいえ　20.4-18.0　L

50. 自分一人でスプーンやフォークを使って，あまりこぼさずに食べることができますか。
はい　いいえ　20.4-18.0　PS

51. 「パパ」「ママ」や家族やペットの名前以外の言葉を６語以上言いますか。
はい　いいえ　22.2-20.0　L

52. 積み木やブロックを４つ以上積み重ねて塔をつくることができますか。できない場合やいままでしたことがない場合は「いいえ」に○をつけて下さい。
はい　いいえ　22.5-20.5　FMA

53. 物につかまったりせずに，小さなボール（テニスボールなど）を前に蹴ることができますか。大きいボール（ビーチボールなど）ならできるという場合には「いいえ」に○をつけて下さい。
はい　いいえ　24.0-21.4　GM

54. パジャマ（上着でもズボンでも）やパンツを自分一人で脱げますか。オムツや帽子，靴下，靴の場合は「いいえ」に○をつけて下さい。
はい　いいえ　27.6-24.0　PS

DENVERⅡ予備判定票

9〜24か月用

氏　名 ＿＿＿＿＿＿

記録者　氏　名 ＿＿＿＿＿＿

続　柄 ＿＿＿＿＿＿

記録日　年　月　日

生年月日　年　月　日

年月日齢　年　月　日

修正年月日齢　年　月　日

以下の質問に順番にお答え下さい。「はい」「いいえ」のどちらかに○をつけて下さい。「いいえ」が３つ以上になったら，それ以降の質問にお答えになる必要はありません。

26. 椅子や机につかまらせると，しばらくの間（５秒間以上）一人で立っていることができますか。　はい　いいえ　10.5-9.2　GM

27. 一人で遊んでいる時に，声を出したり，まるで誰かと話しているような独り言を言っていますか。訳の分からないおしゃべりで結構です。　はい　いいえ　10.5-8.8　L

28. 仰向けやうつ伏せの状態，あるいはハイハイしている状態から，自分一人で座れますか。　はい　いいえ　10.6-9.4　GM

29. 下の図のように，レーズンやボタンなどの小さい物を，親指と他の指とでつまめますか。　はい　いいえ　10.6-9.1　FMA

30. 座っている状態から，自分一人でたんすやテーブルにつかまって立ち上がれますか。　はい　いいえ　11.1-9.7　GM

31. 「が」「ば」「だ」などを「ががが」「ばばば」「だだだ」のように３つ以上続けて言いますか。　はい　いいえ　11.6-9.7　L

32. 「ママ」「パパ」などのことばを言いますか。
どちらかが言えれば結構です。またはそれを意味する他の言葉でも結構です。また，ママやパパの本当の意味で言ってなくても構いません。　はい　いいえ　12.0-10.0　L

33. 手をたたいたり拍手をするとまねをしますか。　はい　いいえ　12.0-10.2　PS

34. 欲しい物がある時，泣かずに，それを指さしたり，あなたをひっぱったりして，欲しいという意思表示をすることができますか。　はい　いいえ　12.8-10.7　PS

35. あなたか他の大人が「バイバイ」と言って手を振ったら，そのまねをして手を振りますか。　はい　いいえ　12.9-11.1　PS

36. お子さんを立たせて，あなたが手を離しても，テーブルやたんすにつかまらずに，２秒間以上自分一人で立っていることができますか。　はい　いいえ　14.0-12.2　GM

37. 小さな物（小さなおもちゃや食べ物など）を手で持って，コップの中に入れて，しばらくもっていることができますか。　はい　いいえ　14.4-12.8　FMA

38. 10秒間以上，支えなしで，自分一人で立っていることができますか。　はい　いいえ　15.5-13.6　GM

39. あなたがお子さんの方にボールを転がしたり投げたりすると，お子さんはボールを転がしたり投げたりして，あなたに返しますか。今までしたことがない場合，あるいは手でもってきて直接あなたに手渡すようであれば「いいえ」に○をつけて下さい。　はい　いいえ　15.8-13.6　PS

40. テーブルや椅子につかまったり，床に手をついたりせずに，一人で身をかがめて物を拾って，もとの姿勢にもどることができますか。
はい　いいえ　16.4-14.5　GM

41. お子さんの前に紙を置いて，鉛筆を手に持たせたら，自分でなぐり書きをしますか。（あなたが手をそえたり，見本に書いてみせたりしてはいけません。）鉛筆をなめたり，鉛筆で机や紙をたたいたりするようであれば「いいえ」に○をつけて下さい。
はい　いいえ　16.6-14.8　FMA

42. 飲み口やフタのついていない普通のコップを一人で持って，あまりこぼさずに飲めますか。
はい　いいえ　16.7-14.3　PS

43. 転んだり左右によろけたりしないで，部屋を横切って自分一人で歩けますか。
はい　いいえ　17.4-15.4　GM

44. お母さんあるいはお父さんをちゃんと分かって「ママ」「かあさん」「パパ」「とうさん」などと言いますか。その他意味がわかっている言葉があれば結構です。
はい　いいえ　17.6-14.8　L

45. 簡単なお手伝い（おもちゃを片づけたり，言われた物を持ってきたりなど）ができますか。
はい　いいえ　18.5-16.4　PS

46. レーズンや小さなお菓子などがはいっている入れ物（ビンやコップなど）から傾けて出すことができますか。できない場合や今までにしたことがなければ「いいえ」に○をつけて下さい。
はい　いいえ　18.6-16.5　FMA

47. 「パパ」「ママ」や家族やペットの名前以外の言葉を２語以上言いますか。
はい　いいえ　19.0-16.7　L

48. つまずいたり，転んだりせずに，一人で部屋を横切って走ることができますか。
はい　いいえ　20.0-18.1　GM

49. 「パパ」「ママ」や家族やペットの名前以外の言葉を３語以上言いますか。
はい　いいえ　20.4-18.0　L

50. 自分一人でスプーンやフォークを使って，あまりこぼさずに食べることができますか。
はい　いいえ　20.4-18.0　PS

51. 「パパ」「ママ」や家族やペットの名前以外の言葉を６語以上言いますか。
はい　いいえ　22.2-20.0　L

52. 積み木やブロックを４つ以上積み重ねて塔をつくることができますか。できない場合やいままでしたことがない場合は「いいえ」に○をつけて下さい。
はい　いいえ　22.5-20.5　FMA

53. 物につかまったりせずに，小さなボール（テニスボールなど）を前に蹴ることができますか。大きいボール（ビーチボールなど）ならできるという場合には「いいえ」に○をつけて下さい。
はい　いいえ　24.0-21.4　GM

54. パジャマ（上着でもズボンでも）やパンツを自分一人で脱げますか。オムツや帽子，靴下，靴の場合は「いいえ」に○をつけて下さい。
はい　いいえ　27.6-24.0　PS

DENVERⅡ予備判定票

9〜24か月用

氏　名 ＿＿＿＿＿＿

記録者　氏　名 ＿＿＿＿＿＿
　　　　続　柄 ＿＿＿＿＿＿

記　録　日　　年　月　日
生 年 月 日　　年　月　日
年 月 日 齢　　年　月　日
修正年月日齢　　年　月　日

以下の質問に順番にお答え下さい。「はい」「いいえ」のどちらかに○をつけて下さい。「いいえ」が3つ以上になったら，それ以降の質問にお答えになる必要はありません。

26. 椅子や机につかまらせると，しばらくの間（5秒間以上）一人で立っていることができますか。　はい　いいえ　10.5-9.2　GM

27. 一人で遊んでいる時に，声を出したり，まるで誰かと話しているような独り言を言っていますか。訳の分からないおしゃべりで結構です。　はい　いいえ　10.5-8.8　L

28. 仰向けやうつ伏せの状態，あるいはハイハイしている状態から，自分一人で座れますか。　はい　いいえ　10.6-9.4　GM

29. 下の図のように，レーズンやボタンなどの小さい物を，親指と他の指とでつまめますか。　はい　いいえ　10.6-9.1　FMA

30. 座っている状態から，自分一人でたんすやテーブルにつかまって立ち上がれますか。　はい　いいえ　11.1-9.7　GM

31. 「が」「ば」「だ」などを「ががが」「ばばば」「だだだ」のように3つ以上続けて言いますか。　はい　いいえ　11.6-9.7　L

32. 「ママ」「パパ」などのことばを言いますか。
どちらかが言えれば結構です。またはそれを意味する他の言葉でも結構です。また，ママやパパの本当の意味で言ってなくても構いません。　はい　いいえ　12.0-10.0　L

33. 手をたたいたり拍手をするとまねをしますか。　はい　いいえ　12.0-10.2　PS

34. 欲しい物がある時，泣かずに，それを指さしたり，あなたをひっぱったりして，欲しいという意思表示をすることができますか。　はい　いいえ　12.8-10.7　PS

35. あなたか他の大人が「バイバイ」と言って手を振ったら，そのまねをして手を振りますか。　はい　いいえ　12.9-11.1　PS

36. お子さんを立たせて，あなたが手を離しても，テーブルやたんすにつかまらずに，2秒間以上自分一人で立っていることができますか。　はい　いいえ　14.0-12.2　GM

37. 小さな物（小さなおもちゃや食べ物など）を手で持って，コップの中に入れて，しばらくもっていることができますか。　はい　いいえ　14.4-12.8　FMA

38. 10秒間以上，支えなしで，自分一人で立っていることができますか。　はい　いいえ　15.5-13.6　GM

39. あなたがお子さんの方にボールを転がしたり投げたりすると，お子さんはボールを転がしたり投げたりして，あなたに返しますか。今までしたことがない場合，あるいは手でもってきて直接あなたに手渡すようであれば「いいえ」に○をつけて下さい。　はい　いいえ　15.8-13.6　PS

40. テーブルや椅子につかまったり，床に手をついたりせずに，一人で身をかがめて物を拾って，もとの姿勢にもどることができますか。
はい　いいえ　16.4-14.5　GM

41. お子さんの前に紙を置いて，鉛筆を手に持たせたら，自分でなぐり書きをしますか。（あなたが手をそえたり，見本に書いてみせたりしてはいけません。）鉛筆をなめたり，鉛筆で机や紙をたたいたりするようであれば「いいえ」に○をつけて下さい。
はい　いいえ　16.6-14.8　FMA

42. 飲み口やフタのついていない普通のコップを一人で持って，あまりこぼさずに飲めますか。
はい　いいえ　16.7-14.3　PS

43. 転んだり左右によろけたりしないで，部屋を横切って自分一人で歩けますか。
はい　いいえ　17.4-15.4　GM

44. お母さんあるいはお父さんをちゃんと分かって「ママ」「かあさん」「パパ」「とうさん」などと言いますか。その他意味がわかっている言葉があれば結構です。
はい　いいえ　17.6-14.8　L

45. 簡単なお手伝い（おもちゃを片づけたり，言われた物を持ってきたりなど）ができますか。
はい　いいえ　18.5-16.4　PS

46. レーズンや小さなお菓子などがはいっている入れ物（ビンやコップなど）から傾けて出すことができますか。できない場合や今までにしたことがなければ「いいえ」に○をつけて下さい。
はい　いいえ　18.6-16.5　FMA

47. 「パパ」「ママ」や家族やペットの名前以外の言葉を２語以上言いますか。
はい　いいえ　19.0-16.7　L

48. つまずいたり，転んだりせずに，一人で部屋を横切って走ることができますか。
はい　いいえ　20.0-18.1　GM

49. 「パパ」「ママ」や家族やペットの名前以外の言葉を３語以上言いますか。
はい　いいえ　20.4-18.0　L

50. 自分一人でスプーンやフォークを使って，あまりこぼさずに食べることができますか。
はい　いいえ　20.4-18.0　PS

51. 「パパ」「ママ」や家族やペットの名前以外の言葉を６語以上言いますか。
はい　いいえ　22.2-20.0　L

52. 積み木やブロックを４つ以上積み重ねて塔をつくることができますか。できない場合やいままでしたことがない場合は「いいえ」に○をつけて下さい。
はい　いいえ　22.5-20.5　FMA

53. 物につかまったりせずに，小さなボール（テニスボールなど）を前に蹴ることができますか。大きいボール（ビーチボールなど）ならできるという場合には「いいえ」に○をつけて下さい。
はい　いいえ　24.0-21.4　GM

54. パジャマ（上着でもズボンでも）やパンツを自分一人で脱げますか。オムツや帽子，靴下，靴の場合は「いいえ」に○をつけて下さい。
はい　いいえ　27.6-24.0　PS

9～24か月用

DENVERⅡ予備判定票

氏　名 ＿＿＿＿＿＿

記録者　氏　名 ＿＿＿＿＿＿
続　柄 ＿＿＿＿＿＿

記録日　　年　月　日
生年月日　　年　月　日
年月日齢　　年　月　日
修正年月日齢　　年　月　日

以下の質問に順番にお答え下さい。「はい」「いいえ」のどちらかに○をつけて下さい。「いいえ」が3つ以上になったら，それ以降の質問にお答えになる必要はありません。

26. 椅子や机につかまらせると，しばらくの間（5秒間以上）一人で立っていることができますか。　はい　いいえ　10.5-9.2　GM

27. 一人で遊んでいる時に，声を出したり，まるで誰かと話しているような独り言を言っていますか。訳の分からないおしゃべりで結構です。　はい　いいえ　10.5-8.8　L

28. 仰向けやうつ伏せの状態，あるいはハイハイしている状態から，自分一人で座れますか。　はい　いいえ　10.6-9.4　GM

29. 下の図のように，レーズンやボタンなどの小さい物を，親指と他の指とでつまめますか。　はい　いいえ　10.6-9.1　FMA

30. 座っている状態から，自分一人でたんすやテーブルにつかまって立ち上がれますか。　はい　いいえ　11.1-9.7　GM

31. 「が」「ば」「だ」などを「ががが」「ばばば」「だだだ」のように3つ以上続けて言いますか。　はい　いいえ　11.6-9.7　L

32. 「ママ」「パパ」などのことばを言いますか。
どちらかが言えれば結構です。またはそれを意味する他の言葉でも結構です。また，ママやパパの本当の意味で言ってなくても構いません。　はい　いいえ　12.0-10.0　L

33. 手をたたいたり拍手をするとまねをしますか。　はい　いいえ　12.0-10.2　PS

34. 欲しい物がある時，泣かずに，それを指さしたり，あなたをひっぱったりして，欲しいという意思表示をすることができますか。　はい　いいえ　12.8-10.7　PS

35. あなたか他の大人が「バイバイ」と言って手を振ったら，そのまねをして手を振りますか。　はい　いいえ　12.9-11.1　PS

36. お子さんを立たせて，あなたが手を離しても，テーブルやたんすにつかまらずに，2秒間以上自分一人で立っていることができますか。　はい　いいえ　14.0-12.2　GM

37. 小さな物（小さなおもちゃや食べ物など）を手で持って，コップの中に入れて，しばらくもっていることができますか。　はい　いいえ　14.4-12.8　FMA

38. 10秒間以上，支えなしで，自分一人で立っていることができますか。　はい　いいえ　15.5-13.6　GM

39. あなたがお子さんの方にボールを転がしたり投げたりすると，お子さんはボールを転がしたり投げたりして，あなたに返しますか。今までしたことがない場合，あるいは手でもってきて直接あなたに手渡すようであれば「いいえ」に○をつけて下さい。　はい　いいえ　15.8-13.6　PS

40. テーブルや椅子につかまったり，床に手をついたりせずに，一人で身をかがめて物を拾って，もとの姿勢にもどることができますか。
はい　いいえ　16.4-14.5　GM

41. お子さんの前に紙を置いて，鉛筆を手に持たせたら，自分でなぐり書きをしますか。（あなたが手をそえたり，見本に書いてみせたりしてはいけません。）鉛筆をなめたり，鉛筆で机や紙をたたいたりするようであれば「いいえ」に○をつけて下さい。
はい　いいえ　16.6-14.8　FMA

42. 飲み口やフタのついていない普通のコップを一人で持って，あまりこぼさずに飲めますか。
はい　いいえ　16.7-14.3　PS

43. 転んだり左右によろけたりしないで，部屋を横切って自分一人で歩けますか。
はい　いいえ　17.4-15.4　GM

44. お母さんあるいはお父さんをちゃんと分かって「ママ」「かあさん」「パパ」「とうさん」などと言いますか。その他意味がわかっている言葉があれば結構です。
はい　いいえ　17.6-14.8　L

45. 簡単なお手伝い（おもちゃを片づけたり，言われた物を持ってきたりなど）ができますか。
はい　いいえ　18.5-16.4　PS

46. レーズンや小さなお菓子などがはいっている入れ物（ビンやコップなど）から傾けて出すことができますか。できない場合や今までにしたことがなければ「いいえ」に○をつけて下さい。
はい　いいえ　18.6-16.5　FMA

47. 「パパ」「ママ」や家族やペットの名前以外の言葉を２語以上言いますか。
はい　いいえ　19.0-16.7　L

48. つまずいたり，転んだりせずに，一人で部屋を横切って走ることができますか。
はい　いいえ　20.0-18.1　GM

49. 「パパ」「ママ」や家族やペットの名前以外の言葉を３語以上言いますか。
はい　いいえ　20.4-18.0　L

50. 自分一人でスプーンやフォークを使って，あまりこぼさずに食べることができますか。
はい　いいえ　20.4-18.0　PS

51. 「パパ」「ママ」や家族やペットの名前以外の言葉を６語以上言いますか。
はい　いいえ　22.2-20.0　L

52. 積み木やブロックを４つ以上積み重ねて塔をつくることができますか。できない場合やいままでしたことがない場合は「いいえ」に○をつけて下さい。
はい　いいえ　22.5-20.5　FMA

53. 物につかまったりせずに，小さなボール（テニスボールなど）を前に蹴ることができますか。大きいボール（ビーチボールなど）ならできるという場合には「いいえ」に○をつけて下さい。
はい　いいえ　24.0-21.4　GM

54. パジャマ（上着でもズボンでも）やパンツを自分一人で脱げますか。オムツや帽子，靴下，靴の場合は「いいえ」に○をつけて下さい。
はい　いいえ　27.6-24.0　PS

DENVER Ⅱ予備判定票

9〜24か月用

氏　名		記録日	年　月　日
記録者　氏　名		生年月日	年　月　日
続　柄		年月日齢	年　月　日
		修正年月日齢	年　月　日

以下の質問に順番にお答え下さい。「はい」「いいえ」のどちらかに○をつけて下さい。「いいえ」が３つ以上になったら，それ以降の質問にお答えになる必要はありません。

26. 椅子や机につかまらせると，しばらくの間（５秒間以上）一人で立っていることができますか。　はい　いいえ　10.5-9.2　GM

27. 一人で遊んでいる時に，声を出したり，まるで誰かと話しているような独り言を言っていますか。訳の分からないおしゃべりで結構です。　はい　いいえ　10.5-8.8　L

28. 仰向けやうつ伏せの状態，あるいはハイハイしている状態から，自分一人で座れますか。　はい　いいえ　10.6-9.4　GM

29. 下の図のように，レーズンやボタンなどの小さい物を，親指と他の指とでつまめますか。　はい　いいえ　10.6-9.1　FMA

30. 座っている状態から，自分一人でたんすやテーブルにつかまって立ち上がれますか。　はい　いいえ　11.1-9.7　GM

31. 「が」「ば」「だ」などを「ががが」「ばばば」「だだだ」のように３つ以上続けて言いますか。　はい　いいえ　11.6-9.7　L

32. 「ママ」「パパ」などのことばを言いますか。
どちらかが言えれば結構です。またはそれを意味する他の言葉でも結構です。また，ママやパパの本当の意味で言ってなくても構いません。　はい　いいえ　12.0-10.0　L

33. 手をたたいたり拍手をするとまねをしますか。　はい　いいえ　12.0-10.2　PS

34. 欲しい物がある時，泣かずに，それを指さしたり，あなたをひっぱったりして，欲しいという意思表示をすることができますか。　はい　いいえ　12.8-10.7　PS

35. あなたか他の大人が「バイバイ」と言って手を振ったら，そのまねをして手を振りますか。　はい　いいえ　12.9-11.1　PS

36. お子さんを立たせて，あなたが手を離しても，テーブルやたんすにつかまらずに，２秒間以上自分一人で立っていることができますか。　はい　いいえ　14.0-12.2　GM

37. 小さな物（小さなおもちゃや食べ物など）を手で持って，コップの中に入れて，しばらくもっていることができますか。　はい　いいえ　14.4-12.8　FMA

38. 10秒間以上，支えなしで，自分一人で立っていることができますか。　はい　いいえ　15.5-13.6　GM

39. あなたがお子さんの方にボールを転がしたり投げたりすると，お子さんはボールを転がしたり投げたりして，あなたに返しますか。今までしたことがない場合，あるいは手でもってきて直接あなたに手渡すようであれば「いいえ」に○をつけて下さい。　はい　いいえ　15.8-13.6　PS

40. テーブルや椅子につかまったり，床に手をついたりせずに，一人で身をかがめて物を拾って，もとの姿勢にもどることができますか。
はい　いいえ　16.4-14.5　GM

41. お子さんの前に紙を置いて，鉛筆を手に持たせたら，自分でなぐり書きをしますか。（あなたが手をそえたり，見本に書いてみせたりしてはいけません。）鉛筆をなめたり，鉛筆で机や紙をたたいたりするようであれば「いいえ」に○をつけて下さい。
はい　いいえ　16.6-14.8　FMA

42. 飲み口やフタのついていない普通のコップを一人で持って，あまりこぼさずに飲めますか。
はい　いいえ　16.7-14.3　PS

43. 転んだり左右によろけたりしないで，部屋を横切って自分一人で歩けますか。
はい　いいえ　17.4-15.4　GM

44. お母さんあるいはお父さんをちゃんと分かって「ママ」「かあさん」「パパ」「とうさん」などと言いますか。その他意味がわかっていう言葉があれば結構です。
はい　いいえ　17.6-14.8　L

45. 簡単なお手伝い（おもちゃを片づけたり，言われた物を持ってきたりなど）ができますか。
はい　いいえ　18.5-16.4　PS

46. レーズンや小さなお菓子などがはいっている入れ物（ビンやコップなど）から傾けて出すことができますか。できない場合や今までにしたことがなければ「いいえ」に○をつけて下さい。
はい　いいえ　18.6-16.5　FMA

47. 「パパ」「ママ」や家族やペットの名前以外の言葉を２語以上言いますか。
はい　いいえ　19.0-16.7　L

48. つまずいたり，転んだりせずに，一人で部屋を横切って走ることができますか。
はい　いいえ　20.0-18.1　GM

49. 「パパ」「ママ」や家族やペットの名前以外の言葉を３語以上言いますか。
はい　いいえ　20.4-18.0　L

50. 自分一人でスプーンやフォークを使って，あまりこぼさずに食べることができますか。
はい　いいえ　20.4-18.0　PS

51. 「パパ」「ママ」や家族やペットの名前以外の言葉を６語以上言いますか。
はい　いいえ　22.2-20.0　L

52. 積み木やブロックを４つ以上積み重ねて塔をつくることができますか。できない場合やいままでしたことがない場合は「いいえ」に○をつけて下さい。
はい　いいえ　22.5-20.5　FMA

53. 物につかまったりせずに，小さなボール（テニスボールなど）を前に蹴ることができますか。大きいボール（ビーチボールなど）ならできるという場合には「いいえ」に○をつけて下さい。
はい　いいえ　24.0-21.4　GM

54. パジャマ（上着でもズボンでも）やパンツを自分一人で脱げますか。オムツや帽子，靴下，靴の場合は「いいえ」に○をつけて下さい。
はい　いいえ　27.6-24.0　PS

9～24か月用

DENVERⅡ予備判定票

氏　　名 ＿＿＿＿＿＿

記録者　氏　名 ＿＿＿＿＿＿
　　　　続　柄 ＿＿＿＿＿＿

記録日　　年　　月　　日
生年月日　　年　　月　　日
年月日齢　　年　　月　　日
修正年月日齢　　年　　月　　日

以下の質問に順番にお答え下さい。「はい」「いいえ」のどちらかに○をつけて下さい。「いいえ」が３つ以上になったら，それ以降の質問にお答えになる必要はありません。

26. 椅子や机につかまらせると，しばらくの間（5秒間以上）一人で立っていることができますか。　はい　いいえ　10.5-9.2　GM

27. 一人で遊んでいる時に，声を出したり，まるで誰かと話しているような独り言を言っていますか。訳の分からないおしゃべりで結構です。　はい　いいえ　10.5-8.8　L

28. 仰向けやうつ伏せの状態，あるいはハイハイしている状態から，自分一人で座れますか。　はい　いいえ　10.6-9.4　GM

29. 下の図のように，レーズンやボタンなどの小さい物を，親指と他の指とでつまめますか。　はい　いいえ　10.6-9.1　FMA

30. 座っている状態から，自分一人でたんすやテーブルにつかまって立ち上がれますか。　はい　いいえ　11.1-9.7　GM

31. 「が」「ば」「だ」などを「ががが」「ばばば」「だだだ」のように3つ以上続けて言いますか。　はい　いいえ　11.6-9.7　L

32. 「ママ」「パパ」などのことばを言いますか。
どちらかが言えれば結構です。またはそれを意味する他の言葉でも結構です。また，ママやパパの本当の意味で言ってなくても構いません。　はい　いいえ　12.0-10.0　L

33. 手をたたいたり拍手をするとまねをしますか。　はい　いいえ　12.0-10.2　PS

34. 欲しい物がある時，泣かずに，それを指さしたり，あなたをひっぱったりして，欲しいという意思表示をすることができますか。　はい　いいえ　12.8-10.7　PS

35. あなたか他の大人が「バイバイ」と言って手を振ったら，そのまねをして手を振りますか。　はい　いいえ　12.9-11.1　PS

36. お子さんを立たせて，あなたが手を離しても，テーブルやたんすにつかまらずに，2秒間以上自分一人で立っていることができますか。　はい　いいえ　14.0-12.2　GM

37. 小さな物（小さなおもちゃや食べ物など）を手で持って，コップの中に入れて，しばらくもっていることができますか。　はい　いいえ　14.4-12.8　FMA

38. 10秒間以上，支えなしで，自分一人で立っていることができますか。　はい　いいえ　15.5-13.6　GM

39. あなたがお子さんの方にボールを転がしたり投げたりすると，お子さんはボールを転がしたり投げたりして，あなたに返しますか。今までしたことがない場合，あるいは手でもってきて直接あなたに手渡すようであれば「いいえ」に○をつけて下さい。　はい　いいえ　15.8-13.6　PS

40. テーブルや椅子につかまったり，床に手をついたりせずに，一人で身をかがめて物を拾って，もとの姿勢にもどることができますか。
はい　いいえ　16.4-14.5　GM

41. お子さんの前に紙を置いて，鉛筆を手に持たせたら，自分でなぐり書きをしますか。（あなたが手をそえたり，見本に書いてみせたりしてはいけません。）鉛筆をなめたり，鉛筆で机や紙をたたいたりするようであれば「いいえ」に○をつけて下さい。
はい　いいえ　16.6-14.8　FMA

42. 飲み口やフタのついていない普通のコップを一人で持って，あまりこぼさずに飲めますか。
はい　いいえ　16.7-14.3　PS

43. 転んだり左右によろけたりしないで，部屋を横切って自分一人で歩けますか。
はい　いいえ　17.4-15.4　GM

44. お母さんあるいはお父さんをちゃんと分かって「ママ」「かあさん」「パパ」「とうさん」などと言いますか。その他意味がわかっていう言葉があれば結構です。
はい　いいえ　17.6-14.8　L

45. 簡単なお手伝い（おもちゃを片づけたり，言われた物を持ってきたりなど）ができますか。
はい　いいえ　18.5-16.4　PS

46. レーズンや小さなお菓子などがはいっている入れ物（ビンやコップなど）から傾けて出すことができますか。できない場合や今までにしたことがなければ「いいえ」に○をつけて下さい。
はい　いいえ　18.6-16.5　FMA

47. 「パパ」「ママ」や家族やペットの名前以外の言葉を２語以上言いますか。
はい　いいえ　19.0-16.7　L

48. つまずいたり，転んだりせずに，一人で部屋を横切って走ることができますか。
はい　いいえ　20.0-18.1　GM

49. 「パパ」「ママ」や家族やペットの名前以外の言葉を３語以上言いますか。
はい　いいえ　20.4-18.0　L

50. 自分一人でスプーンやフォークを使って，あまりこぼさずに食べることができますか。
はい　いいえ　20.4-18.0　PS

51. 「パパ」「ママ」や家族やペットの名前以外の言葉を６語以上言いますか。
はい　いいえ　22.2-20.0　L

52. 積み木やブロックを４つ以上積み重ねて塔をつくることができますか。できない場合やいままでしたことがない場合は「いいえ」に○をつけて下さい。
はい　いいえ　22.5-20.5　FMA

53. 物につかまったりせずに，小さなボール（テニスボールなど）を前に蹴ることができますか。大きいボール（ビーチボールなど）ならできるという場合には「いいえ」に○をつけて下さい。
はい　いいえ　24.0-21.4　GM

54. パジャマ（上着でもズボンでも）やパンツを自分一人で脱げますか。オムツや帽子，靴下，靴の場合は「いいえ」に○をつけて下さい。
はい　いいえ　27.6-24.0　PS

9〜24か月用

DENVERⅡ予備判定票

氏　　名 ＿＿＿＿＿＿

記録者 氏　　名 ＿＿＿＿＿＿
続　　柄 ＿＿＿＿＿＿

記　録　日　　年　　月　　日
生 年 月 日　　年　　月　　日
年 月 日 齢　　年　　月　　日
修正年月日齢　　年　　月　　日

以下の質問に順番にお答え下さい。「はい」「いいえ」のどちらかに○をつけて下さい。「いいえ」が３つ以上になったら，それ以降の質問にお答えになる必要はありません。

26. 椅子や机につかまらせると，しばらくの間（5秒間以上）一人で立っていることができますか。　はい　いいえ　10.5-9.2　GM

27. 一人で遊んでいる時に，声を出したり，まるで誰かと話しているような独り言を言っていますか。訳の分からないおしゃべりで結構です。　はい　いいえ　10.5-8.8　L

28. 仰向けやうつ伏せの状態，あるいはハイハイしている状態から，自分一人で座れますか。　はい　いいえ　10.6-9.4　GM

29. 下の図のように，レーズンやボタンなどの小さい物を，親指と他の指とでつまめますか。　はい　いいえ　10.6-9.1　FMA

30. 座っている状態から，自分一人でたんすやテーブルにつかまって立ち上がれますか。　はい　いいえ　11.1-9.7　GM

31. 「が」「ば」「だ」などを「ががが」「ばばば」「だだだ」のように3つ以上続けて言いますか。　はい　いいえ　11.6-9.7　L

32. 「ママ」「パパ」などのことばを言いますか。
どちらかが言えれば結構です。またはそれを意味する他の言葉でも結構です。また，ママやパパの本当の意味で言ってなくても構いません。　はい　いいえ　12.0-10.0　L

33. 手をたたいたり拍手をするとまねをしますか。　はい　いいえ　12.0-10.2　PS

34. 欲しい物がある時，泣かずに，それを指さしたり，あなたをひっぱったりして，欲しいという意思表示をすることができますか。　はい　いいえ　12.8-10.7　PS

35. あなたか他の大人が「バイバイ」と言って手を振ったら，そのまねをして手を振りますか。　はい　いいえ　12.9-11.1　PS

36. お子さんを立たせて，あなたが手を離しても，テーブルやたんすにつかまらずに，2秒間以上自分一人で立っていることができますか。　はい　いいえ　14.0-12.2　GM

37. 小さな物（小さなおもちゃや食べ物など）を手で持って，コップの中に入れて，しばらくもっていることができますか。　はい　いいえ　14.4-12.8　FMA

38. 10秒間以上，支えなしで，自分一人で立っていることができますか。　はい　いいえ　15.5-13.6　GM

39. あなたがお子さんの方にボールを転がしたり投げたりすると，お子さんはボールを転がしたり投げたりして，あなたに返しますか。今までしたことがない場合，あるいは手でもってきて直接あなたに手渡すようであれば「いいえ」に○をつけて下さい。　はい　いいえ　15.8-13.6　PS

40. テーブルや椅子につかまったり，床に手をついたりせずに，一人で身をかがめて物を拾って，もとの姿勢にもどることができますか。
はい　いいえ　16.4-14.5　GM

41. お子さんの前に紙を置いて，鉛筆を手に持たせたら，自分でなぐり書きをしますか。（あなたが手をそえたり，見本に書いてみせたりしてはいけません。）鉛筆をなめたり，鉛筆で机や紙をたたいたりするようであれば「いいえ」に○をつけて下さい。
はい　いいえ　16.6-14.8　FMA

42. 飲み口やフタのついていない普通のコップを一人で持って，あまりこぼさずに飲めますか。
はい　いいえ　16.7-14.3　PS

43. 転んだり左右によろけたりしないで，部屋を横切って自分一人で歩けますか。
はい　いいえ　17.4-15.4　GM

44. お母さんあるいはお父さんをちゃんと分かって「ママ」「かあさん」「パパ」「とうさん」などと言いますか。その他意味がわかっている言葉があれば結構です。
はい　いいえ　17.6-14.8　L

45. 簡単なお手伝い（おもちゃを片づけたり，言われた物を持ってきたりなど）ができますか。
はい　いいえ　18.5-16.4　PS

46. レーズンや小さなお菓子などがはいっている入れ物（ビンやコップなど）から傾けて出すことができますか。できない場合や今までにしたことがなければ「いいえ」に○をつけて下さい。
はい　いいえ　18.6-16.5　FMA

47. 「パパ」「ママ」や家族やペットの名前以外の言葉を２語以上言いますか。
はい　いいえ　19.0-16.7　L

48. つまずいたり，転んだりせずに，一人で部屋を横切って走ることができますか。
はい　いいえ　20.0-18.1　GM

49. 「パパ」「ママ」や家族やペットの名前以外の言葉を３語以上言いますか。
はい　いいえ　20.4-18.0　L

50. 自分一人でスプーンやフォークを使って，あまりこぼさずに食べることができますか。
はい　いいえ　20.4-18.0　PS

51. 「パパ」「ママ」や家族やペットの名前以外の言葉を６語以上言いますか。
はい　いいえ　22.2-20.0　L

52. 積み木やブロックを４つ以上積み重ねて塔をつくることができますか。できない場合やいままでしたことがない場合は「いいえ」に○をつけて下さい。
はい　いいえ　22.5-20.5　FMA

53. 物につかまったりせずに，小さなボール（テニスボールなど）を前に蹴ることができますか。大きいボール（ビーチボールなど）ならできるという場合には「いいえ」に○をつけて下さい。
はい　いいえ　24.0-21.4　GM

54. パジャマ（上着でもズボンでも）やパンツを自分一人で脱げますか。オムツや帽子，靴下，靴の場合は「いいえ」に○をつけて下さい。
はい　いいえ　27.6-24.0　PS

DENVER Ⅱ予備判定票

9〜24か月用

氏　名 ＿＿＿＿＿＿
記録者　氏　名 ＿＿＿＿＿＿
　　　　続　柄 ＿＿＿＿＿＿

記　録　日　　年　　月　　日
生年月日　　年　　月　　日
年月日齢　　年　　月　　日
修正年月日齢　　年　　月　　日

以下の質問に順番にお答え下さい。「はい」「いいえ」のどちらかに○をつけて下さい。「いいえ」が3つ以上になったら，それ以降の質問にお答えになる必要はありません。

26. 椅子や机につかまらせると，しばらくの間（5秒間以上）一人で立っていることができますか。　はい　いいえ　10.5-9.2　GM

27. 一人で遊んでいる時に，声を出したり，まるで誰かと話しているような独り言を言っていますか。訳の分からないおしゃべりで結構です。　はい　いいえ　10.5-8.8　L

28. 仰向けやうつ伏せの状態，あるいはハイハイしている状態から，自分一人で座れますか。　はい　いいえ　10.6-9.4　GM

29. 下の図のように，レーズンやボタンなどの小さい物を，親指と他の指とでつまめますか。　はい　いいえ　10.6-9.1　FMA

30. 座っている状態から，自分一人でたんすやテーブルにつかまって立ち上がれますか。　はい　いいえ　11.1-9.7　GM

31. 「が」「ば」「だ」などを「ががが」「ばばば」「だだだ」のように3つ以上続けて言いますか。　はい　いいえ　11.6-9.7　L

32. 「ママ」「パパ」などのことばを言いますか。
どちらかが言えれば結構です。またはそれを意味する他の言葉でも結構です。また，ママやパパの本当の意味で言ってなくても構いません。　はい　いいえ　12.0-10.0　L

33. 手をたたいたり拍手をするとまねをしますか。　はい　いいえ　12.0-10.2　PS

34. 欲しい物がある時，泣かずに，それを指さしたり，あなたをひっぱったりして，欲しいという意思表示をすることができますか。　はい　いいえ　12.8-10.7　PS

35. あなたか他の大人が「バイバイ」と言って手を振ったら，そのまねをして手を振りますか。　はい　いいえ　12.9-11.1　PS

36. お子さんを立たせて，あなたが手を離しても，テーブルやたんすにつかまらずに，2秒間以上自分一人で立っていることができますか。　はい　いいえ　14.0-12.2　GM

37. 小さな物（小さなおもちゃや食べ物など）を手で持って，コップの中に入れて，しばらくもっていることができますか。　はい　いいえ　14.4-12.8　FMA

38. 10秒間以上，支えなしで，自分一人で立っていることができますか。　はい　いいえ　15.5-13.6　GM

39. あなたがお子さんの方にボールを転がしたり投げたりすると，お子さんはボールを転がしたり投げたりして，あなたに返しますか。今までしたことがない場合，あるいは手でもってきて直接あなたに手渡すようであれば「いいえ」に○をつけて下さい。　はい　いいえ　15.8-13.6　PS

40. テーブルや椅子につかまったり，床に手をついたりせずに，一人で身をかがめて物を拾って，もとの姿勢にもどることができますか。
はい　いいえ　16.4-14.5　GM

41. お子さんの前に紙を置いて，鉛筆を手に持たせたら，自分でなぐり書きをしますか。（あなたが手をそえたり，見本に書いてみせたりしてはいけません。）鉛筆をなめたり，鉛筆で机や紙をたたいたりするようであれば「いいえ」に○をつけて下さい。
はい　いいえ　16.6-14.8　FMA

42. 飲み口やフタのついていない普通のコップを一人で持って，あまりこぼさずに飲めますか。
はい　いいえ　16.7-14.3　PS

43. 転んだり左右によろけたりしないで，部屋を横切って自分一人で歩けますか。
はい　いいえ　17.4-15.4　GM

44. お母さんあるいはお父さんをちゃんと分かって「ママ」「かあさん」「パパ」「とうさん」などと言いますか。その他意味がわかっている言葉があれば結構です。
はい　いいえ　17.6-14.8　L

45. 簡単なお手伝い（おもちゃを片づけたり，言われた物を持ってきたりなど）ができますか。
はい　いいえ　18.5-16.4　PS

46. レーズンや小さなお菓子などがはいっている入れ物（ビンやコップなど）から傾けて出すことができますか。できない場合や今までにしたことがなければ「いいえ」に○をつけて下さい。
はい　いいえ　18.6-16.5　FMA

47. 「パパ」「ママ」や家族やペットの名前以外の言葉を 2 語以上言いますか。
はい　いいえ　19.0-16.7　L

48. つまずいたり，転んだりせずに，一人で部屋を横切って走ることができますか。
はい　いいえ　20.0-18.1　GM

49. 「パパ」「ママ」や家族やペットの名前以外の言葉を 3 語以上言いますか。
はい　いいえ　20.4-18.0　L

50. 自分一人でスプーンやフォークを使って，あまりこぼさずに食べることができますか。
はい　いいえ　20.4-18.0　PS

51. 「パパ」「ママ」や家族やペットの名前以外の言葉を 6 語以上言いますか。
はい　いいえ　22.2-20.0　L

52. 積み木やブロックを 4 つ以上積み重ねて塔をつくることができますか。できない場合やいままでしたことがない場合は「いいえ」に○をつけて下さい。
はい　いいえ　22.5-20.5　FMA

53. 物につかまったりせずに，小さなボール（テニスボールなど）を前に蹴ることができますか。大きいボール（ビーチボールなど）ならできるという場合には「いいえ」に○をつけて下さい。
はい　いいえ　24.0-21.4　GM

54. パジャマ（上着でもズボンでも）やパンツを自分一人で脱げますか。オムツや帽子，靴下，靴の場合は「いいえ」に○をつけて下さい。
はい　いいえ　27.6-24.0　PS

9〜24か月用

DENVER II 予備判定票

氏　名 ＿＿＿＿＿＿

記録者　氏　名 ＿＿＿＿＿＿

続　柄 ＿＿＿＿＿＿

記録日　　年　　月　　日

生年月日　　年　　月　　日

年月日齢　　年　　月　　日

修正年月日齢　　年　　月　　日

以下の質問に順番にお答え下さい。「はい」「いいえ」のどちらかに○をつけて下さい。「いいえ」が3つ以上になったら，それ以降の質問にお答えになる必要はありません。

26. 椅子や机につかまらせると，しばらくの間（5秒間以上）一人で立っていることができますか。　はい　いいえ　10.5-9.2　GM

27. 一人で遊んでいる時に，声を出したり，まるで誰かと話しているような独り言を言っていますか。訳の分からないおしゃべりで結構です。　はい　いいえ　10.5-8.8　L

28. 仰向けやうつ伏せの状態，あるいはハイハイしている状態から，自分一人で座れますか。　はい　いいえ　10.6-9.4　GM

29. 下の図のように，レーズンやボタンなどの小さい物を，親指と他の指とでつまめますか。　はい　いいえ　10.6-9.1　FMA

30. 座っている状態から，自分一人でたんすやテーブルにつかまって立ち上がれますか。　はい　いいえ　11.1-9.7　GM

31. 「が」「ば」「だ」などを「ががが」「ばばば」「だだだ」のように3つ以上続けて言いますか。　はい　いいえ　11.6-9.7　L

32. 「ママ」「パパ」などのことばを言いますか。
どちらかが言えれば結構です。またはそれを意味する他の言葉でも結構です。また，ママやパパの本当の意味で言ってなくても構いません。　はい　いいえ　12.0-10.0　L

33. 手をたたいたり拍手をするとまねをしますか。　はい　いいえ　12.0-10.2　PS

34. 欲しい物がある時，泣かずに，それを指さしたり，あなたをひっぱったりして，欲しいという意思表示をすることができますか。　はい　いいえ　12.8-10.7　PS

35. あなたか他の大人が「バイバイ」と言って手を振ったら，そのまねをして手を振りますか。　はい　いいえ　12.9-11.1　PS

36. お子さんを立たせて，あなたが手を離しても，テーブルやたんすにつかまらずに，2秒間以上自分一人で立っていることができますか。　はい　いいえ　14.0-12.2　GM

37. 小さな物（小さなおもちゃや食べ物など）を手で持って，コップの中に入れて，しばらくもっていることができますか。　はい　いいえ　14.4-12.8　FMA

38. 10秒間以上，支えなしで，自分一人で立っていることができますか。　はい　いいえ　15.5-13.6　GM

39. あなたがお子さんの方にボールを転がしたり投げたりすると，お子さんはボールを転がしたり投げたりして，あなたに返しますか。今までしたことがない場合，あるいは手でもってきて直接あなたに手渡すようであれば「いいえ」に○をつけて下さい。　はい　いいえ　15.8-13.6　PS

40. テーブルや椅子につかまったり，床に手をついたりせずに，一人で身をかがめて物を拾って，もとの姿勢にもどることができますか。
はい　いいえ　16.4-14.5　GM

41. お子さんの前に紙を置いて，鉛筆を手に持たせたら，自分でなぐり書きをしますか。（あなたが手をそえたり，見本に書いてみせたりしてはいけません。）鉛筆をなめたり，鉛筆で机や紙をたたいたりするようであれば「いいえ」に○をつけて下さい。
はい　いいえ　16.6-14.8　FMA

42. 飲み口やフタのついていない普通のコップを一人で持って，あまりこぼさずに飲めますか。
はい　いいえ　16.7-14.3　PS

43. 転んだり左右によろけたりしないで，部屋を横切って自分一人で歩けますか。
はい　いいえ　17.4-15.4　GM

44. お母さんあるいはお父さんをちゃんと分かって「ママ」「かあさん」「パパ」「とうさん」などと言いますか。その他意味がわかっている言葉があれば結構です。
はい　いいえ　17.6-14.8　L

45. 簡単なお手伝い（おもちゃを片づけたり，言われた物を持ってきたりなど）ができますか。
はい　いいえ　18.5-16.4　PS

46. レーズンや小さなお菓子などがはいっている入れ物（ビンやコップなど）から傾けて出すことができますか。できない場合や今までにしたことがなければ「いいえ」に○をつけて下さい。
はい　いいえ　18.6-16.5　FMA

47. 「パパ」「ママ」や家族やペットの名前以外の言葉を２語以上言いますか。
はい　いいえ　19.0-16.7　L

48. つまずいたり，転んだりせずに，一人で部屋を横切って走ることができますか。
はい　いいえ　20.0-18.1　GM

49. 「パパ」「ママ」や家族やペットの名前以外の言葉を３語以上言いますか。
はい　いいえ　20.4-18.0　L

50. 自分一人でスプーンやフォークを使って，あまりこぼさずに食べることができますか。
はい　いいえ　20.4-18.0　PS

51. 「パパ」「ママ」や家族やペットの名前以外の言葉を６語以上言いますか。
はい　いいえ　22.2-20.0　L

52. 積み木やブロックを４つ以上積み重ねて塔をつくることができますか。できない場合やいままでしたことがない場合は「いいえ」に○をつけて下さい。
はい　いいえ　22.5-20.5　FMA

53. 物につかまったりせずに，小さなボール（テニスボールなど）を前に蹴ることができますか。大きいボール（ビーチボールなど）ならできるという場合には「いいえ」に○をつけて下さい。
はい　いいえ　24.0-21.4　GM

54. パジャマ（上着でもズボンでも）やパンツを自分一人で脱げますか。オムツや帽子，靴下，靴の場合は「いいえ」に○をつけて下さい。
はい　いいえ　27.6-24.0　PS

9〜24か月用

DENVER II 予備判定票

氏　名 ________　　記録日　年　月　日

記録者　氏名 ________　　生年月日　年　月　日

続柄 ________　　年月日齢　年　月　日

修正年月日齢　年　月　日

以下の質問に順番にお答え下さい。「はい」「いいえ」のどちらかに○をつけて下さい。「いいえ」が3つ以上になったら，それ以降の質問にお答えになる必要はありません。

26. 椅子や机につかまらせると，しばらくの間（5秒間以上）一人で立っていることができますか。　はい　いいえ　10.5-9.2　GM

27. 一人で遊んでいる時に，声を出したり，まるで誰かと話しているような独り言を言っていますか。訳の分からないおしゃべりで結構です。　はい　いいえ　10.5-8.8　L

28. 仰向けやうつ伏せの状態，あるいはハイハイしている状態から，自分一人で座れますか。　はい　いいえ　10.6-9.4　GM

29. 下の図のように，レーズンやボタンなどの小さい物を，親指と他の指とでつまめますか。　はい　いいえ　10.6-9.1　FMA

30. 座っている状態から，自分一人でたんすやテーブルにつかまって立ち上がれますか。　はい　いいえ　11.1-9.7　GM

31. 「が」「ば」「だ」などを「ががが」「ばばば」「だだだ」のように3つ以上続けて言いますか。　はい　いいえ　11.6-9.7　L

32. 「ママ」「パパ」などのことばを言いますか。どちらかが言えれば結構です。またはそれを意味する他の言葉でも結構です。また，ママやパパの本当の意味で言ってなくても構いません。　はい　いいえ　12.0-10.0　L

33. 手をたたいたり拍手をするとまねをしますか。　はい　いいえ　12.0-10.2　PS

34. 欲しい物がある時，泣かずに，それを指さしたり，あなたをひっぱったりして，欲しいという意思表示をすることができますか。　はい　いいえ　12.8-10.7　PS

35. あなたか他の大人が「バイバイ」と言って手を振ったら，そのまねをして手を振りますか。　はい　いいえ　12.9-11.1　PS

36. お子さんを立たせて，あなたが手を離しても，テーブルやたんすにつかまらずに，2秒間以上自分一人で立っていることができますか。　はい　いいえ　14.0-12.2　GM

37. 小さな物（小さなおもちゃや食べ物など）を手で持って，コップの中に入れて，しばらくもっていることができますか。　はい　いいえ　14.4-12.8　FMA

38. 10秒間以上，支えなしで，自分一人で立っていることができますか。　はい　いいえ　15.5-13.6　GM

39. あなたがお子さんの方にボールを転がしたり投げたりすると，お子さんはボールを転がしたり投げたりして，あなたに返しますか。今までしたことがない場合，あるいは手でもってきて直接あなたに手渡すようであれば「いいえ」に○をつけて下さい。　はい　いいえ　15.8-13.6　PS

40. テーブルや椅子につかまったり，床に手をついたりせずに，一人で身をかがめて物を拾って，もとの姿勢にもどることができますか。
はい　いいえ　16.4-14.5　GM

41. お子さんの前に紙を置いて，鉛筆を手に持たせたら，自分でなぐり書きをしますか。（あなたが手をそえたり，見本に書いてみせたりしてはいけません。）鉛筆をなめたり，鉛筆で机や紙をたたいたりするようであれば「いいえ」に○をつけて下さい。
はい　いいえ　16.6-14.8　FMA

42. 飲み口やフタのついていない普通のコップを一人で持って，あまりこぼさずに飲めますか。
はい　いいえ　16.7-14.3　PS

43. 転んだり左右によろけたりしないで，部屋を横切って自分一人で歩けますか。
はい　いいえ　17.4-15.4　GM

44. お母さんあるいはお父さんをちゃんと分かって「ママ」「かあさん」「パパ」「とうさん」などと言いますか。その他意味がわかっている言葉があれば結構です。
はい　いいえ　17.6-14.8　L

45. 簡単なお手伝い（おもちゃを片づけたり，言われた物を持ってきたりなど）ができますか。
はい　いいえ　18.5-16.4　PS

46. レーズンや小さなお菓子などがはいっている入れ物（ビンやコップなど）から傾けて出すことができますか。できない場合や今までにしたことがなければ「いいえ」に○をつけて下さい。
はい　いいえ　18.6-16.5　FMA

47. 「パパ」「ママ」や家族やペットの名前以外の言葉を２語以上言いますか。
はい　いいえ　19.0-16.7　L

48. つまずいたり，転んだりせずに，一人で部屋を横切って走ることができますか。
はい　いいえ　20.0-18.1　GM

49. 「パパ」「ママ」や家族やペットの名前以外の言葉を３語以上言いますか。
はい　いいえ　20.4-18.0　L

50. 自分一人でスプーンやフォークを使って，あまりこぼさずに食べることができますか。
はい　いいえ　20.4-18.0　PS

51. 「パパ」「ママ」や家族やペットの名前以外の言葉を６語以上言いますか。
はい　いいえ　22.2-20.0　L

52. 積み木やブロックを４つ以上積み重ねて塔をつくることができますか。できない場合やいままでしたことがない場合は「いいえ」に○をつけて下さい。
はい　いいえ　22.5-20.5　FMA

53. 物につかまったりせずに，小さなボール（テニスボールなど）を前に蹴ることができますか。大きいボール（ビーチボールなど）ならできるという場合には「いいえ」に○をつけて下さい。
はい　いいえ　24.0-21.4　GM

54. パジャマ（上着でもズボンでも）やパンツを自分一人で脱げますか。オムツや帽子，靴下，靴の場合は「いいえ」に○をつけて下さい。
はい　いいえ　27.6-24.0　PS

9～24か月用

DENVERⅡ予備判定票

氏　名		記録日	年　月　日
記録者　氏　名		生年月日	年　月　日
続　柄		年月日齢	年　月　日
		修正年月日齢	年　月　日

以下の質問に順番にお答え下さい。「はい」「いいえ」のどちらかに○をつけて下さい。「いいえ」が３つ以上になったら，それ以降の質問にお答えになる必要はありません。

26. 椅子や机につかまらせると，しばらくの間（５秒間以上）一人で立っていることができますか。　はい　いいえ　10.5-9.2　GM

27. 一人で遊んでいる時に，声を出したり，まるで誰かと話しているような独り言を言っていますか。訳の分からないおしゃべりで結構です。　はい　いいえ　10.5-8.8　L

28. 仰向けやうつ伏せの状態，あるいはハイハイしている状態から，自分一人で座れますか。　はい　いいえ　10.6-9.4　GM

29. 下の図のように，レーズンやボタンなどの小さい物を，親指と他の指とでつまめますか。　はい　いいえ　10.6-9.1　FMA

30. 座っている状態から，自分一人でたんすやテーブルにつかまって立ち上がれますか。　はい　いいえ　11.1-9.7　GM

31. 「が」「ば」「だ」などを「ががが」「ばばば」「だだだ」のように３つ以上続けて言いますか。　はい　いいえ　11.6-9.7　L

32. 「ママ」「パパ」などのことばを言いますか。
どちらかが言えれば結構です。またはそれを意味する他の言葉でも結構です。また，ママやパパの本当の意味で言ってなくても構いません。　はい　いいえ　12.0-10.0　L

33. 手をたたいたり拍手をするとまねをしますか。　はい　いいえ　12.0-10.2　PS

34. 欲しい物がある時，泣かずに，それを指さしたり，あなたをひっぱったりして，欲しいという意思表示をすることができますか。　はい　いいえ　12.8-10.7　PS

35. あなたか他の大人が「バイバイ」と言って手を振ったら，そのまねをして手を振りますか。　はい　いいえ　12.9-11.1　PS

36. お子さんを立たせて，あなたが手を離しても，テーブルやたんすにつかまらずに，２秒間以上自分一人で立っていることができますか。　はい　いいえ　14.0-12.2　GM

37. 小さな物（小さなおもちゃや食べ物など）を手で持って，コップの中に入れて，しばらくもっていることができますか。　はい　いいえ　14.4-12.8　FMA

38. 10秒間以上，支えなしで，自分一人で立っていることができますか。　はい　いいえ　15.5-13.6　GM

39. あなたがお子さんの方にボールを転がしたり投げたりすると，お子さんはボールを転がしたり投げたりして，あなたに返しますか。今までしたことがない場合，あるいは手でもってきて直接あなたに手渡すようであれば「いいえ」に○をつけて下さい。　はい　いいえ　15.8-13.6　PS

40. テーブルや椅子につかまったり，床に手をついたりせずに，一人で身をかがめて物を拾って，もとの姿勢にもどることができますか。
はい　いいえ　16.4-14.5　GM

41. お子さんの前に紙を置いて，鉛筆を手に持たせたら，自分でなぐり書きをしますか。（あなたが手をそえたり，見本に書いてみせたりしてはいけません。）鉛筆をなめたり，鉛筆で机や紙をたたいたりするようであれば「いいえ」に○をつけて下さい。
はい　いいえ　16.6-14.8　FMA

42. 飲み口やフタのついていない普通のコップを一人で持って，あまりこぼさずに飲めますか。
はい　いいえ　16.7-14.3　PS

43. 転んだり左右によろけたりしないで，部屋を横切って自分一人で歩けますか。
はい　いいえ　17.4-15.4　GM

44. お母さんあるいはお父さんをちゃんと分かって「ママ」「かあさん」「パパ」「とうさん」などと言いますか。その他意味がわかっている言葉があれば結構です。
はい　いいえ　17.6-14.8　L

45. 簡単なお手伝い（おもちゃを片づけたり，言われた物を持ってきたりなど）ができますか。
はい　いいえ　18.5-16.4　PS

46. レーズンや小さなお菓子などがはいっている入れ物（ビンやコップなど）から傾けて出すことができますか。できない場合や今までにしたことがなければ「いいえ」に○をつけて下さい。
はい　いいえ　18.6-16.5　FMA

47. 「パパ」「ママ」や家族やペットの名前以外の言葉を２語以上言いますか。
はい　いいえ　19.0-16.7　L

48. つまずいたり，転んだりせずに，一人で部屋を横切って走ることができますか。
はい　いいえ　20.0-18.1　GM

49. 「パパ」「ママ」や家族やペットの名前以外の言葉を３語以上言いますか。
はい　いいえ　20.4-18.0　L

50. 自分一人でスプーンやフォークを使って，あまりこぼさずに食べることができますか。
はい　いいえ　20.4-18.0　PS

51. 「パパ」「ママ」や家族やペットの名前以外の言葉を６語以上言いますか。
はい　いいえ　22.2-20.0　L

52. 積み木やブロックを４つ以上積み重ねて塔をつくることができますか。できない場合やいままでしたことがない場合は「いいえ」に○をつけて下さい。
はい　いいえ　22.5-20.5　FMA

53. 物につかまったりせずに，小さなボール（テニスボールなど）を前に蹴ることができますか。大きいボール（ビーチボールなど）ならできるという場合には「いいえ」に○をつけて下さい。
はい　いいえ　24.0-21.4　GM

54. パジャマ（上着でもズボンでも）やパンツを自分一人で脱げますか。オムツや帽子，靴下，靴の場合は「いいえ」に○をつけて下さい。
はい　いいえ　27.6-24.0　PS

DENVER II 予備判定票

9〜24か月用

氏　名 ＿＿＿＿＿＿

記録者　氏　名 ＿＿＿＿＿＿

続　柄 ＿＿＿＿＿＿

記録日　　年　月　日

生年月日　　年　月　日

年月日齢　　年　月　日

修正年月日齢　　年　月　日

以下の質問に順番にお答え下さい。「はい」「いいえ」のどちらかに○をつけて下さい。「いいえ」が3つ以上になったら，それ以降の質問にお答えになる必要はありません。

26. 椅子や机につかまらせると，しばらくの間（5秒間以上）一人で立っていることができますか。　はい　いいえ　10.5-9.2　GM

27. 一人で遊んでいる時に，声を出したり，まるで誰かと話しているような独り言を言っていますか。訳の分からないおしゃべりで結構です。　はい　いいえ　10.5-8.8　L

28. 仰向けやうつ伏せの状態，あるいはハイハイしている状態から，自分一人で座れますか。　はい　いいえ　10.6-9.4　GM

29. 下の図のように，レーズンやボタンなどの小さい物を，親指と他の指とでつまめますか。　はい　いいえ　10.6-9.1　FMA

30. 座っている状態から，自分一人でたんすやテーブルにつかまって立ち上がれますか。　はい　いいえ　11.1-9.7　GM

31. 「が」「ば」「だ」などを「ががが」「ばばば」「だだだ」のように3つ以上続けて言いますか。　はい　いいえ　11.6-9.7　L

32. 「ママ」「パパ」などのことばを言いますか。
どちらかが言えれば結構です。またはそれを意味する他の言葉でも結構です。また，ママやパパの本当の意味で言ってなくても構いません。　はい　いいえ　12.0-10.0　L

33. 手をたたいたり拍手をするとまねをしますか。　はい　いいえ　12.0-10.2　PS

34. 欲しい物がある時，泣かずに，それを指さしたり，あなたをひっぱったりして，欲しいという意思表示をすることができますか。　はい　いいえ　12.8-10.7　PS

35. あなたか他の大人が「バイバイ」と言って手を振ったら，そのまねをして手を振りますか。　はい　いいえ　12.9-11.1　PS

36. お子さんを立たせて，あなたが手を離しても，テーブルやたんすにつかまらずに，2秒間以上自分一人で立っていることができますか。　はい　いいえ　14.0-12.2　GM

37. 小さな物（小さなおもちゃや食べ物など）を手で持って，コップの中に入れて，しばらくもっていることができますか。　はい　いいえ　14.4-12.8　FMA

38. 10秒間以上，支えなしで，自分一人で立っていることができますか。　はい　いいえ　15.5-13.6　GM

39. あなたがお子さんの方にボールを転がしたり投げたりすると，お子さんはボールを転がしたり投げたりして，あなたに返しますか。今までしたことがない場合，あるいは手でもってきて直接あなたに手渡すようであれば「いいえ」に○をつけて下さい。　はい　いいえ　15.8-13.6　PS

40. テーブルや椅子につかまったり，床に手をついたりせずに，一人で身をかがめて物を拾って，もとの姿勢にもどることができますか。
はい　いいえ　16.4-14.5　GM

41. お子さんの前に紙を置いて，鉛筆を手に持たせたら，自分でなぐり書きをしますか。（あなたが手をそえたり，見本に書いてみせたりしてはいけません。）鉛筆をなめたり，鉛筆で机や紙をたたいたりするようであれば「いいえ」に○をつけて下さい。
はい　いいえ　16.6-14.8　FMA

42. 飲み口やフタのついていない普通のコップを一人で持って，あまりこぼさずに飲めますか。
はい　いいえ　16.7-14.3　PS

43. 転んだり左右によろけたりしないで，部屋を横切って自分一人で歩けますか。
はい　いいえ　17.4-15.4　GM

44. お母さんあるいはお父さんをちゃんと分かって「ママ」「かあさん」「パパ」「とうさん」などと言いますか。その他意味がわかっている言葉があれば結構です。
はい　いいえ　17.6-14.8　L

45. 簡単なお手伝い（おもちゃを片づけたり，言われた物を持ってきたりなど）ができますか。
はい　いいえ　18.5-16.4　PS

46. レーズンや小さなお菓子などがはいっている入れ物（ビンやコップなど）から傾けて出すことができますか。できない場合や今までにしたことがなければ「いいえ」に○をつけて下さい。
はい　いいえ　18.6-16.5　FMA

47. 「パパ」「ママ」や家族やペットの名前以外の言葉を 2 語以上言いますか。
はい　いいえ　19.0-16.7　L

48. つまずいたり，転んだりせずに，一人で部屋を横切って走ることができますか。
はい　いいえ　20.0-18.1　GM

49. 「パパ」「ママ」や家族やペットの名前以外の言葉を 3 語以上言いますか。
はい　いいえ　20.4-18.0　L

50. 自分一人でスプーンやフォークを使って，あまりこぼさずに食べることができますか。
はい　いいえ　20.4-18.0　PS

51. 「パパ」「ママ」や家族やペットの名前以外の言葉を 6 語以上言いますか。
はい　いいえ　22.2-20.0　L

52. 積み木やブロックを 4 つ以上積み重ねて塔をつくることができますか。できない場合やいままでしたことがない場合は「いいえ」に○をつけて下さい。
はい　いいえ　22.5-20.5　FMA

53. 物につかまったりせずに，小さなボール（テニスボールなど）を前に蹴ることができますか。大きいボール（ビーチボールなど）ならできるという場合には「いいえ」に○をつけて下さい。
はい　いいえ　24.0-21.4　GM

54. パジャマ（上着でもズボンでも）やパンツを自分一人で脱げますか。オムツや帽子，靴下，靴の場合は「いいえ」に○をつけて下さい。
はい　いいえ　27.6-24.0　PS

DENVERⅡ予備判定票

9〜24か月用

氏　名 ________　　記録日　年　月　日
記録者 氏名 ________　　生年月日　年　月　日
続柄 ________　　年月日齢　年　月　日
修正年月日齢　年　月　日

以下の質問に順番にお答え下さい。「はい」「いいえ」のどちらかに○をつけて下さい。「いいえ」が3つ以上になったら，それ以降の質問にお答えになる必要はありません。

26. 椅子や机につかまらせると，しばらくの間（5秒間以上）一人で立っていることができますか。　はい　いいえ　10.5-9.2　GM

27. 一人で遊んでいる時に，声を出したり，まるで誰かと話しているような独り言を言っていますか。訳の分からないおしゃべりで結構です。　はい　いいえ　10.5-8.8　L

28. 仰向けやうつ伏せの状態，あるいはハイハイしている状態から，自分一人で座れますか。　はい　いいえ　10.6-9.4　GM

29. 下の図のように，レーズンやボタンなどの小さい物を，親指と他の指とでつまめますか。　はい　いいえ　10.6-9.1　FMA

30. 座っている状態から，自分一人でたんすやテーブルにつかまって立ち上がれますか。　はい　いいえ　11.1-9.7　GM

31. 「が」「ば」「だ」などを「ががが」「ばばば」「だだだ」のように3つ以上続けて言いますか。　はい　いいえ　11.6-9.7　L

32. 「ママ」「パパ」などのことばを言いますか。
どちらかが言えれば結構です。またはそれを意味する他の言葉でも結構です。また，ママやパパの本当の意味で言ってなくても構いません。　はい　いいえ　12.0-10.0　L

33. 手をたたいたり拍手をするとまねをしますか。　はい　いいえ　12.0-10.2　PS

34. 欲しい物がある時，泣かずに，それを指さしたり，あなたをひっぱったりして，欲しいという意思表示をすることができますか。　はい　いいえ　12.8-10.7　PS

35. あなたか他の大人が「バイバイ」と言って手を振ったら，そのまねをして手を振りますか。　はい　いいえ　12.9-11.1　PS

36. お子さんを立たせて，あなたが手を離しても，テーブルやたんすにつかまらずに，2秒間以上自分一人で立っていることができますか。　はい　いいえ　14.0-12.2　GM

37. 小さな物（小さなおもちゃや食べ物など）を手で持って，コップの中に入れて，しばらくもっていることができますか。　はい　いいえ　14.4-12.8　FMA

38. 10秒間以上，支えなしで，自分一人で立っていることができますか。　はい　いいえ　15.5-13.6　GM

39. あなたがお子さんの方にボールを転がしたり投げたりすると，お子さんはボールを転がしたり投げたりして，あなたに返しますか。今までしたことがない場合，あるいは手でもってきて直接あなたに手渡すようであれば「いいえ」に○をつけて下さい。　はい　いいえ　15.8-13.6　PS

40. テーブルや椅子につかまったり，床に手をついたりせずに，一人で身をかがめて物を拾って，もとの姿勢にもどることができますか。
はい　いいえ　16.4-14.5　GM

41. お子さんの前に紙を置いて，鉛筆を手に持たせたら，自分でなぐり書きをしますか。（あなたが手をそえたり，見本に書いてみせたりしてはいけません。）鉛筆をなめたり，鉛筆で机や紙をたたいたりするようであれば「いいえ」に○をつけて下さい。
はい　いいえ　16.6-14.8　FMA

42. 飲み口やフタのついていない普通のコップを一人で持って，あまりこぼさずに飲めますか。
はい　いいえ　16.7-14.3　PS

43. 転んだり左右によろけたりしないで，部屋を横切って自分一人で歩けますか。
はい　いいえ　17.4-15.4　GM

44. お母さんあるいはお父さんをちゃんと分かって「ママ」「かあさん」「パパ」「とうさん」などと言いますか。その他意味がわかっていう言葉があれば結構です。
はい　いいえ　17.6-14.8　L

45. 簡単なお手伝い（おもちゃを片づけたり，言われた物を持ってきたりなど）ができますか。
はい　いいえ　18.5-16.4　PS

46. レーズンや小さなお菓子などがはいっている入れ物（ビンやコップなど）から傾けて出すことができますか。できない場合や今までにしたことがなければ「いいえ」に○をつけて下さい。
はい　いいえ　18.6-16.5　FMA

47. 「パパ」「ママ」や家族やペットの名前以外の言葉を 2 語以上言いますか。
はい　いいえ　19.0-16.7　L

48. つまずいたり，転んだりせずに，一人で部屋を横切って走ることができますか。
はい　いいえ　20.0-18.1　GM

49. 「パパ」「ママ」や家族やペットの名前以外の言葉を 3 語以上言いますか。
はい　いいえ　20.4-18.0　L

50. 自分一人でスプーンやフォークを使って，あまりこぼさずに食べることができますか。
はい　いいえ　20.4-18.0　PS

51. 「パパ」「ママ」や家族やペットの名前以外の言葉を 6 語以上言いますか。
はい　いいえ　22.2-20.0　L

52. 積み木やブロックを 4 つ以上積み重ねて塔をつくることができますか。できない場合やいままでしたことがない場合は「いいえ」に○をつけて下さい。
はい　いいえ　22.5-20.5　FMA

53. 物につかまったりせずに，小さなボール（テニスボールなど）を前に蹴ることができますか。大きいボール（ビーチボールなど）ならできるという場合には「いいえ」に○をつけて下さい。
はい　いいえ　24.0-21.4　GM

54. パジャマ（上着でもズボンでも）やパンツを自分一人で脱げますか。オムツや帽子，靴下，靴の場合は「いいえ」に○をつけて下さい。
はい　いいえ　27.6-24.0　PS

9〜24か月用

DENVER II 予備判定票

氏　　名 ＿＿＿＿＿＿

記録者　氏　　名 ＿＿＿＿＿＿
　　　　続　　柄 ＿＿＿＿＿＿

記　録　日 ＿＿年＿＿月＿＿日
生 年 月 日 ＿＿年＿＿月＿＿日
年 月 日 齢 ＿＿年＿＿月＿＿日
修正年月日齢 ＿＿年＿＿月＿＿日

以下の質問に順番にお答え下さい。「はい」「いいえ」のどちらかに○をつけて下さい。「いいえ」が３つ以上になったら，それ以降の質問にお答えになる必要はありません。

26. 椅子や机につかまらせると，しばらくの間（５秒間以上）一人で立っていることができますか。　はい　いいえ　10.5-9.2　GM

27. 一人で遊んでいる時に，声を出したり，まるで誰かと話しているような独り言を言っていますか。訳の分からないおしゃべりで結構です。　はい　いいえ　10.5-8.8　L

28. 仰向けやうつ伏せの状態，あるいはハイハイしている状態から，自分一人で座れますか。　はい　いいえ　10.6-9.4　GM

29. 下の図のように，レーズンやボタンなどの小さい物を，親指と他の指とでつまめますか。　はい　いいえ　10.6-9.1　FMA

30. 座っている状態から，自分一人でたんすやテーブルにつかまって立ち上がれますか。　はい　いいえ　11.1-9.7　GM

31. 「が」「ば」「だ」などを「ががが」「ばばば」「だだだ」のように３つ以上続けて言いますか。　はい　いいえ　11.6-9.7　L

32. 「ママ」「パパ」などのことばを言いますか。どちらかが言えれば結構です。またはそれを意味する他の言葉でも結構です。また，ママやパパの本当の意味で言ってなくても構いません。　はい　いいえ　12.0-10.0　L

33. 手をたたいたり拍手をするとまねをしますか。　はい　いいえ　12.0-10.2　PS

34. 欲しい物がある時，泣かずに，それを指さしたり，あなたをひっぱったりして，欲しいという意思表示をすることができますか。　はい　いいえ　12.8-10.7　PS

35. あなたか他の大人が「バイバイ」と言って手を振ったら，そのまねをして手を振りますか。　はい　いいえ　12.9-11.1　PS

36. お子さんを立たせて，あなたが手を離しても，テーブルやたんすにつかまらずに，２秒間以上自分一人で立っていることができますか。　はい　いいえ　14.0-12.2　GM

37. 小さな物（小さなおもちゃや食べ物など）を手で持って，コップの中に入れて，しばらくもっていることができますか。　はい　いいえ　14.4-12.8　FMA

38. 10秒間以上，支えなしで，自分一人で立っていることができますか。　はい　いいえ　15.5-13.6　GM

39. あなたがお子さんの方にボールを転がしたり投げたりすると，お子さんはボールを転がしたり投げたりして，あなたに返しますか。今までしたことがない場合，あるいは手でもってきて直接あなたに手渡すようであれば「いいえ」に○をつけて下さい。　はい　いいえ　15.8-13.6　PS

40. テーブルや椅子につかまったり，床に手をついたりせずに，一人で身をかがめて物を拾って，もとの姿勢にもどることができますか。
はい　いいえ　16.4-14.5　GM

41. お子さんの前に紙を置いて，鉛筆を手に持たせたら，自分でなぐり書きをしますか。（あなたが手をそえたり，見本に書いてみせたりしてはいけません。）鉛筆をなめたり，鉛筆で机や紙をたたいたりするようであれば「いいえ」に○をつけて下さい。
はい　いいえ　16.6-14.8　FMA

42. 飲み口やフタのついていない普通のコップを一人で持って，あまりこぼさずに飲めますか。
はい　いいえ　16.7-14.3　PS

43. 転んだり左右によろけたりしないで，部屋を横切って自分一人で歩けますか。
はい　いいえ　17.4-15.4　GM

44. お母さんあるいはお父さんをちゃんと分かって「ママ」「かあさん」「パパ」「とうさん」などと言いますか。その他意味がわかっている言葉があれば結構です。
はい　いいえ　17.6-14.8　L

45. 簡単なお手伝い（おもちゃを片づけたり，言われた物を持ってきたりなど）ができますか。
はい　いいえ　18.5-16.4　PS

46. レーズンや小さなお菓子などがはいっている入れ物（ビンやコップなど）から傾けて出すことができますか。できない場合や今までにしたことがなければ「いいえ」に○をつけて下さい。
はい　いいえ　18.6-16.5　FMA

47. 「パパ」「ママ」や家族やペットの名前以外の言葉を２語以上言いますか。
はい　いいえ　19.0-16.7　L

48. つまずいたり，転んだりせずに，一人で部屋を横切って走ることができますか。
はい　いいえ　20.0-18.1　GM

49. 「パパ」「ママ」や家族やペットの名前以外の言葉を３語以上言いますか。
はい　いいえ　20.4-18.0　L

50. 自分一人でスプーンやフォークを使って，あまりこぼさずに食べることができますか。
はい　いいえ　20.4-18.0　PS

51. 「パパ」「ママ」や家族やペットの名前以外の言葉を６語以上言いますか。
はい　いいえ　22.2-20.0　L

52. 積み木やブロックを４つ以上積み重ねて塔をつくることができますか。できない場合やいままでしたことがない場合は「いいえ」に○をつけて下さい。
はい　いいえ　22.5-20.5　FMA

53. 物につかまったりせずに，小さなボール（テニスボールなど）を前に蹴ることができますか。大きいボール（ビーチボールなど）ならできるという場合には「いいえ」に○をつけて下さい。
はい　いいえ　24.0-21.4　GM

54. パジャマ（上着でもズボンでも）やパンツを自分一人で脱げますか。オムツや帽子，靴下，靴の場合は「いいえ」に○をつけて下さい。
はい　いいえ　27.6-24.0　PS

DENVERⅡ予備判定票

9～24か月用

氏　名 ＿＿＿＿＿＿

記録者　氏　名 ＿＿＿＿＿＿
　　　　続　柄 ＿＿＿＿＿＿

記録日　　年　月　日
生年月日　　年　月　日
年月日齢　　年　月　日
修正年月日齢　　年　月　日

以下の質問に順番にお答え下さい。「はい」「いいえ」のどちらかに○をつけて下さい。「いいえ」が3つ以上になったら，それ以降の質問にお答えになる必要はありません。

26. 椅子や机につかまらせると，しばらくの間（5秒間以上）一人で立っていることができますか。　はい　いいえ　10.5-9.2　GM

27. 一人で遊んでいる時に，声を出したり，まるで誰かと話しているような独り言を言っていますか。訳の分からないおしゃべりで結構です。　はい　いいえ　10.5-8.8　L

28. 仰向けやうつ伏せの状態，あるいはハイハイしている状態から，自分一人で座れますか。　はい　いいえ　10.6-9.4　GM

29. 下の図のように，レーズンやボタンなどの小さい物を，親指と他の指とでつまめますか。　はい　いいえ　10.6-9.1　FMA

30. 座っている状態から，自分一人でたんすやテーブルにつかまって立ち上がれますか。　はい　いいえ　11.1-9.7　GM

31. 「が」「ば」「だ」などを「ががが」「ばばば」「だだだ」のように3つ以上続けて言いますか。　はい　いいえ　11.6-9.7　L

32. 「ママ」「パパ」などのことばを言いますか。どちらかが言えれば結構です。またはそれを意味する他の言葉でも結構です。また，ママやパパの本当の意味で言ってなくても構いません。　はい　いいえ　12.0-10.0　L

33. 手をたたいたり拍手をするとまねをしますか。　はい　いいえ　12.0-10.2　PS

34. 欲しい物がある時，泣かずに，それを指さしたり，あなたをひっぱったりして，欲しいという意思表示をすることができますか。　はい　いいえ　12.8-10.7　PS

35. あなたか他の大人が「バイバイ」と言って手を振ったら，そのまねをして手を振りますか。　はい　いいえ　12.9-11.1　PS

36. お子さんを立たせて，あなたが手を離しても，テーブルやたんすにつかまらずに，2秒間以上自分一人で立っていることができますか。　はい　いいえ　14.0-12.2　GM

37. 小さな物（小さなおもちゃや食べ物など）を手で持って，コップの中に入れて，しばらくもっていることができますか。　はい　いいえ　14.4-12.8　FMA

38. 10秒間以上，支えなしで，自分一人で立っていることができますか。　はい　いいえ　15.5-13.6　GM

39. あなたがお子さんの方にボールを転がしたり投げたりすると，お子さんはボールを転がしたり投げたりして，あなたに返しますか。今までしたことがない場合，あるいは手でもってきて直接あなたに手渡すようであれば「いいえ」に○をつけて下さい。　はい　いいえ　15.8-13.6　PS

40. テーブルや椅子につかまったり，床に手をついたりせずに，一人で身をかがめて物を拾って，もとの姿勢にもどることができますか。
はい　いいえ　16.4-14.5　GM

41. お子さんの前に紙を置いて，鉛筆を手に持たせたら，自分でなぐり書きをしますか。（あなたが手をそえたり，見本に書いてみせたりしてはいけません。）鉛筆をなめたり，鉛筆で机や紙をたたいたりするようであれば「いいえ」に○をつけて下さい。
はい　いいえ　16.6-14.8　FMA

42. 飲み口やフタのついていない普通のコップを一人で持って，あまりこぼさずに飲めますか。
はい　いいえ　16.7-14.3　PS

43. 転んだり左右によろけたりしないで，部屋を横切って自分一人で歩けますか。
はい　いいえ　17.4-15.4　GM

44. お母さんあるいはお父さんをちゃんと分かって「ママ」「かあさん」「パパ」「とうさん」などと言いますか。その他意味がわかっている言葉があれば結構です。
はい　いいえ　17.6-14.8　L

45. 簡単なお手伝い（おもちゃを片づけたり，言われた物を持ってきたりなど）ができますか。
はい　いいえ　18.5-16.4　PS

46. レーズンや小さなお菓子などがはいっている入れ物（ビンやコップなど）から傾けて出すことができますか。できない場合や今までにしたことがなければ「いいえ」に○をつけて下さい。
はい　いいえ　18.6-16.5　FMA

47. 「パパ」「ママ」や家族やペットの名前以外の言葉を2語以上言いますか。
はい　いいえ　19.0-16.7　L

48. つまずいたり，転んだりせずに，一人で部屋を横切って走ることができますか。
はい　いいえ　20.0-18.1　GM

49. 「パパ」「ママ」や家族やペットの名前以外の言葉を3語以上言いますか。
はい　いいえ　20.4-18.0　L

50. 自分一人でスプーンやフォークを使って，あまりこぼさずに食べることができますか。
はい　いいえ　20.4-18.0　PS

51. 「パパ」「ママ」や家族やペットの名前以外の言葉を6語以上言いますか。
はい　いいえ　22.2-20.0　L

52. 積み木やブロックを4つ以上積み重ねて塔をつくることができますか。できない場合やいままでしたことがない場合は「いいえ」に○をつけて下さい。
はい　いいえ　22.5-20.5　FMA

53. 物につかまったりせずに，小さなボール（テニスボールなど）を前に蹴ることができますか。大きいボール（ビーチボールなど）ならできるという場合には「いいえ」に○をつけて下さい。
はい　いいえ　24.0-21.4　GM

54. パジャマ（上着でもズボンでも）やパンツを自分一人で脱げますか。オムツや帽子，靴下，靴の場合は「いいえ」に○をつけて下さい。
はい　いいえ　27.6-24.0　PS

※本品は心理検査であり，使用については心理学の知識，専門的な訓練を受け，経験をお持ちの方に限られます．購入は医療・教育・福祉等の専門機関に限定となります．企業等その他の機関でご使用の場合は，心理学の専門家（医師，教員，臨床心理士等）の指導の下でご使用ください．検査の機能を守るため，専門家以外の方へ内容を開示されないようご留意ください．
※著作権法上の例外規定にかかわらず，記録票，予備判定票をコピーしての使用は認められません．ご使用にあたり，解説書，記録票や予備判定票は適切にお取り扱いください．

DENVER II　予備判定票 9～24 か月用　ISBN 978-4-263-73227-4
2024 年 5 月 15 日　第 1 版第 1 刷発行　日本語版翻訳出版権所有

原　著　W.K. Frankenburg
編著者　公益社団法人
日本小児保健協会
発行者　白　石　泰　夫
発行所　**医歯薬出版株式会社**
〒 113-8612 東京都文京区本駒込 1-7-10
TEL. (03)5395-7626(編集)・7616(販売)
FAX. (03)5395-7624(編集)・8563(販売)
https://www.ishiyaku.co.jp/
郵便振替番号 00190-5-13816

乱丁，落丁の際はお取り替えいたします　印刷・製本　アイワード

ISBN978-4-263-73227-4 C3047 ¥3000E 0

定価3，300円（本体3，000円＋税10%）

9784263732274

1923047030009